新安孤本醫籍叢刊

第一輯

王鵬／主編

2019年度國家古籍整理出版專項經費資助項目

本草綱目易知録

貳

〔清〕戴葆元／撰　王旭光／提要

北京科学技术出版社

本草綱目易知錄目錄卷五

蟲部

蛺蝶　蜻蛉　紅娘子　斑蝥
蜘蛛 蛻殼 網　草蜘蛛 絲　壁錢 窠幕　螲蟷
蠍　水蛭　獨腳蟻　青腰虫
糞中蛆　泥中蛆　馬肉蛆　蝦蟆肉蛆
蠅　狗蠅　壁蝨　牛蝨
人蝨　蠐螬　桑蠹蟲 虫糞　柳蠹蟲 糞
桃蠹蟲 糞　桂蠹蟲 糞　棗蠹蟲　竹蠹蟲 蛀大

蔥蠹虫　蒼耳蠹虫　青蒿蠹虫　皂莢蠹虫

茶蛀虫　蟬蛻蚱蟬　蟬花　蜣蜋心

天牛　螻蛄　螢火　衣魚

鼠婦　蠦虫　蜚蠊　竈馬

蟅虫　蝱虫　竹蝨　蟾蜍蟾酥

蝦蟆肝胆腦　鼃　山蛤　蝌斗

蜈蚣　馬陸　白頸蚯蚓　蝸牛蝸殼

蛞蝓蚰蜒蠼螋　緣桑蠃　蚘蟲

鱗部

龍骨 龍齒
鼉龍 肉 脂 肝
鯪鯉 肉
石龍子 肝
守宮
蛤蚧
蛇蛻
蚺蛇 膽 肉 膏 牙
白花蛇 頭 目 睛
烏稍蛇 膏 膽 皮 卵
水蛇 皮
黃頷蛇 頭 骨 涎 蛇吞鼠 蛇吞鼃
鯉魚 肉 膽 脂 腦 髓 血 腸 子 目 齒 骨 皮 鱗
鰱魚
鱅魚
鱒魚
鯇魚 膽
青魚 肉 眼睛汁 頭枕 膽
鯔魚
白魚
鯼魚
鱤魚
石首魚 鯗魚頭 中石枕
勒魚 鰓
鱭魚 鮓
鰣魚
鯽魚 肉 鱠 鮓 頭 子 骨 膽 腦
鯿魚
鱸魚
鱖魚 尾 膽
黃鯝魚
石斑魚
白鰷魚

銀魚　鱵魚　金魚　鱧魚膽腸及肝

鰻鱺脊骨及頭　鱓魚血頭皮　泥鰍　鱣魚鱗肝

鱘魚鼻肉子　鮧魚涎目肝　鯑魚　河豚子及肝

海豚肪　比目魚　沙魚皮膽　烏賊魚骨肉腹中墨

海鷂齒尾　海蛇　鰕　海鰕

海馬　鮑魚鱐魚　鱁鮧鰾膠　魚鱠

魚鮓　魚脂　魚魫　魚鱗

魚子

介部

龜板 殼肉血 膽汁溺　瑇瑁 肉血　綠毛龜　攝龜 尾甲

鼈甲 肉頭頭 血卵　黿 肉膽 脂　蟹 爪殼鹽蟹 汁石蟹　鱟魚 尾膽 殼

牡蠣 肉　蚌 肉殼 粉　馬蛤　蜆 爛殼

真珠　石決明　海蛤　文蛤 蛤蜊 殼粉

蟶肉　瓦壟 肉 殼　車渠　貝子

淡菜　海蠃 甲 香　田蠃 殼　蝸蠃 爛殼

海月　海燕　郎君子

禽部

白鶴 血腦卵骨肫 中砂石子　鸛 脚骨及 觜卵屎

鶩肉骨髀血胆涎毛卵寗上黃皮屎
雁肪毛
鵠油絨毛
鳧血
鴨肪頭腦血涎胆肫皮卵白鴨通
鷿鷉膏
鴛鴦
鸂鶒頭
鸕鷀頭骨
丹雄鷄
白雄雞
烏雄雞
烏鴜雞
黃雌雞
烏骨雞
反毛雞雞頭冠血鷄血肪腦肝心胆腎嗉雞肉金腸肋骨距翮翔尾毛屎雞子卵白卵黄殼中白皮烤雞湯抱出雞卵殼
野雞嘴屎腦尾
鸐雉
鷩雉
鷓鴣
竹雞
鶉
鴿血卵左盤龍
雀腦卵肝頭血冢及脚脛骨雄雀屎
巧婦鳥窠
燕肉卵黃屎燕窩
石燕
蝙蝠腦血胆
夜明砂

五靈脂 寒號蟲　斑鳩 血 屎　鳲鳩 戴勝 骨　鶻鵃 目睛
百舌 窠及糞　伯勞 踏枝　練鵲　鶯
啄木鳥 舌　慈烏　烏鴉 目睛 頭 胆 心 翅 羽　鵲 巢
杜鵑　鸚哥　鳳凰臺　孔雀 血 屎 尾
鷹 肉 嘴及爪 頭 骨 毛 屎白　鵰 骨　鴟 肉 骨　鴟鵂
鴞 頭 目　鴆 喙　諸鳥有毒

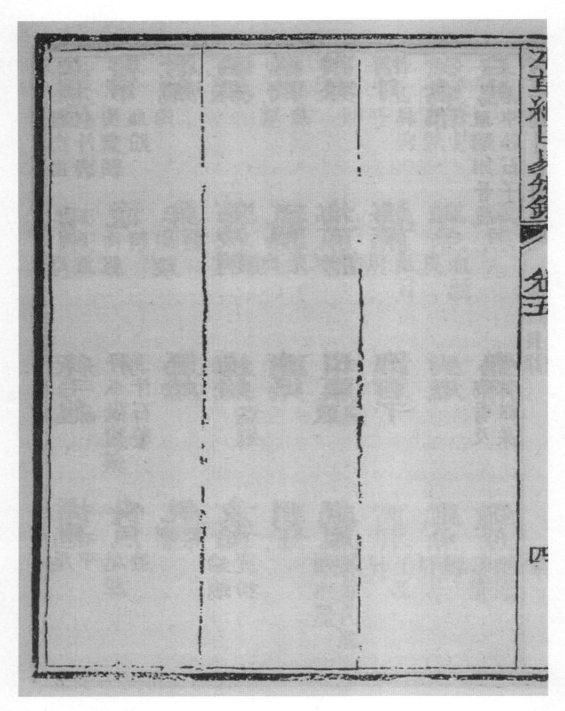

本草綱目易知錄卷五

和州鮑孝光伯熙甫
蕭山任玉琛筱園甫 仝校刊
婺源心田戴葆元編輯

蟲部

蛺蝶 蝴蝶 治小兒脫肛，陰乾末唾調五分塗手心瘥 時珍曰大曰蝶小曰蛾其種甚繁蛺蝶輕薄夾翅而飛蝶美於鬚蛾美於眉又名蝴蝶

蜻蛉 微寒壯陽道暖水臟強陰止精 時珍曰蜻蛉大頭露目短頸長腰六足四翼軃尾翼薄如紗食蚊飲露好飛水面入藥用大而青者房中術用紅色者

紅娘子 樗雞 苦平有小毒厥陰經藥能行血活血補中輕身益精強志，起陰痿生子令好色，治腰痛下氣，強陰多精，通血閉行瘀血

主瘰癧辟邪氣散目中結翳瘰獨犬毒然有毒通瘀行血妊婦忌之。集註樗與椿也此物生樗木上六月中出○子宮虛寒婦人無子或經閉或崩漏或産後敗血內結紅娘子六十枚大棗皂莢葶藶各一兩巴豆百枚爲末棗肉丸如彈子大以棉裹留繫半外用竹筒送入陰戶一時許發熱渴用熱湯解之後發寒靜睡此乃要安內三日方取出每片以雞子三枚胡椒末二分炒食補之久則子宮暖○瘰癧結核紅娘子十四枚乳香砒霜各一錢硇砂一錢半黃丹五分爲末糯米粥和作餅貼不過一月其核自脫○風狗咬不治即死紅娘二箇斑蝥五箇並去翅足苦四十歲者各加二箇海馬半箇續隨子一錢乳香沉香桔梗各八分共末酥油少許勻作四服○橫痃便毒雞子二箇開孔入紅娘六箇紙包煨熟去紅娘食雞子酒下小便淋出膿血即愈

斑蝥 辛寒有毒內用通水道破石癃消瘰癧解疔毒墮生胎下死胎治疝瘕便毒鼠瘻蠱毒風狗咬毒沙蝨毒輕粉毒皆取其

以毒攻毒直走潰處蝕下惡敗物從小便而出外用蝕死肌傳疥癬惡瘡弘景曰此虫五變主治畧同正二月在芫花上名芫青四五月在不留行草上名不留行虫六七月在葛花上名葛上亭長八九月在豆花上名斑蝥九十月復還地下名地膽時珍曰斑蝥人取之尾後臭氣射出難聞其入藥耑一走下竅直至精溺之處蝕下敗物痛不可當○內消瘰癧斑蝥一箇去翅足以粟米一升同炒米焦去粟米不用入薄荷四兩末烏雞子清丸菉豆大每空心臘茶下五丸以消為度○疔腫拔根斑蝥一枚捻破以鍼劃瘡上十字形安藥封之即出根○血疝便毒已成未成隨即消散斑蝥三箇去翅足炒滑石三錢研勻分作三服空心湯下毒從小便出如痛甚加木通車前猪苓澤瀉水煎服○積年癬瘡斑蝥半兩微炒末蜜調傳又方斑蝥七箇醋浸露一夜搽○風狗咬傷乃九死一生斑蝥七箇糯米炒黃去糯米為末酒煎空心溫服取下小狗三四十枚為盡如數少再服七次無狗形永不發又方斑蝥三七枚去頭翅足糯米一箇略炒去斑蝥別加七枚如前炒色變去斑蝥又加七枚如前炒至青烟為度去斑蝥只以糯米研用冷水入清油少許空

心調一半服須臾再進一服小便利下毒物如不利再照法進利後肚疼急用冷水調青黛服解之黃連水亦解之忌食一切熱物按此方爲體弱者設似嫌性緩然既受大毒藥有病當是有散無隕何須慮體之强弱當以前方佳○鮑太守伯熙治喉症經驗神効方凡遇喉爛喉痧喉風喉閉雙單喉蛾急用此散約一粒黃豆粉之多安放尋常小膏藥中間貼於腫痛處左痛貼左右痛貼右中間痛貼中間俟一二時將膏藥揭開見白泡浮起用銀鍼挑破即愈膏藥揭起去之切勿再貼此藥並忌入口要緊斑蝥四錢去翅足糯米炒去米乳香沒藥俱用竹籜盆安文火上制去油淨元參全蠍血竭麝香俱各六分冰片三分共碾細末瓶盛待用勿令洩氣

蜘蛛　微寒有小毒治大人小兒㿗疝及小兒大腹丁奚三年不能行主蛇毒溫瘧止嘔逆霍亂取汁塗蛇傷蜈蚣蜂蠆人取一枚置咬處吸其毒燒啖治小兒腹疳主口喎脫肛瘡腫胡臭齒

蠹斑者、治瘰疾疔腫、凡蜘蛛入飲食中、忌食斅曰、凡蜘蛛五色及大身有刺毛生者并薄小者、并不入藥、惟取身小尻大腹內有蒼黃膿者用之傳信云、張延賓被蜘蛛咬頭上、一宿有二赤脈遶頸下至心前頭面腫垂危、以藍汁入雄黃射香点咬處、兩日愈、貞元間有人被蜘蛛咬、腹大如孕婦、有僧教飲羊乳、數日平、又方蜘蛛咬人遍身成瘡、惟飲好酒至醉、則虫於肉中似小米而出、愈、又方被咬者、以雄黃末醋調塗○恭曰、蜘蛛能制蛇、故治蛇毒○仲景治疝氣、偏有大小時時上下者、蜘蛛散、蜘蛛十四枚炒焦、肉桂半兩爲末、每服八分、日再、或蜜丸亦可、○乾霍亂腹中暴脹痛不得吐下、蜘蛛生斷脚、吞之即愈○中風口喎、向火取蜘蛛摩偏急頰上、候正則止○小兒口噤、數日不能吮乳、蜘蛛一枚去足炙焦研末、入猪乳一合、和勻分三服、徐灌神效○瀉痢脫肛已久者、大蜘蛛一枚、瓠葉包縛、燒炭入黃丹等分、末先以白凡葱一椒煎湯洗拭干、以藥置角上托入收之、神効○走馬牙疳蜘蛛一枚、銅綠半錢、射香少許、研勻搽、無蜘蛛用蜘蛛殼亦治齒蟹斷爛○聤耳出膿、蜘蛛一枚、臙脂坯半錢、射香一字、末、吹之○吹奶疼痛、蜘蛛二枚、麪裹燒炭末、作二次酒服○頸下結核大蜘蛛不拘多少酒浸隨酒研爛去滓臨卧服○瘰癧結核無問有頭無頭蜘蛛焙去足末酥調塗○鼠瘻腫核出膿水蜘蛛燒灰研傳○疔腫拔根蜘蛛擣爛醋調先挑四畔出血根稍露傳之乾即易○蛇虺咬傷蜘蛛擣爛傳○蜂蠍螫傷蜘蛛研汁塗并以活者安咬處吸毒蜈蚣咬同方

蛻殼　治虫牙、牙疳　虫牙有孔蜘蛛殼綿裹塞之○牙床出血蜘蛛殼爇脂入射香少許爲末傳

網　以纏瘊贅、七日消落用貼金瘡、即止血炒黄研末酒服治吐血　瘊贅初起椰樹上花蜘蛛網纏久則自消○反花瘡蜘蛛膜貼數易愈○疘門鼠痔蜘蛛網絲纏自落

草蜘蛛　出疔瘡、根擣膏塗之　藏器曰在孔穴中、及草木密處作網

絲　去瘤贅疣子瘻瘡疾、　瘤疣用稻上花蜘蛛十餘枚安桃枝上待絲垂下撚爲線繫之七日自落

○截瘧端午日取花蜘蛛晒乾絳囊盛之男左女右臨期繫臂上勿令知之、

壁錢　治鼻衄、及金瘡出血不止、捺取虫汁注鼻中、及塗瘡處、亦療五野雞病下血、溲大人小兒急疳牙蝕腐臭、以壁虫人中白等分燒研貼之、又主喉痺人被其咬、或有至死者、惟以桑柴灰淋汁、調白礬末傅。喉痺乳蛾、死者可活、墻上壁錢七枚、內要活者三枚、捺作一處、白凡七分化開、以壁錢惹凡燒存性、末、竹管吹入、立時就好、忌熱肉硬物、

窠幕　治小兒嘔逆、取二七枚、煮汁飲、產後咳逆、三五日不止欲死、取三五箇煎汁呷之。止金瘡諸瘡出血不止、及瘡口不斂、取幕頻貼之。又止虫牙痛。虫牙痛、以壁上白蟢窠四五箇、去黑者、以鉄刀燒出沫、將窠惹汗丸、納牙中、又方、乳香入蟢蟢窠內、燒灰納之

蠐螬　治一切疔腫、附骨疽、蝕等瘡、宿肉贅瘤、燒末、和臘猪脂傳、亦可同諸藥傳疔腫、出根。西陽雜俎云、齋前雨後多蠨蛸窠深如蚓穴、網絲其中、上蓋與地平、大如榆莢、常探其蓋伺蠅蠖過、輙翻蓋捕之入、復閉與地一色、無隙可尋、而蜂又能食之、

蠍　蛜蝌　甘辛平、有毒、色青、屬木、肝經藥也、治諸風癮疹、掉眩搐掣、及中風語澁、半身不遂、口眼喎邪、手足抽掣、小兒驚癇風搐、大人痎瘧、耳聾、疝氣、及諸風瘡、女人帶下、陰脫。去頭足用、然此初病壯實者宜之、類中風、及慢驚者、忌用。小兒臍風、虛風散治初生斷臍後傷風濕、唇青口撮吐白沫不乳、全蠍二十一個、酒塗炙入射香少許、爲細末、每用金銀煎湯調半字服○小兒風癇、取蠍五枚、以大石榴割頭剜空納蠍於中、以頭蓋之、帋筋和黃泥封裹、微火炙、干漸加火煆赤、候冷去泥、取中間黑者研、乳汁調半錢灌之、兒稍大以

防風湯調服、○慢脾驚風、小兒久病後或吐瀉後生驚、轉成慢脾、蠍一兩爲末、以石榴一枚剜空、用酒調蠍末填入、蓋定、坐文武火上、時時攪動、熬膏取出放冷、每服一字、金銀薄荷湯調下、半歪又方、全蠍、白朮、麻黃等分末、三歲以上薄荷湯下半錢、以下減半、○天釣驚風、翻眼向上、全蠍一枚、瓦煅、漂硃砂等分末、飯丸綠豆大、每酒化服一丸、○小兒胎驚、蠍一枚、薄荷葉包炙、入硃砂、射香少許、末、麥冬煎湯下一字、○破傷中風、全蠍、射香等分末、傅患處、又方、全蠍炒、天麻各半兩、末、以蟾酥二錢湯化糊丸綠豆大、每服二丸、豆淋酒下、甚者加一丸、取汗效、○腎氣冷痛、治腎臟虛冷、氣攻臍腹、痛劇連脇、全蠍七錢半、焙末、酒及童便各三升、煎稠成膏、丸梧子大、每酒下二十丸、又方、全蠍三十枚、掘一地坑、深闊各五寸、用炭火五斤燒赤、去火、淋醋一斤入內、待滲干、排蠍於坑底、碗蓋一夜、取出、木香、茴子炒、與蠍各等分、胡椒三十粒、檳榔、豆蔻各一箇、共末、每熱酒下一錢、○腎虛耳聾、十年者、二服可愈、蠍四十九枚、生姜如蠍大、切四十九片、全炒、姜乾爲度、共末、溫酒服、至二更又追服、盡至醉不妨、次日耳中似笙簧聲即效、○膿耳疼痛、全蠍七枚、焙、射香一分、共末、挑少許入耳中、日三次、愈爲度、○偏正頭風、蠍二十一箇、地

龍六条土狗三箇五倍子五錢共末酒調攤貼太陽穴○風虫牙痛全蠍三箇蜂房二錢炒末搽之○子腸不收全蠍炒末口噙水鼻中嗜之

水蛭 馬蟥 蜞 鹹走血苦勝血有毒肝經血分藥故能通肝經聚血而逐惡血瘀血破血癥積聚咂赤白遊瘮利水道墮胎妊消女子月閉欲成血勞及癰腫毒腫折傷墜蹼。其性悍暴惟攻蓄血有功體弱挾虛者忌。保昇曰采得以竹筒盛待乾用米泔水浸一夜暴乾以肚猪脂煎令焦黃用時珍曰有途行飲水及食水菜悞吞水蛭入腹生子為害噉咂臟血腸痛黃瘦惟以田泥水或擂黃土水飲數升即盡下出蓋蛭在人腹忽得土氣而自下或以生羊熱血一二升同猪脂飲亦下○跌撲損傷瘀血凝滯心腹脹滿二便閉欲死用紅蛭石灰炒半兩大黃牽牛各二兩末每熱酒服二錢當下惡血以盡為度名奪命散○産後血暈血結聚胸中或偏於少腹連於脇肋水蛭依製

炒黄䖟虫去翅足炒、没藥射香、各一錢、不
四物湯服一錢、血下痛止、乃单服四物湯
獨脚蟻　擣塗疔腫疽毒。諸蟻無取藏器云嶺南有獨脚蟻、一足連樹根下、止能動不能去、亦異物、
青腰虫　有大毒、着人皮肉腫起、剝人面皮、除印字至骨者亦盡
除食惡瘡瘜肉、殺癬虫。藏器曰虫大如中蟻、赤色、腰青、似狗猲、一尾尖、短翅、能飛、春夏有之、
糞中蛆五穀虫　治小兒諸疳積疳瘡、熱病譫妄、毒痢作吐。大人胃氣
不和、脾陽難化、及病後食復、取其蕩滌疏通之意。蓀元
一切疳疾六月取糞坑中蛆淘淨、入竹筒中封之、待乾研末、每
用二錢、入射香少許、米飲服。又方糞蛆、米泔逐日換浸五日、再
以青水換浸三日、焙末、入黄連末等分、每半兩入射香二分、獖
猪胆汁丸黍米大、每米飲服三四十丸。○小兒熱疳、尿如米泔
大便不調、糞蛆洗淨、燒灰、雜物與食。○小兒諸疳積、及無辜疳
一服熱退、二服煩渴止、三服瀉痢住、端午午時取金眼蝦蟆、不

跳不鳴者槌死，豎男人尿桶中，候生蛆食盡，取蛆，入新布袋，懸長流水中三日，取出，新瓦焙乾，入射香少許，末，每空心砂糖水調服一錢，或粳米糊丸，每飲服三十丸。○齒鼻疳瘡，糞蛆有尾者，燒灰一錢，褐衣灰五分，末，頻吹，效。

泥中蛆 治目赤，洗淨，晒，研，貼之。○眼目赤瞎，青泥中蛆淘淨，日乾，末，令患者仰卧，合目，每吹一錢散目上，須臾藥行，待少時去藥，青瞎亦然。

馬肉蛆 治鍼箭入肉中，及取蟲牙。刮骨取牙，用肥赤馬肉一斤，入硇砂二兩拌和，候生蛆取出，晒乾，末，每一兩入粉霜五分，研勻，先以鍼撥動牙根四畔，以灯心蘸末少許點之，良久自落。

蝦蟆肉蛆 治小兒諸疳。○葆按：以蝦蟆不拘多少，去皮腸，用物盛待生蛆取出晒焙用。

蝇 治拳毛倒睫，以臘月蟄蠅乾研末，以鼻頻嗅之，即愈。

狗蠅 生狗身上 治痰瘧不止，活取一枚，去翅、足，麪裹為丸，衣以黃丹，發目昏、米飲吞之、得吐即止、或蠟丸、酒服亦可。又擂酒服治痘瘡倒黶。

壁蝨 臭虫 治毒蛇咬傷、取數十枚生搗傳咬處、能拔毒出。筱驗
時珍曰、此物啞人血、與蚤爲床榻之害。於席下置射香、雄黄、菖蒲末、或燒木瓜烟、黄柏烟、牛角烟、馬蹄烟、俱可辟。筱驗、以烟草鋪席下、或新油帋亦可。虫嗅其氣、老者盡斃、新者不生。筱驗

牛蝨 牛蜱 預解痘疹毒、焙研服之。預解痘毒、白水牛蝨一歲一枚、焙和米粉作餅、與兒空腹食。又方、白水牛蝨四十九枚、綠豆四十九粒、硃砂四分九厘、末、蜜丸小豆大、綠豆湯下。

人蝨 鹹平、微毒。治人大發、頭熱、令腦縫裂開、取黑蝨數百枚、搗傳之。又治疔腫、以十枚置瘡上、用荻箔繩作炷、炙蝨上、即根出

又治脚指肉刺及雞眼先挑破以蟲傳之根自出退毛倒睫者拔去毛以蟲血点上數次愈

蠐螬 鹹溫有毒入血分散結滯治惡血血瘀氣痺破折血在脇下堅滿痛女子月閉目中淫膚青瞖白膜療吐血在胸腹不去破骨踒折血結金瘡內塞產後中寒和猪蹄作羹食下乳汁傳惡瘡散血止痛及搗塗竹木入耳芒物入目取汁点喉痺得下即開滴目內去瞖障赤白遊風擦破塗之 恭曰此虫又名蠐螬有在糞聚中或腐木中其在腐柳中者內外潔白糞土中者皮黃肉白當以木中者勝冬月采頌曰今醫家與蓐婦下乳藥用糞土中者殊違蘇恭之說不可據○小兒臍瘡蠐螬研末傅之○小兒唇緊蠐螬研爛猪脂調傅○赤白口瘡蠐螬研汁頻搽○丹毒浸淫走串

皮肉名火丹蠐螬搗爛塗。燈血痔瘻方同。及虎傷人瘡方同。○竹木入眼蠐螬搗塗自出。○麥芒入眼以新布覆目中持蠐螬從布上摩之芒著布上出。○斷酒不飲蠐螬焙末酒調服即斷。○破傷風瘡用蠐螬將駝脊背搗待口中吐水取抹瘡上覺身麻汗出死症可活。時珍曰蠐螬其狀如蠶而大身短節促足長有毛生樹根及糞土中者外黃內黑生舊茅屋上者外白內黯皆濕熱之氣熏蒸而化諸方有焙末生用取汁用者

蠹虫　甘溫治心暴痛、胸下堅滿瞖障瘀腫風疹金瘡肉生不足。小兒驚風乳霍口瘡風疳。婦人崩中漏下赤白、墮胎下血、產後下痢。時珍曰似蠶而在木中食木者名蝎似蠶而在樹上食葉者名蠋似蠋而小行則首尾相就屈而後伸名尺蠖似尺蠖而青小名螟蛉三虫皆不能穴木至夏羽化爲蛾惟穴木之蠹入藥但各木性味不同所以其蠹亦異。○崩中漏下桑蝎燒灰酒服。○墜胎下血不止桑木中蝎虫燒末酒服蠹屎亦可

本草綱目易知録　卷五

蟲糞　治腸風下血婦人崩中產後下痢小兒驚風胎癬○下咽喉骨骾。腸風下血。枯桑樹下虫燒灰酒服一錢○產後下痢日五十行用桑木裏蠹虫糞炒黃急以水沃之如糊服以瘥為度○小兒胎癬小兒頭上瘡手爬處即延生名胎癬先以葱鹽湯洗淨用桑木蛀屑入輕粉等分末油調傅之○咽喉骨骾桑木上虫糞米醋煎呷

柳蠹虫　甘辛平有小毒治瘀血腰脊瘀血痛心腹血痛風瘮風毒目中膚瞖功同桑蠹時珍曰生柳木中甚多內外潔白至春夏化為天牛

糞　治腸風下血產後下痢口瘡耳腫齒齦風毒○口瘡風疳小兒病此柳木蛀虫燒炭入射香少許末搽之雜木中者亦可○齒齦風腫柳蠹屑半合赤小豆炒黑豆炒各一合柳枝地骨皮各一兩末每用三錢煎水熱漱○耳腫風毒腫起出血取柳虫屑浸水泡汁澄清取汁調白凡末少許滴之

桃蠹虫 辛温、殺鬼邪惡不祥、食之肥人、悦顔色。食桃樹虫也

糞 辟温疫、令不相染、爲末、水服一匙。

桂蠹虫 辛温、去冷氣、除寒痰、澼飲、冷痛、藏器曰、此桂樹中虫、辛美可啖、時珍曰、隋時始安、獻桂蠹四瓶、以蜜漬之、紫色、辛香有味、啖之去痰飲之疾、

糞 治獸骨鯁、醋煎漱嚥。

棗蠹虫 屎治聤耳出膿水、研末、同射香少許吹。此即蛴螬、在棗樹中者、

竹蠹虫 治小兒蝋梨頭瘡、取慈竹内者、和牛溺塗之。時珍曰、竹蠹虫生諸竹中、狀如小蠶、老則羽化爲硬翅蛾

蛀末 治聤耳出水、湯火傷瘡。聤耳出水、苦竹蛀屑、狼牙、白斂、等分共末、頻摻之、○耳出臭膿

竹蛀虫末、臙脂坯末等分、麝香少許末、吹之。○耳膿作痛因水入耳內者、箭幹內蛀末一錢、射香半分、鉛粉一錢末、以棉杖蘸淨送藥入內、以棉塞定、有惡物放開流出。○湯火傷瘡、竹蠹蛀末研傳、葆驗、加腦片尤效。○濕毒臁瘡枯竹蛀屑、黃柏等分末、先以葱椒茶湯洗淨揩之。○牙齒痛竹蛀屑陳皮各一兩末、烏梅肉和研成泥傳痛處、

蘆蠹虫　甘寒、治小兒飲乳後、吐逆不入腹、取虫二枚、煮汁飲之、集註、出蘆節中、狀如小蠶、又嘔逆、與哯乳不同因乳飽後哯出者為哯乳、而吐逆吟乳即吐出、

蒼耳蠹虫　治疔腫惡瘡、燒炭末、油調塗之、或取生者、麻油浸死、收藏、每用一二枚、搗傳、登時毒散、神效。時珍曰此虫生蒼耳梗中、狀如小蠶、取之但看梗有火炷眼者、以刀截去兩頭不蛀、多取線縛掛簷下、虫在內經年不死、用時取出。○一切疔腫及無名腫毒惡疾、蒼耳虫二条白梅肉三分、同搗泥貼之、又方蒼耳虫四十九条人言末少許共擣成泥、刺瘡破傳少時拔根出、

青蒿蠹虫　治急慢驚風、用虫十枚、和硃砂、輕粉各五分、丸粟粒大、一歲用一丸、乳汁下。時珍曰、生青蒿梗間、狀如小蠶、久亦成蛾。保嬰集治驚風云、一半硃砂一半雪、其功只在青蒿節、任他死去也還魂、服時須用生人血。

皂莢蠹虫　治蠅入人耳、害人、研爛、和鱓魚血、勻點滴之。

茶蛀虫　治聤耳出汁、研末、日日繳淨摻。時珍曰、此裝茶籠內蛀虫也、取其屎用。

蟬蛻　蟬、乃土木餘氣所化、飲風吸露、其氣清虛、所蛻之殼、味甘鹹寒、故主療皆一切風熱症、治頭風眩運、目昏障瞖、皮膚風熱、痘疹作癢、破傷風病、疔腫惡瘡、大人失音、婦人生子不下、小兒壯熱、驚癇、噤風、天弔、驚哭、夜啼、陰腫、并痘疹出不快、研末井華水服一錢、治啞病。燒灰水服、治久痢。葆按此蚱蟬蛻殼俗名虫退。時珍曰、凡用蟬蛻須洗去泥土。古人用身、後人用蛻。大抵治臟腑經絡當用蟬身、治皮膚風熱瘡瘍當用蟬脫。主啞病、夜啼者、取其晝鳴夜息也。○小兒夜啼、在一百二十日內、蟬蛻四十九箇、去前截、用後截、拭淨乾末、分四服、鈎藤湯調灌之。○小兒驚啼、凡啼而不哭、煩也。哭而不啼、躁也。蟬蛻二七枚、去翅足、硃砂一字、塗調與吮。○小兒天吊、頭目仰視、痰塞內熱、虫退漿水洗淨、研末、每用一字、冷水調下。○小兒噤風、初生口噤不乳、蟬蛻全蠍洗、各二七枚、入輕粉少許、共末、乳汁調灌。○破傷風病、虫退炒研、酒服一錢、外用蔥涎調末塗傷處、即時去惡水愈。○痘後目瞖、蟬蛻研末、羊肝煎湯服一錢。○聤耳出膿、虫退末入射香少許、勻棉裹塞之。○小兒陰腫、多因在地風襲及虫蟻所吹、蟬蛻半兩煎洗、內服五苓散。○疔瘡毒腫、不破則毒入腹、虫退末蜜水調服一錢、外用虫退姜蠶等分末、醋調塗瘡、四圍候根出、拔去再塗之効。

蚱蟬　鹹甘寒、殺疳虫、去壯熱、治腸中幽幽作聲、小兒驚癇夜啼、癲痫寒熱驚悸瘛絕不能言、或驚哭不止、婦人產後胞衣不出、墮胎、皆取其退蛻之義。百日發驚蚱蟬去翅足炙三分赤芍三分黃芩二分煎服○破傷風病角弓反張無問表裏秋蚱蟬一箇地膚子炒八分射香少許末酒服○頭風疼痛蚱蟬二枚生研入乳香硃砂各半分丸小豆大每用一丸隨左右納鼻中出黃水愈

蟬花 甘寒。治小兒驚癇瘛瘲、夜啼心悸、功同蟬蛻、又能止瘧。時珍曰蟬花即冠蟬也、似蟬而小、鳴聲清亮、宋祁云、蟬之不蛻者、至秋則花、冠其頭長一二寸、黃碧色、蓋指此也、

蜣螂 推車客 鹹寒。有毒、乃手足陽明、足厥陰藥。治小兒驚癇瘈瘲、腹脹寒熱、及疳蝕。大人癲疾狂陽、手足端寒、肢滿賁豚、去大腸風熱、二便不通、下痢赤白、脫肛、治難忤墜生胎、療一切痔瘻疔腫

附骨疽瘡瘋瘍風灸瘡血出不止鼻中息肉小兒重舌擣丸塞
下部、引痔蟲出盡永瘥和乾姜擣傳惡瘡出箭頭燒末、和醋傳
蜂漏、凡用火炙去足。箭鏃入骨難移拆巴豆微炒同蜣蜋擣塗
痛定必微痒忍之待極痒乃撼動拔之立
出以生肌膏傳○小兒重舌蜣蜋燒末唾和傳舌上○大腸
脫肛蜣蜋燒炭入腦片研勻摻肛上托上即入○小便轉胞不
通蜣蜋二枚燒炭井華水調服○小便血淋蜣蜋研水服○痔
瘻出水蜣蜋陰乾入腦片和末、帋撚蘸末入孔內漸漸生肉藥
自出愈○疔腫惡瘡蜣蜋蜜湯浸死瓦焙末以燒過鍼撥開醋
調傳○鼻中息肉蜣蜋十枚納青竹筒中油帋密封置廁缸中
四十九日曬乾入射香少許末塗之當化水出愈○下部蟨瘡
痛癢膿血旁生孔竅蜣蜋七枚新牛糞半兩肥羊肉一兩炒黃
仝擣丸蓮子大炙熱綿裹納肛中半日即大便中虫出四度愈
○附骨疽瘺蜣蜋七枚同大棗擣傳○小兒驚風不拘急慢蜣
蜋一枚研爛和水小盞於百沸湯中盪熱去滓飲之○小兒疳
疾土裹蜣蜋煨熟與食量兒大小○大腸秘塞蜣蜋炒去翅足

末熱酒
服一錢

心　治疔瘡、百藥不效、危篤、取蜣蜋心、貼半日許血出再貼、血盡根出、即愈。蜣蜋心在腹下度取之、其肉稍白是也

天牛　有毒、治瘧疾寒熱、小兒急驚風、疔腫、去痣靨、拔箭鏃入肉。時珍曰、天牛處處有之、狀如蟬、黑甲光如漆、甲上有黃白點、甲下有翅能飛、目前有二黑角、甚長、前向、如水牛角、能動、其喙黑而扁、如鉗甚利、亦似蜈蚣喙、六足在腹、乃諸樹蠹虫所化、夏月有之、出則主雨。○疔腫惡毒、天牛四個、蟾酥半錢、巴豆仁一個、粉霜雄黃各三分、麝香半分、先以天牛研泥、和藥入黃蠟少許溶化、同衆藥和作餅子、蜜藏、以鍼刺瘡頭出血、用榆條送藥麥粒大入瘡中、以雀糞兩枚安瘡口、瘡回即出、勿再用、忌冷水。如針破無血、是着骨疔、即男左女右中指甲末、刺出血、糊藥、又無血、即刺足大拇指血、糊藥、如都無血、必難醫也。○箭鏃入肉、天牛取一角者、小瓶盛之、入硇砂一錢、用水滴數點、內待自

然化水滴傷處即自出○寒熱瘧疾天牛
獨蒜頭各一枚猪脊二兩搗綿裹繫臂上
螻蛄 土狗 鹹寒其性急又甚利能消十種水病治頭面、四肢、腹內
俱腫、瘰癧、骨哽、下哽、噎、通石淋、療產難、下胞衣、潰癰腫、除惡瘡、
解毒利大小便、出肉中刺、治口瘡甚效弘景曰土狗腰以前甚澀能止大小便腰以後
甚利能下大小便震亨曰螻蛄治水甚效但其性急虛人戒之
○十種水病腹滿喘促不得臥聖惠方螻蛄五枚焙末食前白
湯服一錢小便利為效楊氏加甘遂末一錢商陸汁一匙下水
為效忌鹽百日○大腹水病普濟半邊散大戟芫花甘遂大黃
各三錢末以土狗七枚五月能飛者搗葱鋪瓦上焙之待乾去
翅足各剪兩半邊分記左右欲先退左則以左邊七枚末入前
末二錢以淡竹葉天冬煎湯五更調服候左退三日後服右邊
如前法○嗜鼻消水面浮甚者土狗一枚輕粉二分末每嗜少
許入鼻內黃水出盡浮自消○石淋作痛螻蛄七枚鹽二兩新
瓦上安鋪螻上鹽蓋焙末每溫酒下一錢神效○小便不通螻

蛄二枚水漬飲或用後截四枚車前草擣汁服或土狗後截二箇射香少許勻擣納臍中縛定即通○塞耳聾螻蛄用珠各五錢射香少許末葱汁和丸塞之外以喑鼻藥即通○大小便閉經月欲死土狗推車虫各七枚男子用頭婦人用身瓦焙末以向南樓白皮煎汁服神効○頸項瘰癧帶殼螻蛄七枚生取去吶丁香七粒於殼內燒過與肉同研貼昏蓋○悞吞鈎綫螻蛄去身吞其頭數枚勿令本人知○箭鏃入肉螻蛄杵汁滴上三五度自出鍼刺在咽仝方○胞衣不下困極腹脹殺人螻蛄一枚水煮灌人下喉胞即出○緊唇裂痛螻蛄燒灰傅之

螢火 辛微溫明目治青盲通神精療小兒火瘡傷熱氣及蠱毒鬼疰○明目丸治勞傷肝氣目暗螢火二七枚納大鯉魚膽中陰乾百日為末每點少許或用白犬膽○務成子螢火丸主辟疾病惡氣百鬼虎蛇蜂蠆諸毒五兵白刃盜賊兇害螢火鬼箭羽刺蒺藜各一兩雄黃雌黃明礬燒各二兩羖羊角煅鐵鎚柄入鐵處燒焦各一兩共末以雞子黃丹雄雞冠一具和搗千下丸如杏仁大作三角絳囊盛五丸帶於左臂上從軍繫腰中

居家掛戶上甚辟盜賊、

衣魚（蠹魚）鹹溫、手足太陽經藥、通淋墮胎、主婦人疝瘕、小便不利、小兒臍風撮口、客忤天弔風癇、口噤、乳汁調服○小兒中風項強背起、摩之、小兒淋閉、以摩臍及小腹、即通、傳重舌目瞖、轉胞尿○血合鷹屎、姜蚕同傳、瘡瘢即滅○小兒胎寒、腹痛汗出、衣魚二七枚、絹包于兒腹、回轉摩之○小兒癇疾、衣魚七枚、竹茹一握、酒煎服○偏風口噤、取衣魚摩耳左喎摩右、右摩左、正乃止○小兒重舌、衣魚焙灰、傳舌上○沙塵入目不出、衣魚末、乳汁調滴目、即出、目中浮瞖、同方、○小便不通、衣魚滑石等分末、飲服○婦人尿血、衣魚二十枚、納陰中○小便轉胞不通、衣魚一枚、納莖中、○小兒撮口、衣魚末、每以少許塗乳、令兒吮之、○小兒客忤項強欲死、衣魚十枚、研傅乳上吮之、入咽立愈○小兒天弔、目睛上視、衣魚乾者十枚、濕者五枚、乳和研灌之、

鼠婦　鹹溫厥陰經藥。利水道墮胎。治氣癃不得小便、久瘧瘧母、風虫牙痛、婦人月閉血瘕癇痓寒熱。小兒撮口驚風、痘瘡倒靨。塗鵝口瘡、解射工蜘蛛毒、蚰蜒入耳。時珍曰形似衣魚稍大灰色背有橫紋蹙起多生濕處及甕底。○產婦尿閉、鼠婦七枚炒末酒服。○撮口臍風、鼠婦絞汁灌之。○風牙痛、鼠婦巴豆仁胡椒等分末、飯丸豆大綿裹咬之良久涎出吐去痛止效。○蚰蜒入耳、鼠婦搗塗耳邊自出或攤帋上作撚安入耳中亦出。

䗪虫　土鼈　鹹寒有毒。治心腹寒熱洗洗、血積癥瘕、破堅下血閉、月水不通、破留血積聚、通乳脈、行產後血積、及折傷瘀血、小兒腹痛夜啼、療重舌木舌口瘡、血虛者慎用。木舌腫強塞口不治殺人、䗪虫五枚食鹽半兩和末水煎十沸時時熱含吐涎差。○重舌、䗪虫和生薄荷研汁帛包捻舌下腫處。○折傷接骨、䗪虫焙焦末、每服二錢接骨神效蓀驗方，用鮮公䗪虫五枚，擣酒拌服，更效。試公母法：將活䗪虫刀斬兩截，器盛一宿，公者復台，母者不能合。又方：䗪虫一枚，陰乾，臨用入乳香、沒藥、龍骨、自然銅煅醋淬等分，射香少許，共末，每用藥三分，入䗪虫一枚末，勻酒調下。須先整立骨，乃服藥。否恐接挫也。○小兒腹痛夜啼，䗪虫炙、白芍、川芎各二錢，末，每乳汁調服一字。

蜚蠊 油虫 俗名　鹹寒有毒。治瘀血癥堅寒熱，破積聚，咽喉閉，內寒無子。通利血脈，食之下氣。時珍曰：今人家壁間竈下極多，腹背俱赤，兩翅能飛，喜燈光，氣臭，屎尤甚。

竈馬 竈雞　治竹刺入肉，取一枚，擣傳自出。

蛗螽 蚱蜢　辛有毒。五月五日候交時收取，夫婦佩之，令相愛媚。

蝱虫 蜚蝱　苦微寒有毒。苦走血，血結不行者，以苦攻之，故入肝經。而治蓄血之病，通利血脈九竅，逐瘀血，破血積堅痞癥瘕寒熱

女子月水不通積聚除賊血在胸腹五臟及喉痺結塞消積膿、

墮胎 蛇螫血出九竅皆有蝱虫三七枚燒研湯服 撲躂瘀血蝱虫二十枚丹皮一兩末酒服一匙

竹蝨 有毒治中風半身不遂能透經絡追涎 時珍曰竹蝨生諸竹及草木上皆有初生如粉久便能動形如蝨蒼灰色○中風偏痺麻黃熬膏攤帋上貼不病一邊上下令遍但除七孔及其病處不糊以竹蝨焙末三錢射香三分勻熱酒調服就臥須臾藥行如風聲口吐出惡水身出鼻汗如膠爲急去糊帋別煎麻黃湯浴之暖臥將息淡食十日手足如故也

蟾蜍 辛涼微毒土之精也上應月魄而性靈異穴土食虫伏山精而制蜈蚣故能入陽明經退虛熱行濕氣破癥結殺蠱虫爲疳病癰瘍要藥治陰蝕瘰癧風癲惡瘡五痔入痢脫肛挺出破

傷風病、猘犬傷瘡能合玉石主小兒勞瘦面黃、癖氣疳疾最良
又治溫病發斑困篤者去腸生擣、食一二枚、立瘥燒灰傳瘡立
驗、及傳一切有虫惡瘡、滋𧏾瘡、端午日取乾用。小兒疳積腹大黃瘦骨立頭上
生瘡如麥穗用立秋後蟾蜍去首足腸以清油塗陰陽瓦炙熟
食之、連服五六枚積穢自下一月後體如初〇五疳八痢面黃
肌瘦好食泥土不思乳食大蟾蜍一枚燒皂角去皮弦燒灰一
錢蛤粉水飛二錢麝香二分末糊丸粟米大每空心米飲下四
十丸〇小兒疳瀉下痢乾蟾炭米飲服一錢〇走馬牙疳侵蝕
口鼻蟾蜍黃泥裹煆黃連各二錢半青黛一錢麝香少許研末
傳〇疳蝕腮穿牙落以鳳凰衣包活土狗一枚放入蟾蜍口內
草縛泥裹煆取出研末貼以愈爲度〇一切疳𧏾蟾蜍燒末醋
和傳〇小兒蓐瘡端午日取蟾蜍炙研傳小兒口瘡仝方〇小
兒臍瘡出汁久不瘥乾蟾燒末牡蠣粉等分傳〇小兒癬瘡乾
蟾燒末猪脂調傳〇癩風虫瘡乾蟾一兩炙肥皂一條去皮子
酥油炙共末以竹管引入羊腸內繫定以麥麩鋪甑底置藥麩

上蒸熟去翅、入射香半錢、勻同擣丸如梧子大、每溫酒服三十丸。○附骨壞瘡、久不瘥、膿不已、骨從瘡孔出、用蟾蜍一枚、亂髮雞子大一丸、猪油四兩、煎枯去滓、待凝如膏、先以烏頭、桑根皮煎洗、拭乾、煅龍骨末、摻四邊、以前膏貼。○發背腫毒初起、用活蟾一箇、繫放瘡上、半日、蟾必昏憒、置水中救其命、連易三箇、則毒散、若毒熱重者、以活蟾數箇、破開連肚、乘熱合瘡上、不久必臭、再易數箇、愈。○破傷風、蟾蜍二兩半、切剁如泥、花椒一兩、用酒炒、似酒煎服、少頃、通身出汗效。○猘犬咬傷、每七日一發、生食蟾蜍膾、亦可燒炙食、勿令本人知、自後再不發。○腸頭挺出、蟾蜍皮瓶內燒烟熏、并傳。○折傷接骨、蟾蜍擣泥傳、劈竹裹縛其骨自瘥。○大腸痔疾、蟾蜍一箇、泥裹煅末、以猪廣腸一条、煮熟切片、蘸蟾蜍末食之、如此三五次、其痔自然落下

蟾酥　甘辛溫、有毒、其氣辛烈、嗜鼻立嚏、故能通經絡、引諸藥、而利關竅。治小兒驚風、及解山嵐障癘、發痧等。証葆元治小兒疳疾腦疳、和牛酥、或吳茱萸苗汁、調摩腰眼陰囊、治腰腎冷、并助

陽氣。虫牙牙疼及齒縫出血以紙紝少許按之立止。傳發背疔瘡一切惡毒。小兒疳瘦蟾酥、硃砂射香爲丸麻子大空心開水送二丸如腦疳以乳汁調滴鼻中甚妙蓀按蟾酥生蟾眉間取法以小瓷碟二面合口刮之其漿入碟内封干又有作銅鉗刮之更便時珍曰其酥不可入目令人赤腫目盲以紫草浸汁洗點之即消○拔取疔黄蟾酥以麪丸梧子大每用一丸安舌下即黄出也○拔取疔毒蟾酥、白麪黄丹捜作丸麥粒大以針挑破納之○疔瘡惡腫蟾酥一錢巴豆四箇搗爛飯丸緑豆大每姜湯服一丸良久以扁畜根黄荆子研酒半碗服取行數次以粥補之○喉痺乳蛾蟾酥草烏牙皂角等分末九小豆大每研一丸點患處神效○破傷風病蟾酥二錢湯化全蠍酒炒天麻各半兩末搗丸綠豆大每用豆淋酒服二丸○風虫牙痛甚者蟾酥一片水浸軟射香少許研勻以米大綿裹咬之吐涎愈或用胡椒代射香又蟾酥紮少許棉上紝入齒縫根效

蝦蟇　味甘性寒屬土與水療邪氣解煩熱破癥堅血癰腫陰瘡。

治熱狂癲犬咬辟百邪鬼魅塗癰腫及熱結腫服之不患熱病
頭上軟癤剝其皮貼之卽愈、風邪熱病蝦蟆燒末硃砂等分爲末每酒服一錢日三神驗○狂言鬼語卒死蝦蟆燒末酒服一錢日三○噎膈吐食用蛇含蝦蟆泥包煅炭每酒服一錢○瘰癧潰爛黑色蝦蟆去腸焙研末油調傅○蝮蛇螫傷生蝦蟆一枚搗爛傅之

肝　治蛇螫人其牙入肉中痛不可堪搗傅之立出

膽　治小兒失音不語取汁點舌上立愈、

腦　治青盲、明目、

鼃 田雞長股　甘寒、產於水、與螺蚌同性故能利水消腫、饌食補虛損、調疳瘦解勞熱、尤宜產婦小兒赤氣肌瘡、熱瘡臍傷、止痛殺尸疰

病生去勞劣、解熱毒、燒灰傅月蝕瘡、擣汁服治蝦蟆瘟病集諸註詳

明蝦蟆形似蟾蜍、但蟾蜍生人家荒地處、眉間有白肉、身大背黑無点、不能跳、不作聲、而蝦蟆生陂澤中、身狡小、背有黑点、善跳、眉無白肉、作呷之聲是也。鼃、又名田雞、謂其肉味似雞、後脚長、善跳、大聲則曰鼃、小聲曰蛤、居陸地、似蝦蟆、而背青綠色、背尖細腹、俗名青蛙、亦有背作黃路、俗名金綫鼃、四月食羙、五月後漸老、不堪烹食、只入藥。二物南人喜食、因本草言服補虛、不患熱病、本草所用、或炙、或乾、或燒入藥、非若今人每用辛辣脂油煎熯而食、以其濕所化、大能發濕化熱、是有損無益也。其骨熱、若食小便苦澁、小蛙食令人屎閉至死、俱擂車前草水飲之卽解○蛤蟆治水腫、用活鼃二箇、每箇口內用銅錢一箇、上着胡黃連五分、以雄猪肚一箇、茶油洗淨、包鼃札定、煮一宿、取出去盡皮腸、食肉并猪肚、忌酸鹹魚麪雞鵝羊肉、宜食猪鴨○水蠱腹大、動搖有水聲、皮膚黑色、乾青蛙二箇、以酥炙乾、螻蛄七箇炒、苦葫蘆半兩炒、共末、每空心酒服二錢○毒痢禁口、水蛙一箇、并腸肚搗爛、瓦上焙熱、入射香五分、勻作餅、貼臍上、氣通卽能進食○諸痔瘻痛、青蛙長脚者一箇、燒灰末、雪糕丸梧子

大每空心先吃飯二匙以枳殼湯送下○虫蝕肛門虫蝕脊膂肛盡腸穿龜二枚雞骨一錢俱燒灰吹入數次効○瘺瘡如眼上濶下深顆顆纍垂如脊眼其中帶骨頭上有露一舌毒透裏者是也用生井蛙皮燒末蜜水調傳

山哈 石雞俗名 治小兒勞瘦及疳疾最良瀉痢者忌食 保驗領曰山哈在山石中藏蟄似蝦蟆而大青色能吞氣飲風露不食雜虫山人取食蓀挨寄其形藏俗名石雞但其性沉幾寫痢病忌

蝌斗 治火飈熱瘡及疥瘡熱毒並搗傳之和青胡桃肉上皮搗泥染髭髮一染不變 時珍曰蝌斗生水田中蝦蟆鼃之子也二三月鼃蟆曳腸於水際草上纏繳如索日見黑點至春水時鳴以聒之則蝌斗皆出狀如河豚始出有尾稍大則足生尾脫○染髭髮蝌斗桑椹各半斤瓶盛密封懸屋東百日化泥如漆取塗髭髮永黑不變 ○卵 主明目

蜈蚣 辛溫有毒以其制蛇故能截風蓋厥陰經藥也 療溫瘧除

三虫、去惡血、墮胎妊、解鬼疰、蠱毒、嗽、諸蛇虫魚毒、殺鬼物老精、治心腹寒熱、積聚、癥結、小兒驚癇風搐、臍風噤口、丹毒、禿瘡、瘰癧、便毒、痔漏、蛇瘕、蛇瘴、蛇傷。小兒撮口但看舌上有泡如粟米、及牙齦處用銀釵耳爬去拭淨惡血蜈蚣研末傅○小兒急驚烏金散蜈蚣全者一條去足炙末丹砂輕粉等分研勻陰陽乳和丸綠豆大、每歲一丸乳汁下○天弔驚風目久不下、眼見白睛及角弓反張聲不出大蜈蚣一條去頭足酥炙竹刀批開記定左右、各用麝香二分研末瓶盛記明、用左邊者吹左鼻右邊者吹右鼻各少許勿多若眼未下再吹眼下乃止○破傷中風欲死蜈蚣研末擦牙、追去涎立瘥又方蜈蚣一條烏頭尖附子尖全蠍與蜈蚣等分共末每用二分熱酒調灌、仍貼瘡上取汗愈○口眼喎斜、口內麻木、蜈蚣三條一蜜炙一酒浸一焙、畧煨並去頭足南星一箇、切作四片一生一蜜炙一酒浸一焙畧煨、半夏白芷各五錢、共為末入射香二分勻、每服一錢湯下○腹內蛇癥菜中蛇過洩精入候食成瘕或食蛇肉成瘕腹內常飢食物即吐赤足蜈蚣一條炙末、酒服亦治蝮蛇螫傷服並傳○天蛇頭瘡生手指頭上蜈蚣一条燒烟熏數次愈葆驗方蜈蚣一条雄黃白芷各一錢共末用鴨子一枚向頭破眼取白去黃用白調末傳以鴨子殼外套之早夜一換愈○痔瘡痛蜈蚣一条片腦半分末唾調傳又方蜈蚣四条麻油四兩仝煎數沸入五倍子末三錢浸之瓶收蜜封遇痛甚者點油入痔上痛即止○女人趾瘡甲内惡肉突出蜈蚣研末傳上外以南星末醋調傳四圍○腹大如箕蜈蚣數条酒炙研末每用一錢以雞子二箇打開入末攪勻紙蜜封煮熟食

馬陸 百足虫 辛溫有毒辟邪瘧治寒熱痞結脇下滿痛腹中大堅癥塊破積聚息肉惡瘡白秃 時珍曰形如蚯蚓紫黑色其足比比百數皮極硬節節有横紋如金線首尾一般大觸之則側卧局縮如環能毒雞犬然毒物只外用勿服雷斅曰凡用糠頭炒至糠焦去糠及頭足

白頸蚯蚓 老蚓白頸 性鹹寒屬土故能解熱疾而利小水又能通經絡故治脚風諸藥必須用之爲使治傷寒瘧疾大熱狂煩小便不

利小、大腹黃疸、中風癇疾、急慢驚風、溫病大熱、狂言、主歷節風痛、腎臟風注、頭風、齒痛、風熱赤眼、木舌、喉痺、鼻瘜、聤耳、禿瘡、瘰癧、卵腫、脫肛、治蛇瘕、主蛇傷毒、殺長虫、去三虫、蚘虫、伏尸、鬼疰、蠱毒、或化為水、或炒末服、鹽化為水、主天行諸熱、小兒熱病癲癇、解蜘蛛咬毒、蚰蜒入耳、塗丹毒、傳漆瘡。蔥化為水、療耳聾、解射罔毒、畏蔥鹽。傷毒結胸按之極痛或通復結喘促大躁狂亂取生蚯蚓四条洗淨研泥入姜汁少許蜜一匙薄荷汁少許新汲水服若熱熾者加片腦少許即與揉心下片時自然汗出而解未效再服○小便不通蚯蚓擣爛浸水濾汁服立通○老人尿閉蚯蚓小茴等分杵汁服○小兒尿閉乃熱結蚯蚓數条去泥入蜜少許研傳莖卵仍燒蠶蛻帋硃砂龍腦射香少許研以麥冬灯心煎湯服立効○小兒急驚生蚯蚓一条研入五福化毒丹一丸勻薄荷湯服○慢驚虛風生附子去皮臍乾末以蚯蚓數条於附子末滚之候定刮蚯上附子末丸粟大每米飲下十丸○急慢驚風端午日取蚯蚓竹刀截兩段急跳者作一處慢跳者作一處入硃砂末和丸記明急跳治急驚慢跳治慢驚每薄荷湯下七丸○小兒卵腫用蚯蚓連土為末津調傅○勞復卵腫或縮入腹中絞痛頭身重心腹急熱拘急欲死蚯蚓二十四条水煎二升服取汗愈○代指痛蚯蚓杵傅○木舌

齒縫出血不止蚯蚓焙末枯礬各一錢射香少許末擦○木舌腫痛蚯蚓一条塩化水塗○咽喉卒腫不下食蚯蚓十四条搗塗喉外用一条塩水化和蜜服○喉痺塞口韭地紅小蚯蚓數条醋擂服之即吐痰血數升愈○鼻中息肉蚯蚓一条猪牙皂一挺末蜜調塗○耳卒聾閉蚯蚓入塩安葱內化水點之○聤耳出膿蚯蚓釜上墨生猪脂等分研葱汁作挺綿裹塞之○耳中聤聹乾結不出蚯蚓入葱葉化水滴耳令滿數度易挑出○蚰蜒入耳蚯蚓末入葱內化水點入油蜒亦化水出○瘰癧潰爛流串者用荆芥根下段煎湯拭乾看癧破紫黑處以針刺去血再洗用蚯蚓一把擇韭菜地上五更時收取火煆末每一匙入乳香沒藥輕粉各半錢炒山甲九片共末油調傅之神效○龍纏瘡毒水缸底蚯蚓連泥搗傅○蜘蛛咬瘡遍身皆有葱一

枝去尖頭將蚯蚓入葉中扎兩頭搖動即化水點咬處○傷寒熱結六七日狂亂見鬼欲走蚯蚓半斤去泥人溺煮汁飲或生絞汁飲○偏正頭痛不可忍者蚯蚓去土焙乳香等分末每以一字作紙撚灯上燒烟以鼻嗅之○對口瘡蘇已潰出膿取韭地蚯蚓搗細涼水調傳日換數次○口舌糜瘡蚯蚓燒吳茱萸共末醋調生麪和藥塗足心効

蝸牛　鹹寒有小毒功能解熱消毒治賊風喎僻踠跌脫肛筋急生研汁飲止消渴利小便消喉痺止鼻衄通耳聾治小兒驚癎臍風撮口塗諸腫毒痔漏及蜈蚣蠍蠆毒小便不通蝸牛和射香少許搗貼臍下以手摩之即通○大腸脫肛蝸牛燒灰猪脂調傳○痔瘡腫痛蝸牛浸油塗或燒研傳○發背初起蝸牛二百箇新汲水一盞湯瓶中封一夜取涎水入蛤粉調掃瘡上十餘度熱痛止瘡便愈○瘰癧未潰連殼蝸牛七箇丁香七粒同燒末傳紙貼之○喉風腫痛端午午時取蜒蚰十餘条搶梅四五箇小瓶內封固候化水收水點之○喉塞口噤蜒蚰炙白梅肉炒各二七枚白凢

令生牛燒二錢末每水調半錢服得吐立通〇耳腮痄腫及喉下諸腫蝸牛同麪研傅〇面上毒瘡初起者水蜒蚰一二条醬少許共搗塗瘡上留一孔出氣貼之即退〇鼻衄不止蝸牛一枚焙烏賊骨半錢共末吹之〇撮口臍風乃胎熱蝸牛五枚去殼研汁塗口劝乃止又方加蒔蘿末半分匀〇蜒蚰入耳蝸牛椎爛置耳邊即出〇消渴引飲不止蝸牛焙半兩蛤粉胆草桑皮炒各二錢半每稀粟湯下

蝸殼 治一切瘡疾、牙䘌、面上赤瘡、鼻上酒齇、久痢及脫肛

一切瘡疾用自死蝸殼七枚洗淨不得少有塵滓日乾內酥蜜於殼中瓷盞盛之紙糊盞面置飯上蒸之連蒸數次取出研如泥漸漸與喫〇牙䘌痛蝸牛殼燒研日日揩〇大腸脫肛蝸殼研末羊脂溶化調塗送入即愈

蛞蝓 蜒蚰螺 鹹寒、治賊風喎僻、軼筋及脫肛、驚癇攣縮、塗蜈蚣蠍毒、一腫毒焮熱、熱瘡腫痛 〇宗奭曰蛞蝓蝸牛二物也蛞蝓二角身肉只一段蝸牛四角背上別有肉以負殼行

許慎說文云與蝸牛相似背負殼者曰蝸牛無殼者曰蛞蝓一言決矣蘇元按蝸牛又名蠡蛞蝓又名蜒蚰螺蠡同類而實分許慎又決矣鄉間俗名蜒蚰生人家陰濕處說春夏秋間天雨則出布墻間至冬伏而不出凡服用者於濕處板底得之有說以蚰蜒名此者但性殊形亦與附戳於下以別其訛并附驗案一婦年五旬由七情不舒缺盆處結核漸破流水牵連數核諸藥不愈教以蜒蚰三枚古銅錢一枚全搗爛敷日換漸愈又治喉科凡喉腫喉痺乳蛾等症俱效鮮青梅肉去核鋪以蜒蚰盆面上一層梅一層蜒蚰候蚰化水取梅起留原汁將梅晒浸汁又晒又浸以汁盡為度曬干瓶盛硼砂一錢牙硝五分直殭蠶四條洗干梅肉二錢片腦七分共研細末密藏用時以竹管吹患効驗○○痔熱腫痛取蜒蚰一條搗泥入臘脂坯半錢龍腦半分和傳○脚脛爛瘡臭穢難近蜒蚰十條瓦焙末麻油調傳立効

蚰蜒　不入藥用　集註蚰蜒處處有之墻屋爛草中尤多狀如小蜈蚣身圓不扁尾禿無歧多足大者寸餘死亦踡屈如環好脂油香故入人耳及諸竅以驢乳灌之化為水或入耳龍腦地龍硇砂末吹皆效

蠼螋 不入藥用。時珍曰：蠼螋喜伏氍毹之下，故得此名。隱居牆壁及器物下，長不及寸，狀如小蜈蚣，青黑色，二鬚六足，足在腹前，尾有叉岐，能夾人物，俗名搜夾子。其溺射人影，令生瘡，作寒熱。用犀角汁、扁豆葉汁、雞腸草汁、馬鞭草汁、梨葉汁、茶葉末、紫草末、羊鬚灰、鹿角末、燕窠土，但得一味塗，皆效。

緣桑蠃 桑牛 天螺 治大腸脫肛，研和猪脂塗，立縮。小兒驚風，用七枚焙末，米飲服。時珍曰：桑蠃全似蝸牛，諸木皆有，獨取桑上者治驚，與殭蠶、螵蛸等意，以其入肝平風也。小兒驚風，以發九通聖散服之，間以桑牛陰干焙末服，效。

蛞蝓 蜒蚰 人龍 大寒。治目中膚赤熱痛，取大者洗淨，斷之，令汁滴目中，數十年膚赤亦瘥。眼生膚瞖、赤白膜、小兒胎赤風赤眼，燒末傳之。或以小兒吐出者，陰干為末，入汞粉少許，唾津調塗之。又治一切冷瘕。巢元方病源云：人腹有九虫，伏虫長四分，羣虫之主；蚘虫長數寸至一尺，發則心腹痛，傷心則死；白虫長一寸，色白頭小，生育多，發則損精氣、腰脚疼，至一尺殺人；肉虫狀如爛杏，令人煩悶；肺虫狀如蠶，令人咳嗽成勞；胃虫狀如蝦蟆，令人嘔逆噦；弱虫狀如瓜瓣，令人多唾；赤虫狀如生肉，動則腹鳴；蟯虫至微，形如菜虫，居洞腸，令人生癰疥。○玉筋煎，治小兒胎赤眼、風赤眼：用小兒吐出蚘虫二條，瓷盒盛蓋封，埋濕地五日取出，瓷瓶盛，每日點。○遠年風眼赤瞎：蚘虫五條，日干，膩粉一錢，石胆半錢，末，每日點，瘥。○一切冷瘕：吐蚘虫燒末，先以甘草湯洗淨，塗之立瘥。

鱗部

龍骨・甘平而澁，入手足少陰厥陰經，能收陽中之陰而斂浮越之正氣，益腎鎮驚，健脾澁腸胃，又主帶脉爲病。治心腹鬼疰精物老魅，欬逆，煩滿，恚怒鬱氣伏在心下不得喘息，腸癰內疽陰蝕䘌痒、四肢痿枯、夜卧自驚、汗多洩精、縮小便、止溺血、養精神、定魂魄、止夜夢鬼交、多夢紛紜、腸風下血、瀉痢渴疾、吐血鼻洪、女子崩中帶下、癥瘕堅結、懷妊漏胎、小兒熱氣驚癇、又止陰瘡、冷痢、收濕氣脱肛、生肌斂瘡、白者良、生煆聽用、忌魚及鉄器

勞神夢洩、龍骨、遠志等分、蜜丸梧子大、朱砂爲衣、每蓮子湯下三十丸。○健忘、久服聰明益智慧、龍骨、遠志等分、每食後酒服一匙。○遺尿淋瀝、龍骨、桑螵蛸等分末、每鹽湯服二錢。○泄瀉不止、龍骨、白石脂等分末、水疊丸、紫蘇、木瓜湯下。○久痢脱肛、龍骨末撲托入。○耳中出血、龍骨末吹之。○小兒臍瘡、龍骨煆傳。○陰囊汗痒、龍骨、牡蠣粉撲。○吐血、鼻血、九竅出血、并用龍骨末吹鼻中、即止。昔有患鼻衂衆方不止、用此斷止。○男婦溺血、龍骨末水服一匙。○睡即洩精、龍骨四兩、韭子等分、空心酒服一匙。○熱病下痢欲死、龍骨半斤煮、候冷、緩飲、得汗即愈

龍齒　濇、涼、鎮心安魂魄、殺蠱毒精物鬼魅。治煩悶熱狂、骨間寒熱、大人驚癇諸痙、癲疾狂走、心下結氣不得喘息、小兒身熱不可近、及五驚十二癇。

鼉龍　甲酸微溫、有毒。屬厥陰。平肝木、除血積。治陰瘧、功同鼈甲、殺虫、辟蠹。治心腹癥瘕、伏堅積聚、寒熱、五邪涕泣、時驚、腰中重痛、牙齒疳䘌宣露、瘰癧瘻瘡、風頑瘙疥惡瘡、死肌、女子少腹陰中相引痛、崩中下血五色、帶下、百邪魍魎、小兒氣癃、眥潰、小腹氣疼、及驚恐。畏芫花、甘遂、狗膽。時珍曰：鼉性能橫飛，不能直上，其身具十二肖肉，如蛇肉，其涎及尾最毒。○腸風痔疾，用皮及骨燒灰，空心米飲服二錢，甚者入紅雞冠花、白礬少許末，和服。

肉　甘、有小毒、治少氣吸吸、足不立地、濕氣邪氣、諸虫、腹内癥瘕惡瘡、頌曰肉色似雞而發冷氣痼疾、梁周興嗣嗜此肉、後爲鼉所噴便生惡瘡此物有靈雖補益不可食

脂　摩風及惡瘡、

肝　治五尸病用一具炙熟、同蒜虀食。

鯪鯉甲 穿山甲　鹹微寒有毒、穴山寓水出陰入陽厥陰陽明經藥能竄經絡、引諸藥、達於病所、爲風瘧瘡瘍、通經脈下乳汁之要藥。消癰排膿、通竅殺虫。治五邪驚啼、悲傷痰瘧寒熱、山嵐障瘧風痺強直中風癱瘓、小兒驚邪、婦人鬼魅悲泣、傳蟻瘻瘡癩疥癬痔漏惡瘡癰疽已潰者、愼用。能生腸作痛、凡用炙炒隨方、未有

生用。尾甲力勝。參能部事云，凡油籠滲瀉，剝山甲裏面肉靨投入，自至漏處補佳，其性走竄可知。經驗方：凡風濕冷痹，上下強直不得屈伸，痛甚，五積散加山甲七片，看病在肢體何處，即於鯪鯉身上照取甲，全蠍炒十一箇，蔥薑同水煎，酒和服，取汗避風良。○中風癱瘓，手足不舉，用鯪鯉左癱用右甲，右癱用左甲，川烏炮、紅海蛤各二兩，末，每用半兩，蔥白搗汁和作厚餅，徑寸半，隨病左右貼足心，縛定，密室安坐，以腳浸熱湯盆中，待身麻汗出，急去藥，謹避風，自然手足可舉。半月再行一次，除根。○腸痔氣痔，出膿血，鯪鯉一兩，肉豆蔻三枚，末，每米飲服二錢，甚者加猬皮燒灰一兩，中病即止。○鼠痔成瘡腫痛，山甲尾尖處一兩炒，鼈甲一兩炙，麝香二分，末，每茶湯服一錢。○蟻瘻不愈，山甲炒末，豬脂調傅。○婦人陰癩，硬如卵狀，隨病左右取山甲之左右邊，炒末，每酒服二錢。○乳汁不通，山甲炒末，酒服二錢，外以油梳梳乳，即通。乳岩、乳癰，同方。○瘰癧潰壞，山甲燒研傅。○眉鍊癬瘡，生眉中者，山甲前膊炙焦末，入輕粉少許，清油調傅。○耳內疼痛，山甲二片，夾土狗二箇，全炒焦，每用一字，吹耳內。聤耳膿，加射香。○耳鳴耳聾，及腎虛耳內如風水鐘鼓聲，山甲蛤粉炒三片，蠍七箇，射香少許，末，麻油化蠟作挺綿裹日塞。倒睫拳毛、山甲刮淨、以羊腎脂抹甲上炙黄如此七次末、隨左右眼每用一字、嗃鼻内口中噙水、日用三次二月取效。吹乳疼痛、山甲炒焦木通各一兩自然銅生用半兩末、每酒服三錢。蟻入耳内山甲燒末、水調灌入耳、卽出、

肉　甘濇温有毒。時珍曰鯪鯉肉最動風風病人幾食數臠其疾一發四肢頓廢但此物性竄行血也

石龍子　蜥蜴猪婆蛇　鹹寒有小毒、其功長於利水治癥結水腫尸疰留飲五癃邪結氣利小便水道破石淋下血消水飲陰㿗滑竅破血下胎、妊婦忌之。時珍曰石龍名蜥蜴俗呼猪婆蛇似蛇有四足頭扁尾長形細長七八寸大者一二尺有細鱗金碧色其五色全者爲雄入藥尤勝葆按山人俗名迸蜓謂其疾走迸速意。小兒陰㿗蜥蜴一枚燒灰酒服。諸瘵不愈蜥蜴炙三枚斑蝥炒四十枚地膽炒三十丸爲末蜜丸小豆大每服二丸白湯下

肝　去生胎　蜥蜴肝蛇蛻皮等分末醋和摩妊婦臍上及左右令温胎卽下

守宮 壁虎 鹹寒有小毒。入血分，而祛風。治中風癱瘓，手足不舉，歷節風痛，風痓驚癇，小兒臍風，疳瘦疳痢，血積成痞，癘風瘰癧，傳蠆蠍螫傷。小兒臍風用壁虎後半截焙末，男用女乳，女用男乳，調勻，入稀雞屎少許，摻舌根及牙關，仍以手蘸藥摩兒取汗出愈。○小兒撮口，朱砂末，安小瓶內，捕活壁虎一箇入瓶中，食硃砂末，月餘，待體赤，陰干末，每薄荷湯服三分。○久年驚癇，守宮一箇，煎去四足，連血染入硃砂、射香、龍腦各一分，末，薄荷湯調服，先用或吐或下法去痰涎後，服此神効。○癱瘓走痛，壁虎一枚，炙黃，陳皮五分，罌粟殼一錢，甘草、乳香、沒藥各二錢半，末，每水服三錢。○歷節風痛難忍，壁虎三枚，生研，蠐螬三枚，香包煨地龍五条，生研，草烏三枚，生研，木香五錢，乳香二錢半，射香一錢，腦片五分，合研，泥酒糊九梧子大，每空心乳汁酒下三十九。○破傷中風，角弓反張，筋急口噤，守宮丸：守宮七枚，炙去足，南星酒浸三日，晒乾，一兩，膩粉半錢，末，麪糊丸綠豆大，每酒灌下七九，少時汗出得解，更進一服，再汗瘥。或加白附一兩，蜜丸。○癘風成癩，祛風散：壁虎一枚，焙，蚕沙五升，淘沙，各爲末，以小麥粉四升拌勻曝乾末每服一合煎柏葉湯下日三。瘰癧初起壁虎一枚焙末每日酒服半分。小兒疳疾蠍虎丹治一切疳瘦下痢及無辜疳毒如邪病者乾壁虎一枚炙蝸牛殼蘭香根龍花雄黃各一分射香腦片各半分共末醋糊丸黍米大每脂麻湯下十丸日二。反胃膈氣壁虎七箇砂鍋炒焦木香人參硃砂各一錢半乳香一錢共末蜜丸梧子大每服七丸木香湯下早晚一服

蛤蚧　鹹平補肺氣益精血療欬血助陽道定喘止嗽利水通淋治久咳嗽肺勞傳尸肺痿咯血欬嗽上氣肺癰消渴殺鬼物邪氣下石淋通月經治折傷凡氣液衰陰血竭者宜之其功在尾其毒在眼入藥去頭鱗甲酒浸焙用。時珍曰蛤蚧補肺氣定喘止渴功同人參益陰血助精扶羸功同羊肉近世治勞損痿弱消渴取其滋補頗效瘵證錄云廣西橫州甚多蛤蚧牝牡上下相呼累日情洽乃交兩相

抱負入往捕之亦不知覺以手分劈雖死不開乃用草纏蒸過爆乾煉爲房中藥尋常捕者不論牝牡俱可入藥○入嗽肺痿久嗽不愈肺積虛熱成癰咳膿血曉夕不止喉中氣塞胸膈噎痛蛤蚧阿膠犀角羚羊角各二錢半用河水銀石器內熬半升濾汁再熬稀膏時時仰臥細呷○嗽面浮并四肢浮蛤蚧雄雌一對酒塗微火炙入參半兩末化蜡四兩和作六餅每煮糯米稀粥一盞投一餅化細細溫呷之須曰雄爲蛤皮粗口大身小尾粗雌爲蚧皮細口尖身大尾小蔡按世俗因閱顧玠海搓錄云蛤蚧爲房中術助陽藥病虛損者恐其強陽畏不敢服又不細察其所云者取其情洽交合雖死不開者之義並非統言尋常所取也果爾李時珍何註其功也故誌之

蛇蛻　甘平辟惡去風殺虫止嘔逆退目瞖消木舌治喉痹喉風、疔癧漏瘡腸痔蠱毒五邪言語僻越及百鬼魅婦人吹奶小兒百二十種驚癇蛇癇癲疾瘈瘲弄舌搖頭驚悸客熱及傳重舌

重齶、唇緊、解顱、面瘡、月蝕、天泡頭瘡、瘰癧、白癜風、煎洗諸惡蟲
瘡、催生、止瘧、孕婦忌服。時珍曰：凡用皂莢水洗纏竹上，或酒或
醋，或蜜炙，或燒灰，或鹽泥固煆。○小兒
喉痺腫痛，蛇蛻燒末，乳服一分。小兒木舌同方。○纏喉風，蛇蛻
炙黃、歸等分末，酒服一錢取吐。又方，蛇蛻揉碎，烟筒內燒吸入
即破。又方，蛇蛻裹白梅肉一枚噙嚥。○小兒重舌重齶，並用蛇
蛻燒灰，醋調傅。○小兒口緊不能開，飲食不語即死，蛇蛻燒灰
拭淨傅。○小兒解顱，蛇蛻末，豬頰車髓調塗，日數易。○小兒頭
瘡、面瘡、月蝕瘡，並用蛇蛻燒灰，豬脂和塗。○痘後目翳，全蛇
蛻一条焙，花粉五分，共末，羊肝批開夾藥縛定，米泔水煮食，奇
效。○橫生逆産及胞衣不下，蛇蛻煆末，酒服，或榆皮煎湯送。又
治逆生方，蛇蛻一具，蟬退十四箇，頭髮一握，並燒灰，酒下，分二
服，仍以針刺兒足心三七下，擦鹽少許，即順生。○婦人吹乳，蛇
蛻一尺七寸，燒末，酒服。○耳忽作痛，如有虫在內奔走，或乾痛
或流血水，痛甚，蛇蛻燒末，鵝翎吹之立愈。○陷甲入肉痛苦，蛇
蛻一具燒灰，雄黃一彈丸，
末，溫漿水先洗，針破貼之。

蚺蛇 南蛇 埋頭蛇 膽、甘苦寒，有小毒。稟己土之氣，其膽受甲乙風木，主厥陰太陰之病。明目涼血，除疳殺虫，破血止血，痢虫蠱下血，殺五疳，去瞖膜，療大風，治目腫痛，心腹䘌痛，下部䘌瘡，小兒入癇。水化灌鼻中，除小兒腦熱，疳瘡䘌漏，灌下部，治小兒疳痢，同麝香傅齒疳宣露。頌曰：蚺蛇弘景言出晉安，蘇恭言出桂廣以南高賀等州，今嶺南諸郡皆有之，在地行不舉頭者是真。時珍曰：蚺蛇大者五六丈，小者三四丈，背有斑紋如錦，形似鱧頭，似鼉尾，圓無鱗，捕蛇滿頭插花，即注視不動，乃斷其首，或採蕩藤塞穴中，蛇嗅之即靡，乃發穴取之。肉極腴美，皮可飾刀劍樂器，其膽狀若鴨子，大皮極薄，舐之甜苦，取膽上旬近頭，中旬近口，下旬近尾。試真偽法：刮膽少許，入淨水中，浮遊水上，回旋行走者真，其徑沉者偽也。○齒䘌宜露，出膿血，蚺蛇膽三錢，枯白凡一錢，杏仁四十九枚，研勻，以布揩齦，剜令血盡，日三摻愈乃止。○痔瘡腫痛，蚺蛇膽研，香油調傅。○疏含嫂失明，須

用蚺蛇胆，求不得，一粒以一合授含，視之蚺蛇胆也，童子化去，嫂用目明

肉　甘溫有小毒，去死肌，殺三虫，療疳瘡，辟瘟疫瘴氣，除手足風痛，治皮膚風毒癘風疥癬惡瘡，飛尸游蠱，喉中有物吞吐不出。○時珍曰，按柳子厚捕蛇説，永州之野產異蛇，即此也。○蚺蛇酒，治諸風癱瘓，筋攣骨痛，痺木瘙癢，殺虫辟瘴，及癘風疥癬惡瘡。蚺蛇肉一斤，羌活一兩，絹袋盛之，糯米二斗蒸熟，安麴於缸底，置蛇於麴上，乃下飯密蓋，待酒成，取酒以蛇焙研和藥酒，每隨量飲，忌慾避風，亦可袋盛浸酒飲。○急疳蝕爛，蚺蛇肉作膾食。○狂犬嚙人，蚺蛇脯水服

膏　甘平有小毒，治皮膚風毒，伯牛癘疾，婦人產後腹痛餘疾，綿裹塞耳聾　弘景曰，真膏纍纍如梨豆子，着他蛇膏皆大如梅李子也

牙　長六七寸　佩之辟不祥，利遠行

白花蛇（蘄蛇　褰鼻蛇）肉　甘鹹溫有毒。其性善行數蛻，如風之善行數變，又食石南，所以能透骨搜風，截驚定搐，爲風痺驚搐癩癬惡瘡要藥。取其內走臟腑，外達皮膚，人身無處不到。治中風濕痺不仁，筋脉拘急，口面喎斜，半身不遂，骨節疼痛，脚弱不能久立，暴風瘙痒，大風疥癬，肺風鼻塞，浮風癮疹，身上白癜風，癧瘍斑點，通治諸風，破傷風，小兒風熱，急慢驚風，搐搦，瘰癧，漏疾，楊梅瘡毒，痘瘡倒陷。集註：諸蛇鼻向下，獨此蛇鼻向上，故名褰鼻。又凡服蛇酒藥，切忌見風。時珍曰：蘄蛇黔、蜀、湖俱有，今以蘄蛇擅名，然蘄地亦不多得，市肆所貨，官司所取，皆與國州諸山中來。其蛇龍頭虎口，黑質白花，脇有二十四箇方勝紋，腹有念珠斑，尾有佛指甲，長一二分，雖死乾枯，而眼光不陷，他產則否。多在石南藤上食其花葉，人以此尋獲，先撒沙土一把，則蛹而不動以久取之凡用春秋酒浸三日夏一宿冬五宿取出炭火焙乾以瓶盛埋地一宿出火氣去皮骨取肉用○驅風膏治風癱癘風遍身疥癬斷蛇肉四兩酒炙天麻七錢半薄荷荆芥各二錢半共末酒五升蜜四兩石器熬成膏每溫酒服一盞於暖處出汗十日效○世傳白花蛇酒治諸風無論新久手足緩弱口眼喎邪語言蹇澁或筋脉攣急肌肉頑痺皮膚燥痒骨節疼痛或生疥癩白花蛇一条溫水洗淨頭尾各去三寸酒浸去骨取肉一兩全蝎當歸防風羌活各一錢赤芍白芷獨活天麻甘草升麻各五錢剉碎絹袋盛糯米二斗蒸熟如常造酒以絹袋藥置內待成取酒同袋密封煮熟置陰地七日出火氣每溫飲數盃常令相續○蘄湖白花蛇酒治中風傷酒半身不遂口目喎邪膚肉頑痺骨節痛及年久疥癬惡瘡風癩白花蛇一条酒洗潤去骨刺取肉四兩羌活當歸天麻秦艽五加皮各二兩防風一兩剉絹袋盛安置金華酒罎內入糯米酒未下水者五壺浸袋箬葉密封安罎於大鍋內水煮一日取起埋陰地七日取出每飲數盃酒盡以滓暴乾末酒糊丸梧子大每酒下五十丸忌見風犯欲戒魚羊鵞麪發物○治癩白花蛇膏白花蛇五寸酒浸去皮骨炙乾雄黃一兩末水飛和白蜜一斤杏仁一

升去皮研同煉每酒服一錢日三先服通天再造散下去虫物乃服此除根○聖濟白花蛇散治腦風頭痛時作時止及偏頭風白花蛇酒浸去皮骨南星漿水煮切片炒各一兩石膏荊芥各二兩骨皮二錢半爲末每服一錢茶下日三

頭　有毒治紫癜風毒癩除風散蘄蛇頭二枚酒浸炙蠍稍炒防風各一兩末每溫酒服一錢

目睛　治小兒夜啼以一隻爲末竹瀝調少許灌之

烏梢蛇烏蛇黑花蛇　肉甘平治諸風頑痹皮膚不仁風瘙癮疹疥癬熱毒風紫白癜風大風癘疾皮膚生癩眉鬚脫落瘑疥等瘡功與白花蛇同而性善無毒集註烏蛇生商洛山背有三稜色黑如漆今蘄州黃州山中有之不食生命不害人多在蘆叢中劍脊頭圓尾尖細能穿小錢百文者可赤光至枯死眼不陷如活者稱之身重七錢至一兩者爲上十斤許及粗大力減凡用去頭及皮鱗帶子剉斷苦酒浸一宿漉出柳炭火炙再以酥炙用○大風疾商州有人患大風家人惡之

山中爲起茅屋有烏蛇墮死酒甖中病人不知飲酒漸瘥壜底見蛇骨始知其由○又方烏蛇三條蒸熟取肉焙研蒸餅丸米粒大以喂烏雞待盡殺雞烹熟取肉焙研末酒服一錢或蒸餅爲丸服○紫白癜風烏蛇肉酒炙六兩只殼麸炒牛膝天麻白蒺藜炒五加皮防風桂心各二兩熟地四兩剉勻絹袋盛二斗酒中浸密封七日每服一盞忌雞鵝魚肉發物○破傷中風項强身直斬蛇烏蛇並取向後二寸酒潤取肉蜈蚣一條炙共末每溫酒服三錢

膏　治耳聾綿裹豆許塞之神效。

膽　治大風癘疾、木舌脹塞。大風龍膽膏治大風疾神效用冬瓜一箇截去五寸去瓤掘地坑深三尺令淨安瓜於內以烏蛇膽一枚消梨一箇置於瓜內以物隔土蓋之至三七日看一度瓜未甚壞候七七日三物俱化爲水在瓜皮內取出每用一匙酒和服數次愈○木舌塞脹不治殺人烏蛇膽一枚焙乾末傳舌上涎出吐去

皮　治風毒氣眼生瞖唇緊唇瘡。小兒唇緊唇瘡並用烏蛇皮燒灰酥和傳

卵 治大風癩疾，和諸藥為丸服，與烏蛇肉同功。

水蛇 公蠣蛇 甘鹹寒，涼，治消渴煩熱毒痢。水蛇丸，治消渴煩熱口乾心躁，水蛇一条活者剝皮炙黃為末，蝸牛五十箇，水浸五日取涎，以花粉末煎稠，入射香一分，粟飯和丸豆大，每姜湯服十丸。

皮 燒灰，油調傅小兒骨疽膿血不止，及手指天蛇毒瘡。天蛇毒，用水蛇一条，去頭尾，取中截如手指長，剖去骨肉，勿令病者見，以蛇皮包手指，自束緊，外用紙裹纏，覺身涼愈。

黃頷蛇 黃喉蛇 桑根蛇 肉 甘溫，有小毒。釀酒或入丸散服，治風癩頑癬惡瘡，自死者燒汁塗大疥，煮汁浸臂腕作痛。燒灰，猪脂調塗風癬漏瘡、婦人妒乳、猘犬咬傷。頷喉下也。此蛇喉下色黃，丐兒養弄，不甚毒，死即食之。時珍曰：古方用自死蛇，當是此蛇，蛻亦多此。○惡瘡似癩及馬疥大如錢，自死蛇一条，水煮爛取汁塗，隨手瘥。○猫鬼野道歌笑不自由，午月午

日取自死蛇燒灰井華水服七日一服○猘
犬齧傷自死蛇一條燒焦末納入瘡孔中、
蛇頭　燒灰治久瘧及小腸癰入丸散用○發背腫毒蛇頭燒
末醋和傳日三易
骨　治久瘧勞瘧炙入丸散用○一切冷漏自死蛇取骨末封
之犬痛以杏仁膏摩之卽止、
涎　有大毒○江南山間一種蠱毒以蛇涎合藥着飲食中使人
病瘕積年乃死以雄黃蜈蚣之藥治蘧蒢按此毓人
言諸蛇涎也又集註竹根蛇謂之青蜂蛇不入藥用最毒俗名
青竹蛇喜緣竹木與竹同色大者長四五尺其尾三四寸有異
點者名熇尾蛇毒尤猛烈被咬者急
炙三四壯毒卽不行乃以藥傳之、
蛇吞鼠　治鼠瘻、蟻瘻有細孔如鍼蝕猪脂煎焦去滓塗之○
蛇吞鼃　治噎膈勞嗽蛇瘻○噎膈用蛇含蝦蟆泥包燒炭末米
飲服○久勞咳嗽吐臭痰尋水邊
蛇吞青鼃未嚥者連蛇打死取鼃黄泥固煅空心服一
匙忌生冷七日、餘倣○蛇瘻不愈蛇腹蝦蟆燒灰封之

鯉魚　肉甘平。煮食止渴、下水氣、利小便、治咳逆上氣、黃疸、水腫、脚滿、下氣、懷妊身腫及胎氣不安。作鱠食溫補、去冷氣痃癖氣塊、橫關伏梁結在心腹。燒末服、能發汗、定氣喘咳嗽、下乳汁、消腫。米飲調服、治大人小兒暴痢。童便浸煨研服、止反胃及惡風入腹。然能動風發熱、風病人忌食。說曰、鯉脊上兩筋及黑血有毒、溪澗中者毒在腦、俱不可食、○水腫：鯉魚一尾、赤豆一升、水煮食飲汁、一頓食盡當下痢。娠妊婦水腫全方○水腫脹滿：赤尾鯉魚取一斤重、將破開不見水、忌鹽、以生礬五錢研末入腹內、火紙包、外以黃土泥裹遍、內煨熟取出、去紙泥、粥送食、即消、屢驗。○胎動不安及婦人數傷胎、下血不止：鯉魚一尾治淨、阿膠炒一兩、糯米二合、入葱薑、橘皮、鹽少許、煮臛食。○惡風入腹、久腫及婦人新產風入產戶內、如馬鞭、噓吸短氣咳嗽：鯉魚一尾長尺許、尿浸一宿、平旦以木篦從頭貫至尾、文火炙熟、去皮、空心頓食、勿用鹽醋。○反胃吐食鯉魚一尾童便浸一宿炮焦末和米煮粥食○小兒木舌長大滿口鯉魚肉生切片貼之帛繫定○咳嗽氣喘鯉魚一尾去鱗紙裹煨熟去骨刺末同糯米煮粥空心食○乳汁不通鯉魚一尾燒末每酒下二錢○積年骨疽一揑一汁出熬飴糖封瘡上破生鯉魚瀹之頃時刮視虫出更洗照傳出盡則愈

膽　苦寒明目治目熱赤痛青盲久服強悍益志氣點雀目燥痛赤腫瞖痛塗小兒熱腫滴耳治聾○小兒咽腫痒痛鯉魚胆十枚和竈泥土塗咽外立効○大人陰痿鯉魚胆雄雞肝各一枚乾末雀卵和丸豆大每吞一丸○眼上生瞖不問新久取大鯉魚胆滴銅鏡上陰乾竹刀刮下每點少許○赤眼腫痛鯉魚胆五枚黃連末半兩和勻入蜜少許瓶盛飯上蒸用貼目眥日二

脂　食之治小兒驚忤諸癇。

腦髓　療諸癇煮粥食治暴聾和膽等分頻點目眥治青盲。

血　治小兒火瘡丹腫瘡毒塗之立瘥。

腸　治小兒朊瘡聤耳有虫同酢搗爛帛裹塞之痔瘻有虫切斷炙熱帛裹坐之俱以虫盡爲度

子　食之動風助火損目。蓀驗弘景曰同猪肝食害人

目　治刺瘡傷風傷水作腫燒灰傅之汗出即愈。

齒　治石淋用齒一升研末三年陳醋調和分三服外臺治卒淋酒服。

骨　燒灰水服治女子赤白帶下陰瘡及魚鯁不出。

皮　治癧瘍燒灰水服治魚鯁六七日不出者日二服。

鱗　治産婦滯血腹痛燒灰酒服亦治血氣燒灰水服治吐血

崩中、漏下、帶下、痔漏、諸魚骨鯁。痔漏疼痛：鯉魚鱗數片，棉裹如棗形，納入坐之，痛即止。○諸魚骨鯁：鯉魚鱗焙研，涼水服，其刺自跳出，神效。○鼻衄不止：鯉魚鱗燒灰，冷水服二錢。

鰱魚 鱮魚 肉 甘，溫。溫中益氣。多食令人熱中發渴，又發瘡疥。時珍曰：鰱魚處處有之，狀如鱅而頭小，形扁，細鱗，肥腹。其色最白，失水易死。

鱅魚 鱃魚 甘，溫。暖胃益人。食之已疣。多食，動風熱，發瘡疥。時珍曰：鱅魚處處江湖有之，似鰱而色黑，其頭最大，有至四五十斤者。味亞於鰱。鰱之美在腹，鱅之美在頭，非一類也。

鱒魚 赤眼魚 肉 甘，溫。暖胃和中。多食動風熱，發疥癬。時珍曰：鱒魚處處有之，狀似鯶而小，赤脈貫瞳，身圓而長，鱗細青質赤章，好食螺蚌，善於遁網。

鯇魚 草魚 肉 甘，溫。暖胃和中。李廷飛云：能發諸瘡。葆按：我婺山人於夏初至九江办魚苗，約分許，挑養至家擇水綏掘池養之、稍大擇去雜魚放入塘養、每日刈嫩草、及溪邊水藻飼之、其塘水來路遠近河者、謂之熱水、其魚易漲價廉、俗傳不益人。其塘水由石泉涉近者、謂之冷水、價昂、云大補益、甚有養數十年、重僅數斤者、相傳云、鰱熟食治病虛羸瘦、胃不納食、陰疰腫滿、瘡瘍癰疽、及產後浮腫等症、以其性温、又能涵養、故能補益、然食亦有應効不効者、

膽　苦寒、治喉痺飛尸、水和攪服、一切骨鯁及竹木刺在喉中、以酒化二枚、温呷、取吐出。臘月收取、陰乾待用、

青魚。肉　甘平、益氣力、除煩悶。治脚氣濕痺、脚弱煩悶、俱和韭白煮食。服白朮時忌服。

眼睛汁　注目中、能夜視。

頭中枕　水磨服、平水氣、治心腹卒氣痛、血氣心痛、作飲器解

蠱毒。頌曰、頭中枕骨、蒸令氣通、曝乾、狀如
琥珀、荊楚人揩作酒器及梳篦、甚佳
膽 甘寒。點暗目、塗熱瘡、能消赤目腫痛、吐喉痹痰涎、化魚骨
鯁、療諸惡瘡。乳蛾喉痹、青魚膽含嚥、又用汁灌鼻中、取吐。萬氏
療方、膽礬入青魚膽中、陰乾、每用少許點喉、內取吐。
○赤目障翳、青魚膽頻點、或加黃連海螵蛸等分末、或
黃連熬膏、青魚膽汁和片腦少許、瓶盛密封、每日點
鯔魚、子魚 肉 甘平。開胃、利五臟、令人肥健、與百藥無忌。志曰、生江河淺水中、
似鯉、身圓頭扁、骨軟、喜食泥。時珍曰、生東海、狀如青魚、長
者尺餘、子滿腹、有黃脂、味美、吳越人為佳品、醃為鯗腊、月
白魚、鱎魚 肉 甘平。開胃下氣、補肝明目、助脾氣、去水氣、調五臟、助
血脈、理十二經絡、舒展不相及氣、治肝氣不足、灸瘡不發者、作
鱠食之良。患瘡癤人食作膿。時珍曰、白形窄、腹扁、鱗細、頭尾俱向上、肉中有細刺。武王白魚入舟。

即此雖比他魚似可食亦能熱中發瘡生痰所謂補肝明目未足盡信

鰻魚 肉甘平補五臟益筋骨和脾胃多食宜人作鱠良曝乾美，亦不發病。鰻生江湖圓厚而長似鱸，腹稍起扁額長喙，細鱗腹白，背微黃口在頷下，性啖魚大二三十斤

鰄魚 黄頰，䱗魚 肉，甘平暖中益胃食之已嘔，時珍曰，鰄似鰻而腹平重者數十斤啖魚最甚池中有此，魚難畜異苑云諸魚欲產鰄以頭衝其腹世謂衆魚生母然諸魚生子，必雄魚衝腹尿白益子，未必盡是鰄魚

石首魚 肉，甘平，合蓴菜作羹開胃益氣，時珍曰生東南海中形如白魚扁身弱骨細鱗首有白石二枚瑩潔如玉至秋化爲鳧即野鴨有冠者腹中白鰾可作膠每歲四月來，自海洋綿亘數里其聲如雷海人以竹筒探水底聞其聲，乃下網截流取之潑以淡水，皆圉圉無力，初水來者甚佳，二水三水來者魚漸小味漸減矣

鯗 炙食能消瓜成水治暴下痢及卒腹脹不消消宿食主中惡

鮮者不及。此石首魚乾者名鯗魚。時珍曰：鯗能養人，人恆想之。諸魚乾皆爲鯗，其美不及石首，故獨專稱。白者佳。病疾忌油膩生冷，惟白鯗宜食。蓋鯗飲鹹水，性不熱，且無脂不膩，故無熱中之患，而消食理腸胃也。

頭中石魫　水磨服，下石淋，或燒灰飲服，研末或燒灰末水服。治淋瀝小便不通，煮汁服。解砒霜毒、野菌毒、蠱毒。石淋諸淋，石首魚頭石十四枚，當歸等分，末，水煮頻服立愈。○聤耳出膿，石首魫末或燒末摻。○蜈蚣咬傷，白鯗皮貼之。

勒魚　肉甘平，開胃暖中，作鯗尤良。乾者俗謂之勒鯗。時珍曰：勒魚出東南海中，以四月至，漁人設網候之，聽水中有聲則魚至矣。有一次、二次、三次乃止。頭上有骨合之，如鶴喙形。

鰓　治瘧疾，以一寸和七寶飲，酒水各半煎，露一夜服。

鱭魚　甘溫，多食發疥，助火動痰發疾。時珍曰：鱭生江湖，常以三月始出，狀狹而長薄，如削

本草綱目易知録　卷五　三十三

木片亦如長薄尖刀形細鱗白色吻上有二硬鬚腮下有長鬚如麥芒腹下有硬角刺蒺按俗名拖薄脣

鮓　貼痔瘻瘻有數孔用耕垈土燒亦以醋浸合壁土令熱以鯖鮓和勻貼之

鰣魚　肉甘平補虛勞蒸下油以瓶盛埋土中塗湯火傷效

鯽魚　肉甘溫諸魚屬火獨鯽屬土土能制水有調胃實腸行水之功和五味煮食益五臟補虛羸溫中下氣止下痢腸痔排膿托痘瘡合蓴菜作羹主胃弱不下食能調中益五臟合茭首作羹主丹石發熱合赤小豆煮食消水腫以猪脂煎灰服治腸癰和鹽花燒灰研摻齒疼灸油塗婦人陰疳諸瘡殺虫止痛忌麥冬芥菜砂糖猪肝然多食亦能動火反胃吐食大鯽魚一尾去腸留鱗入緑礬填滿泥固

煆炭末，每米飲下一錢。○鶻突羹，治脾胃虛冷不下食，鯽魚半斤，去腸，切，沸豉汁投之，入胡椒、蒔蘿、薑、橘末，空心食之。○卒病水腫，鯽魚三尾，去腸留鱗，以商陸、赤小豆等分填滿，扎定，煮爛去魚，食豆飲汁，數服愈。○腸風下血，大鯽魚一尾，去腸留鱗，入五倍子填滿，泥裹煆炭末，每酒服一錢，或飯丸，服日二。○腸風血痔，鯽魚一尾，去腸留鱗，入白礬末二錢，以樓包紙裹燒炭末，每飲下二錢。○酒積下血，常以鯽魚酒煮食，腸痔滴血同，或作羹食。○消渴飲水，鯽魚一尾，去腸留鱗，以茶葉填滿，紙包煨熟食，數尾愈。○小腸疝氣，鯽魚同小茴煮食，久食愈。○婦人血崩，鯽魚一尾，去腸，入血竭、乳香等分，內綿包燒炭末，每熱酒下二錢。○膈氣吐食，大鯽魚一尾，去腸，大蒜切片填滿，紙包十重，泥裹炭火煆熟，取肉和平胃散末二兩，杵丸梧子大，每米飲服三十丸。○小兒齁喘，活鯽魚七尾，器盛，令兒自小便養之，待變紅煨熟食。○小兒舌腫，鯽魚切片貼，頻換。○小兒丹毒，從髀起流下陰頭，鯽魚肉五合，赤小豆末二合，搗勻，水和傅。○婦人陰瘡諸瘡，鯽魚炙出油塗。○小兒禿瘡，鯽魚去腸，入皂凡填滿，煆末，傅。又方：亂髮填滿，煆雄黃末一錢，和勻，先以齏水洗淨，傅。○走馬牙疳，鯽魚一尾，去腸，入砒二分，生地一兩，帋包燒炭，入枯凡

射香少許研勻摻之○骼上餵糞、鯽魚一尾、山藥五錢野者佳
同搗敷之、對口毒同方○手足瘰癧、累累如赤豆剥之汁出、鯽
魚一尾長三寸者、亂髮一雞子大、猪脂一升同煎熬膏塗、○刮
骨取牙、鯽魚一尾去腸入砒霜內、露於陰地、待有霜刮下瓶收、針
挑牙根點少
許、咳嗽自落、

鱠　溫脾胃、去寒結氣、治久痢赤白、腸澼痔疾、丹毒風眩、脚風
上氣、葆按此魚生也詳看鱠下勿食爲是、

鮓　治瘑瘡、批片貼之、或用桃葉搗傳、殺其虫、葆按此魚鮓也鮓醞也以鹽摻
醞酸而成、詳看魚鮓下○赤痢不止、鯽魚鮓二臠切片秫米一把薤白一虎口切合煮粥食之

頭　燒研飲服、治咳嗽下痢、小兒頭瘡口瘡、重舌目瞖、酒服、治
脫肛及女人陰脫、仍以油調傳之、醬汁和塗小兒面上黃水瘡、

子、調中益肝氣。

骨燒灰研傅鹽瘡、數次卽愈。

膽 取汁塗疳瘡陰蝕瘡、殺虫止痛點喉中、治骨鯁及竹刺不出。小兒腦疳鼻痒毛髮作穗黃瘦鯽魚胆滴鼻中數次效○滴耳治聾鯽魚胆一枚烏驢脂少許麻油半兩和勻納葱管中七日取滴耳中日二次○消渴飲水用浮石蛤蚧蟬蛻等分末以鯽魚胆七枚調服三錢神効

腦 治耳聾以竹筒盛蒸過滴入耳中。

鯿魚 魴魚 肉甘溫調胃氣利五臟和芥食之助脾氣、去胃風消穀、作鱠食之助脾氣令人能食、功同鯽魚、但疳痢病勿食。

鱸魚 四鰓魚 甘平有小毒、補五臟、益筋骨、和腸胃、治水氣、益肝腎、安

胎補中作膾作鮓食俱良曝乾甚香美雖有小毒不甚發病然多食亦發痃癖瘡腫忌同乳酪食。

鱖魚 肉甘平補虛勞益脾胃助氣力令人肥健治腹內惡血去腹內小虫及腸風瀉血膾食愈勞瘵。

尾 小兒軟癤貼之即消。

膽 臘月陰乾苦寒治骨鯁不拘久近。骨鯁及竹木刺入咽喉不拘大人小兒久近或入臟腑痛刺黃瘦甚者服之皆出臘月收膽懸乾每用少許煎酒溫呷得吐則鯁隨出未吐再服無不出者蠡魚鯽膽俱可

黃鮒魚 杜父魚 鮎斫魚 甘溫色黃治小兒差頹用此魚擘開口咬之七下即消 藏器曰生溪澗中長三四寸大頭闊口尾歧色黃黑有斑脊背有鬐刺螫人差頹陰核大小也

石斑魚　性淫與蛇交子及腸有毒食令吐瀉魚尾草解之。

白鰷魚　肉甘溫煮食已憂暖胃止泄瀉。

銀魚　鱠殘魚　肉甘平作羹寬中健胃。

鱵魚　針公 姜公魚　甘平食之無疫。

金魚　肉甘鹹平有鯉鯽鰍數種。金鯉魚治久痢金鰲魚解砒石及鴉片烟毒。餘驗附方鴉片烟毒一時氣憤吞鴉片烟毒死急覓人家缸養金魚形三尾魚一尾生搗汁和陰陽水濾汁灌之使上吐下瀉屢效不吐瀉者難救解砒石毒仝方○久痢噤口欲死紅鯉魚一尾約重一二斤如常治淨烹用葱醬蒜必要入胡椒末三四錢煮熟置病人前嗅之欲喫隨意連湯食病除進食屢效金絲鯉亦可。

鱧魚　蠡魚　肉甘寒煮食療五痔下大水。治濕痺面目浮腫下大小便壅塞氣作鱠與腳氣風氣人食良又主妊娠有水氣能發痼疾及有瘡者勿食令瘢白十種水氣垂死鱧魚一斤煮汁和冬瓜葱白作羹食○下一切氣大鱧一尾破肚入胡椒末一兩大蒜片三顆縫合赤小豆一升煮熟大蘿蔔三五箇葱一握切再煮空心食之并飲汁至飽到夜得下惡氣五日更一服○一切風瘡頑癬疥癩年久不愈不過三服黑鱧魚一頭去腸肚以蒼耳葉填滿外以蒼耳安鍋底置魚於上少少着水慢火煮熟去皮骨淡食勿入鹽醬效○浴身見出瘡除夕黃昏時用大鱧魚一尾若小者用二三尾煮湯浴遍身七竅俱到不可嫌腥以清水洗去如不信留一處不洗倘出痘時此處偏多

膽　甘平諸魚膽苦惟此膽獨甘喉痺將死者點入少許即瘥深者水調灌之臘月收取陰乾待用

腸及肝　治冷敗瘡中生虫以五味炙香貼痔瘻及蛀骭瘡引

虫蠱爲度、

鰻鱺魚白鱓蛇魚肉甘平有毒煮食殺諸虫愈勞瘵補虛損暖腰膝起陽事療惡瘡治五痔瘡瘻傳尸骨蒸疰氣勞損風濕脚氣腰背間濕風痺常如水洗小兒疳勞及虫心痛婦人帶下及陰瘡虫痒療一切風瘙如虫行壓諸草石藥毒不能爲害以五味煮食甚補益、患諸瘡瘻瘰癧瘍風人宜常食之。夷堅志云鰻鱺四月無鰓背有白點腹有黑斑及重二三斤水行昂頭食之殺人葆按鰻鱺產山溪小河清水中者色青兩目鰓小腹白重十數兩食之甚補益若產江河中者色黃重數斤相傳喜穿死尸腹中大毒食者無益有損。

膏　塗諸瘻瘡滴耳中治虫痛。曝乾微炙取油塗白駁風瘥。

白駁風生頭面上，浸淫似癬，刮令燥痛，炙熟脂搽之，三度即瘥。

骨及頭　炙研入藥，治痔瘺、腸風、崩帶。燒灰敷惡瘡。燒熏痔瘺殺虫。○張鼎云：燒骨烟熏蚊，冷化爲水；置骨於衣箱，斷諸蠹虫。○一切惡瘡，鰻鱺骨炙研，入諸色膏藥貼之。

鱓魚　黄鱓　肉甘大溫。補中益血，培五臟，補虛損，療瀋唇，治婦人產後惡露淋瀝，血氣不調，羸瘦，止血，除腹中冷氣腸鳴，濕痹，善補氣。產後宜食，逐十二經風邪。患濕風惡氣，人作臛，空腹飽食，暖臥取汗，如膠從腰腳中出。候汗乾，暖五枝湯浴之，避風。三日一作，甚妙。專貼一切冷漏、痔漏、臁瘡，引虫。○臁瘡蛀爛，鱓魚數条打死，香油抹腹，蟠瘡上，繫定，頃刻痛不可忍，然後取下，看腹有針眼，皆虫也。未盡更作，後搽生肌化瘀藥

血　塗癬及瘻和射香少許塗口眼喎邪右喎塗左左喎塗右。正　即洗去滴耳治耳聾滴鼻止鼻衄治疹後生瞖點少許入目治赤疵和蒜汁墨汁頻塗之又塗赤遊風。

頭　甘平燒服止痢主消渴去冷氣除痞癥食不消同蛇頭地龍頭燒灰酒服治小腸癰百虫入耳燒末棉裹塞立出

皮　治婦人乳核硬疼燒灰空心溫酒服

泥鰍 鰌魚　甘平暖中益氣醒酒解消渴起陽事同米粉煮食調中收痔其性沉泥涎滑難握脾虛便溏者勿食 葆元驗○消渴飲水泥鰍陰乾去頭尾焙燒灰乾荷葉等分末每新汲水服二錢○喉中物哽生泥鰍用線縛其頭以尾先入喉中牽拽出之

鱣魚（鱘鰉 黃魚）肉 甘平有小毒。肥美。利五臟。多食難尅化。發瘡生熱痰。時珍曰。生江河。無鱗。色灰白。背有骨甲三行。鼻長有鬚。口在頷下。其尾歧。其出以三月逆水而生。其食張口接物。聽其自入。世俗謂鱘鰉魚吃自來食。其行在水底。漁人以小鉤近千沉而取之。一鉤着身。諸鉤皆着。待其困憊方敢掣取。小者百斤。大者重一二千斤。長二三丈。氣腥。脂與肉層層相間。肉白脂黃。逆上龍門。能化為龍。其脊骨及鼻并鬚與鰓。皆脆軟可食。其肚及子。鹽藏食亦佳。其鰾亦可作膠。

葆按。俗名黃魚肚。附載驗。

鰾（黃魚肚 葆增）甘溫。壯陽事。暖子宮。益精強陰。調經種子。治丈夫肝腎不足。腰脊骨痿。夢遺淋濁。勞傷虛損。女子衝任俱衰。赤白漏下。經閉寒熱。陰冷無子。古方失載。今種子丸用之多効。（葆按。初診臨症）意謂本草不載。未敢據用。承庭訓先嚴述其功。旋因一婦年三十六未受孕。培補藥服罔効。求治。予仿種子丸倍魚鰾常服。連

擧二矛一許姓婦帶濁年久補之不應滋之益甚教以黃魚鰾
每早切數片飯上蒸軟如麻糍白糖調點食漸愈一余叟年已
登古稀每動腦後枕骨濱濆職响亦教
照法食俱服斤許愈故特列名并附驗

肝　治惡血疥癬、炙食勿用鹽。

鱘魚（鮪魚　碧魚）肉甘平補虛益氣、令人肥健、煮汁飲、治血淋。時珍曰、鱘出江淮
海至春始出如浮陽見日則目眩、其狀如鱣而背上無甲、色青
碧腹白鼻長與身等口在頷下、頰下有青斑紋如梅花狀尾歧
如丙長一二丈亦能化龍味亞於鱣鬐
骨不脆其鰾亦可作膠與鱣同亦補益

鼻肉　補虛下氣、作脯食、名鹿頭、鹿肉、言其美也。

子（狀如小豆）食之肥美、殺腹內小虫。

鱵魚（鮎魚）肉、甘溫作臛補人。治百病、療水腫、利小便。治五痔下血

肛痛、同葱煮食之。治口眼喎邪、切尾尖朝吻貼之、即正。時珍曰、鮎乃無鱗之魚、大首偃額、大口大腹、鮠身鱧尾、有齒、有胃、有鬚、生流水者色青白、生止水者色青黃、亦至三四十斤。○身面白駁、鮎魚半斤一頭、去腸、以粳飯鹽椒、如常作鮓、以荷葉作三包、更以荷葉重包、令臭爛、先以布白駁處拭赤、乃炙鮓包乘熱熨、令汗出、以棉衣包之、勿令見風、以瘥爲度。

涎　治消渴疾、和黃連末爲丸、烏梅湯每服五七丸、日三。

目　治刺傷中水作痛、燒灰塗之。

肝　治骨硬在喉。方在栗部下。

鯑魚　人魚　孩兒魚　味甘有毒、食之療瘕疾、無蠱疾。弘景曰、人魚似鯷有足、聲如小兒啼、其膏燃之不消、秦始皇驪山冢中、所用人膏是此也。時珍曰、人魚有二種、生江湖中者、腹下翅形似足、其腮頰軋軋如兒啼、故名啼

魚一生溪澗中、形聲皆同但能上樹乃鯢魚也

河豚 鯸鮧 甘溫有毒、補虛殺虫去濕氣、理腰脚、去痔疾、伏硇砂

時珍曰生海中者大毒江河中者次之今吳越最多狀如蝌斗大者尺餘背青白無鱗腮胆腹下白而不光食腴美呼爲西施乳以三頭相從爲一部煮食不可近鍋當以物懸之忌煤炲落中殺人及荊芥菊花桔梗甘草附子中其毒者以甘蔗橄欖蘆根糞汁解之子不可食以水浸一夜大如芡實或至寶丹龍腦浸水灌又炒槐花乾臙脂等分浸擣灌之亦解

子及肝 大毒、治疥癬虫瘡用子同蜈蚣燒研香油調搽。

海豚 海狶 肉、鹹腥味如水牛肉無毒治飛尸蠱毒瘴瘧、作脯食之。

時珍曰形如猪大者數百斤背黑如鮎魚有雌雄兩乳類人俗言懶婦所化數枚同行一浮一沒謂之拜風生江中者名江豚狀如海豚而小出沒水上舟人候之占風骨硬其肉肥不中食膏多和石灰艌船良

昉。殺虫、療惡瘡、疥癬、痔瘻、犬馬瘑疥。

比目魚鞋底魚　甘平、補虛益氣力、多食動氣。時珍曰：比，並也。魚各一目，相並而行，狀如牛脾及女人鞋底，細鱗，白色，兩片相合乃得行。其合處半邊平，無鱗，口近腹下。

沙魚鮫魚　肉、甘平、作鱠、補五臟，功亞於鯽，亦可作鱐鮓，甚益人。時珍曰：東南近海俱有之，形似魚，青目赤頰，背上有鬣，腹下有翅，味並肥美，大者形長數尺，能傷人。皮皆有沙，如真珠斑，可飾刀靶，刮治去沙，翦作鱠，為食品美味，益人。

皮　甘鹹、治心氣、鬼疰、蠱𧕎、吐血、虫氣蠱疰。燒灰水服、主食魚中毒、解食河豚魚毒、及食魚鱠成積不消。鮫魚皮散治五尸鬼疰百毒惡氣，鮫魚皮炙、朱砂、雄黃、川椒、金牙、細辛、鬼臼、干姜、莽草、天雄、射香、龍膽各一兩，貝母半兩，蜈蚣、蜥蜴各炙二枚，末，每溫酒服半錢，亦可佩之。又方鮫魚皮炙、龍角、鹿角、犀角、射香蜈蚣雄黃硃砂、干姜川椒、蘘荷根等分末每酒服一匙、亦可佩。

膽臘月收乾治喉痺和白礬末丸棉裹納喉中、吐去惡涎卽愈

烏賊魚 骨海螵蛸、鹹溫厥陰血分藥、療瘧消癭止血。點瞖久服益精令人有子。治女子赤白漏下、血閉寒熱癥瘕無子、血枯傷肝、唾血下血。驚氣入腹腹痛環臍、血崩血瘕、陰蝕腫痛丈夫陰腫小兒下痢殺小虫。燒灰酒服治女子水戶嫁痛研末和蜜點眼中熱淚、一切浮瞖、傅小兒疳瘡。及痘瘡臭爛、丈夫陰瘡、湯火灼傷跌傷血出、並止瘡膿汁不乾。同雞子黃、塗小兒重舌鵞口。同蒲黃、傅舌腫、血出如泉、及撲陰囊濕痒。同槐花末、吹鼻止衄血

同硃砂末吹鼻、治喉痺。同枯礬末吹鼻、治蠍螫痛。同射香吹耳、
治耳聾及聤耳出膿。○女子血枯病、素問有病胸脇肢滿、妨於食、
病至則先聞腥臊臭、出清液、先唾血、肢清、
目眩、時時前後血、病名曰血枯、得之年少時、有所大脫血、或醉
入房中、氣竭肝傷、故月事衰少不來、治之烏賊骨四分、一藘茹
為末、雀卵丸如小豆大、每服五丸、鮑魚汁下、所以利腸中及傷
肝也。○赤白目翳、傷寒熱毒攻眼而生、烏賊骨五靈脂等分末、
熱猪肝切片蘸食。○赤翳攀睛、照水丹、惟厚者尤效、海螵蛸一
錢、辰砂半錢、末、水飛澄、黃蠟少許和作黍米大、臨卧揉入
眥中、天明溫水洗下。○雀目夜視、烏賊骨半斤末、黃蠟三兩化
作錢大餅子、每用一餅、猪肝批開夾藥扎定、二次米泔煮熟食、
以汁送。○血風赤眼、女人多此、烏賊骨二錢、銅綠一錢、末、每用
一錢、熱湯泡洗。○疳眼流淚、烏賊骨、牡蠣等分、末、糊丸皂子大、
每用一丸、猪肝一葉、米泔煮熟食、飲汁。○鼻瘡疳䘌、烏賊骨、白
芨各一錢、輕粉二分、末、搽。○小兒臍瘡出血及膿、海螵蛸、臙脂
末、油調傅之。○頭上生瘡、烏賊骨、白膠香各二錢、輕粉五分、末、
先以油潤後搽、數次愈。○小便血淋、烏賊骨、生地、赤苓等分、末、

每用一錢，柏葉車前湯下。

肉 墨魚 鹹平，益氣强志，益人通月經，治男子夢洩遺精，婦人崩帶赤白。○葆驗按一婦久患赤白帶下，教食墨魚和肉煮食，漸愈。一種柔魚，性味俱同，無骨，產自福建，麗食佳。

腹中墨 治血刺心痛，醋磨服。○集註腹中血及膽，黑如墨，可書字，逾年則迹滅，惟存空紙。

海鷂魚 肉 甘鹹，治男子白濁，膏淋，玉莖澁痛。時珍曰，有小毒，海中頗多，江湖亦時有，狀如荷葉，大者七八尺，闊無足無鱗，背青腹白，口在腹下，目在額上，尾長有節，螫人甚毒，有風即乘風飛海上。

齒 治瘴瘧，燒末酒服。○ 尾 有毒，治齒痛。○

海蛇 水母 海折 鹹溫，治婦人勞損積血，帶下，小兒風疾，丹毒，湯火傷，療河魚之疾，消時毒，發頤及項癭，瘰癧。○葆驗時珍曰，水母形渾然凝結，其色紅紫，無口眼，頭

下有物如懸絮翠蝦附倾其涎沫浮汎如飛為湖攤蝦
去蛇不得歸人因割取石灰礬水浸色白南人訛海折

鰕　甘溫有小毒作羹食治鼈瘕托痘瘡下乳汁壯陽道吐風痰
擣傳五野雞病小兒赤白遊腫及傳虫疽能動風熱發瘡疥冷
積宜勿食。類編云陳拱病鼈瘕隱隱見皮內痛難忍外醫洪氏
食曰可以鮮鰕作羹食之久痛止明年又作再如前食
愈除根〇補腎興陽鮮鰕米一斤蛤蚧一對小茴川椒各四兩
以青盐化酒炙木香一兩共末每空心盐酒湯下一匙〇宣吐
風痰連殼鮮鰕半斤入葱姜醬
汁煮吃鰕後飲汁以翎探引吐

海鰕　鮓甘平有小毒治飛尸蚘虫口中疳䘌齲齒頭瘡去疥癬
風瘙身痒　時珍曰生海中頭可作盃鬚可作簪杖小者數
尺大者丈餘肉為鱠甚美同猪肉食令人多唾

海馬　甘溫平暖水臟壯陽道消瘕塊主產難及血氣痛治疔瘡

腫毒、婦人難産、帶之於身、臨時燒末飲服、并手握之易産。海馬湯治遠年虛實積塊：海馬雌雄各一枚，雌者黃色，雄者青色，木香一兩，大黃炒、白牽牛炒各二兩，巴豆四十九粒，青皮二兩，童便浸軟，包巴豆紥定，入童便內，再浸七日，取出麩炒黃，去巴豆，用青皮和前藥末，臨臥溫水服二錢。○海馬拔毒散治疔瘡發背惡瘡：海馬炙黃一對，硃砂、山甲炒、水銀各一錢，龍腦、射香各一分，研水銀不見星，每以少許點瘡自出。

鮑魚 晒干乾魚 辛臭溫。治墜墮腿蹷踠折瘀血，血痺在四肢不散，女子崩血不止，煮汁和藥治女子血枯病傷肝，利腸，同麻仁、葱豉煮羹，通乳汁。米粉拌蒸食，治暴水瀉。孫元妊娠感寒腹痛，燒灰酒服一匙，取汗瘥。時珍曰：鮑魚即今之乾魚也，以石首、鯽魚爲勝，其淡壓爲胊者名淡魚，各鱐魚，以物穿風乾者曰法魚，曰鹹魚，以鹽漬成者曰醃魚，曰鮑魚。明道志云：武昌多魚，土人剖之不用鹽，暴乾作淡魚，至江西賣，祭享無此非盛禮，是鮑卽乾淡魚也。葆按素問治肝傷病，治之以四烏鰂骨一藘茹丸，以雀卵，飲以鮑魚，亦乾魚也。近醫不詳本草，以市肆由廣東來者，其形方長二寸，厚六七分，紫色無鱗骨，烹食切薄片，以五味入鍋作熱湯滾數沸，取起食，味鮮脆。查本草無此魚，不能妄借以正今用鮑魚之悞。○雜物眯目，乾魚頭二枚，地膚子半合，水煮取汁，滴目中卽出。○魚臍疔瘡，俗名紅絲疔，以針刺瘡四邊亦中央黑可刺之，刺不痛卽殺人。取臘月乾魚頭灰、髮灰等分，雞溏屎和塗。

鮑魚盬醃魚　鹹溫。治小兒頭瘡出膿水，以麻油煎熟，取油頻塗。

鱁鮧逐夷鰾　甘平。治竹木入肉，經久不出，取白脬傳瘡上，四邊肉爛自出。止折傷血出不止，燒灰傳陰瘡、瘻瘡、月蝕瘡。集註：鰾卽諸魚之白脬，其中空如泡，故曰鰾。可治為膠，曰鰾膠。而海魚人多以石首鰾作之，名江鰾。葆按卽今俗片魚肚名也。甯波近海處造以魚白脬剪開，裹帖而成，用板壓緊，微蒸取起，如生就無痕，剪圓如盤者名片肚，筵席用，剪長如帶者名魚鰾，入藥用，及工匠用為膠物

甚牢固。又有岳州産者名荷肚以其形似荷包照見内有小字
云鯛魚脬。又廣東産者堅厚小者一箇數兩大者數斤名廣肚
云是鱣鱘魚脬也性味
主治附載鱣魚下俟考

鰾膠 甘鹹平止嘔血散瘀血消腫毒伏硇砂燒存性治婦人難産産後風搐破傷風痙 産難魚膠五寸燒炭温酒服○産後搐搦强直不可便作風中乃風入於臟與破傷風同魚膠一兩以螺粉炒焦去粉爲末分三服蟬退湯下○産後血運鰾膠燒炭酒和童便服三錢○經血逆行魚膠切炒新綿燒炭等分每米飲服二錢○破傷風搐口噤强直魚膠一兩燒炭麝香少許末每蘇木煎湯服二錢外酒調一錢封瘡口或表症未解者魚膠一兩炒焦蜈蚣一對炙共末防風羌活獨活川芎等分煎湯服一錢○嘔血不止鰾膠炙黄末甘蔗節三十五箇取汁下二錢○赤白崩中鰾膠炙黄末每用三錢同雞子煎餅酒和食

魚鱠 魚生 甘温開胃口補腰脚起陽道利大小腸除膀胱水去冷

氣濕痺伏梁氣塊堅癖疝氣喉中氣結心下酸水上氣喘咳宜
脚氣風氣人。時珍曰、劊切而成故謂之鱠、凡諸魚取鮮活者薄切洗淨血鯹沃以蒜韲薑椒五味食之按食治云烹炙不熟食猶害人況魚鱠生食損人尤甚爲癥瘕爲痼疾爲奇病皆可驗其害也、

魚鮓　甘鹹平主下痢膿血聤耳痔瘻諸瘡有虫治癬瘡和柳葉
搗碎炙熱傅之。取酸臭者連糝和屋上塵傅虫瘡及馬瘑瘡。集註、鮓醞也以鹽糝醞釀而成諸魚皆可爲之、鮓不熟損人脯肩反致病也○代指痛先刺去血、炙鮓皮裹之○白駁風以荷葉裹鮓令臭拭熱頻頻擦之、取效乃止

魚脂魚油　甘溫、有小毒治癥疾和石灰、擣如泥、鯹臭取二觔安銅
器內燃火炷令暖、隔紙熨癥上、晝夜勿息。又塗牛狗生疥立愈

時珍曰魚脂點燈盲人目

魚魫　煎銷毒解蠱毒作器盛飲食遇蠱輙裂破也 諸魚腦骨曰魫

魚鱗　食魚中毒煩亂或成癥積及諸魚骨鯁燒灰水服二錢

魚子　治目中障瞖有決明散 時珍曰凡魚皆冬月孕子至春末夏初則於湍水草際生子有牡魚隨之洒白益其子數日即化出謂魚苗易長大但魚子古方未見用惟此決明散聖濟用之不言是何魚之子大抵取青鯉鯽之屬藥按此取魚生下之子若是諸魚腹內子京食者動風助火發目疾咽痛牙疼咳嗽吐血尤忌豈能治目疾○決明散治遠年障瞖胬肉赤腫疼痛用魚子取活水生下者半兩以硫黃煎水温洗淡石決明草決明青葙子穀精草枸杞黃連甘草炙只實麩炒牡蠣煅蛇蛻燒白芷龍骨黃柏各一兩白附炮白蒺藜黃芩炒羌活各半兩虎睛一隻切作七片文武火炙每一料用一片共為末每服三錢五更時茶服午夜再服赤白瞖膜七日減半胬肉赤腫痛不可忍三五日見效忌猪魚鷄葷物酒

麪辛辣色慾凡過傷怒酒色感熱即移是
活眼尚可醫治如不移是死眼不必醫也

介部

龜板　甘平至陰之物而性靈、屬金與水補腎滋心益氣資智主
陰氣不足、而通任脈、續筋骨、主産難、去瘀血、消癥瘕、合強大腸、止
血痢、治漏下赤白、驚恚氣、心腹痛、不可久立、骨中寒熱、傷寒勞
復、或肌體寒熱、久嗽、瀉痢、痎瘧、濕痺、肢重、腰腳酸痛、五痔、
陰蝕、小兒顖不合、燒灰傅脫肛、女人陰瘡、小兒頭瘡及臁瘡
集注古法上敷下甲通用日華始用下甲爲補板後人宗之時
珍曰陶氏用生龜炙取日華用灼多者皆以其有生性神灵也
自敗者謂鑽灼陳久如敗也吳氏不達此理而用自死枯敗之
板復謂灼者失性誤矣立說惧世故正之〇胎遲下痢龜版醋

炙一枚末米飲每服一錢〇難産催生三五日不下垂死及矮
小女子交骨不開敷者殼全者一箇酥炙婦人頭髮一握燒灰
川芎當歸各一兩分二服初服巳下停二服〇人咬傷瘡龜版
鼈肚骨各一片燒研油調傳〇猪咬成瘡龜板燒研香油調傳
〇臁瘡朽臭生龜一枚取殼醋炙黄更煅存性出火氣入輕粉
射香末葱湯洗淨搽之〇小兒頭瘡龜甲燒灰傳月蝕耳瘡口
吻瘡同方〇匾毒初起龜甲燒炭
研末酒服四錢婦人乳毒同方

殼　主久嗽斷瘧、炙末酒服主風腳弱。〇蓀按殼者係龜之上甲下板統稱俱用也

肉　甘酸温、煑食除濕痺風痺、身腫踒折筋骨疼痛及一二十
年寒嗽勞瘵失血年久痔漏止濕血血痢釀酒飲治大風緩急、
四肢拘攣癱瘓不收皆驗一二十年欬嗽醫不效生龜三枚治
如食法去腸水五升煑汁三升浸麯
釀糯米飯四升酒熟如常欸令盡不發〇年久痔漏龜三四箇
煑取肉入茴香葱醬常食屢效忌糟醋等熱物〇勞瘵失血龜

煮取肉和蔥椒醬油煮食能補陰降火虛勞失血咯血咳嗽寒熱眾用驗效○筋骨疼痛龜一箇分作四腳作四服每用一腳入花粉枸杞各一錢二分雄黃五分射香一分槐花二錢水煎溫服○忌酉月六甲日及十二月俱不可食損人神不可合猪肉莧菜瓜莧食害人

血　鹹寒、塗脫肛治打撲傷損、和酒服、搗生龜肉塗患處、

膽汁　苦寒治痘後目腫、經月不開、取汁點之

溺　滴耳治聾、點舌下、治大人中風、舌瘖、小兒驚風不語、摩胸背治龜胸龜背、其性走竅透骨、用磨瓷器能令軟、磨墨書字石上能入內數分　領口龜性妒而與蛇交取龜置瓦盆中以鏡照之龜見其影則淫發失尿急以物收取之今人惟以猪鬃或松葉刺其鼻即出尿似彼更簡捷

瑇瑁 玳瑁 甲甘寒鎮心神止驚癇療心風解煩熱、行氣血破癥結、消癰毒、利大小腸功與肉同、治小兒急驚客忤傷寒熱結狂言、解嶺南百藥毒磨汁服解痘毒蠱毒生佩之辟蠱毒 時珍曰瑇瑁生海洋深處大如龜鼊而殼稍長背有甲十二片黑白斑文老者甲厚色明小者甲薄色暗取時倒懸其身用滾醋潑之則甲逐片應手落下煮柔作器物入藥須用生者凡遇飲食有毒則自搖一經煮拍靈性失則不能神矣○迎風目淚乃心腎虛熱生玳瑁觧羊角各一兩石燕一對末每服一錢薄荷湯下○痘瘡黑陷乃心熱血凝生玳瑁生犀角同磨汁一合入猪心血少許紫草湯五匙和勻溫服○解蠱毒生玳瑁磨濃汁水服一盞即消

肉 甘平鎮心神行氣血、逐邪熱治諸風毒去風腸風熱利大小腸通婦人經脈、 血 解諸藥毒刺血飲之

綠毛龜（綠衣使者）甘鹹平。通任脈，助陽道，補陰血，益精氣，療痿弱。縛置額端，截邪瘧；收藏書笥，可辟蠹魚。時珍曰：綠毛龜出南海之內鄉及唐縣，今惟蘄州以充方物。養蓄者取自溪澗，畜水缸中，飼以魚蝦，冬則除水，久久生毛，長四五寸，毛中有金線，脊骨有三稜，底中如象牙色，其大如五銖錢者真。他龜久養亦生毛，但大而無金線，底色黃黑為異。古方無用，近世滋補方用，功與龜甲同。

攝龜（呷蛇龜）肉　甘寒，有毒。生搗塗撲損、筋脈傷，及晉蛇螫傷，以其食蛇也。保昇曰：攝龜，小龜也，處處有之，腹小而長尾，中心橫折，能自開闔，好食蛇。肉毒勿食，殺亦不用。

尾　佩之辟蛇。蛇咬則刮末傳之便愈。

甲　治人咬瘡潰爛，燒灰傳之。

鼈甲　鹹平，屬陰，色青，入肝厥陰血分藥。治勞瘦骨蒸，結實壅塞

心腹癥瘕、堅積寒熱、下瘀血、化痞疾、息肉、陰蝕、痔核、去血氣、破
癥結、惡血、痃癖、冷瘕、宿食、癥塊、下氣、墮胎、消瘡腫、腸癰、撲損瘀
血、老瘧、瘧母、溫瘧、血瘕、腰痛、脇堅、陰毒、腹痛、勞復、食復、斑痘、煩
喘、小兒驚癇、婦人漏下五色、經閉、產難、產後陰脫、丈夫陰瘡、石
淋、斂潰癰。醋抹炙用。九肋者良。若治勞退熱、童便炙用。奔豚氣痛上衝
心腹：鱉甲醋炙三兩、三稜煨二兩、末、桃仁四兩去皮、湯浸研汁
煎二升、入前末再煎、下醋一升、熬如飴、瓶盛、每空心酒服半匙
○吐血不止：鱉甲、蛤粉各一兩、同炒黃色、熟地一兩半、全晒乾
末、每服二錢、食後茶下。○腸癰內痛：鱉甲燒炭、水服一錢。○陰
頭生瘡：鱉甲燒研、雞子白調傅。○人
咬指爛久欲脫者：鱉甲燒炭末傅。
肉　甘平。煮食益氣補陰、療久痢、去血熱、治熱氣濕痺、腹中激

熱虛勞痃癖寒濕脚氣婦人漏下五色羸瘦帶下血瘕腰疼入食性冷損人忌莧菜雞子藏器曰凡鼈三足赤足獨目頭足不縮其目凹陷腹下有王字及有蛇紋是蛇所化在山上者名旱鼈並有毒食之殺人又言薄荷煮鼈能害人不可合雞子莧菜食有人剉鼈以莧菜包置濕地旬日皆成小鼈○痃癖氣塊大鼈一枚蠶沙一斗桑柴灰一斗淋汁五度同煮如泥去骨再煮成膏搗丸梧子大每服十丸日三○骨蒸咳嗽鼈一枚柴胡前胡知母貝母杏仁各五錢同煮待爛去骨甲裙再煮食肉飲汁將藥焙末仍以骨甲裙煮爛汁和丸梧子大空心黄芪湯下三十丸日二後以參芪藥調之○濕寒脚氣痛甚鼈二箇水煮一斗去鼈取汁加蒼耳蒼朮尋風籐各半斤煎七升去渣以盆盛先熏後浸[illegible]效

頭　燒灰療小兒諸疾婦人產後陰脫下墜尸疰心腹痛傳[illegible]年脫肛不愈小兒尸疰勞瘦或時寒熱鼈頭一枚燒灰新汲水服半錢○產後陰脫鼈頭三枚燒研井華水服一

肚日三○大腸脫肛久積虛冷鱉頭炙研米飲服日二仍以末塗腸頭上

頭血 塗脫肛及風中血脉口眼喎邪小兒疳勞潮熱。千金方治目瞤唇動口喎皆風入血脉以小續命湯服外用鱉血調伏龍肝或雞冠血調塗乾則再上○小兒疳勞潮熱煩燥盜汗咳嗽鱉血丸黃連胡連各一兩鱉血一盞吳茰一兩入內浸一宿炒乾去吳茰用血入柴胡川芎蕪荑各一兩人參半兩使君子肉二十箇共末煮粟米粉糊丸黍米大每熟水送一錢

卵 鹽藏煨食止小兒下痢。

黿

甲甘平炙黃、酒浸、療瘰癧續筋骨殺虫逐風、治五臟邪氣惡瘡痔漏風頑疥瘙婦人血熱功同鱉甲殺百虫毒百藥毒。

時珍曰黿如鱉而大背有腽腮青黃色大頭黃頸腸屬於首以鱉為雌卵生故黿鳴鼈應其脂摩鐵則明

肉　甘平、微毒。治濕氣邪氣、諸虫。食之補益。

膽　苦寒、有毒。治喉痺，以姜汁、薄荷汁化少許服，取吐效。

脂　摩風及惡瘡。

蟹　鹹寒、有小毒。去胸中邪氣、熱結痛、喎僻、面腫，消食，通經、解結散血，養筋益氣，散諸熱，治胃氣，理經脈，利肢節，除五臟中煩悶氣，療瘧疾、黃疸、產後肚痛、血不下，以酒服之。筋骨折傷者，生搗炒署之，能續斷絕筋骨。去殼同黃搗爛微炒，納入患處，筋即連也。小兒解顱不合，同白芨末搗塗，以合為度。能敗漆，搗汁傅漆瘡，滴耳聾，塗疥癬。殺莨菪毒，解鱔魚毒。然性寒，極動風，風疾人忌啖食令人腹痛○集註、蟹雄者臍長雌者臍圓腹中之黃應月盈虧用酒鹽藏久留、或見燈火易生沙、土用川椒或皂莢韶粉大蒜藏可免沙、用白芷則黃不散、同柿及荊芥食發霍亂動風、木香汁可解、中食蟹毒者、紫蘇冬瓜蒜汁豆豉汁蘆根汁皆解之

孕婦忌食令子橫生

蟹爪　破胞墮胎、辟邪魅、墮生胎、下死胎、破宿血、止產後血閉、酒醋湯煎服○千金神造湯治子死腹中、或胎有一死一生、服之令死者出生者安、神驗方也、蟹爪一升甘草二尺東流水一斗用葦薪煮二升入黃明膠三兩令化頓服或分二服若人困不能服者灌入即活○下胎蟹爪散治妊婦有病欲去胎蟹爪二合桂心瞿麥各一兩牛膝二兩為末空心溫酒服一錢

殼　燒末酒服治婦人兒枕痛及血崩腹痛消積用蜜調塗凍瘡、蜂蠆傷○蠲辟壁虱、蟹殼燒烟熏之○崩中腹痛、蟹殼燒炭米飲服二錢○漆瘡蟹殼燒炭麻油調傅

蟹汁　治喉風腫痛，滿含細嚥，即消。

石蟹　搗傳年久疽瘡，無不瘥。集註：生溪澗石穴中，小而殼堅赤者名石蟹，山野人食之。

鱟魚　后魚　辛鹹平，微毒。治痔殺虫，多食發嗽及瘡癬。時珍曰：鱟魚狀如惠文冠及熨斗形，生南海，廣餘尺，其甲瑩滑，青黑色，鏊背骨眼，眼在背上，口在腹下，頭如蜣蜋，十二足，似蟹，在腹兩旁，長五六尺，尾長一二尺，有三稜如棕莖，背上有骨如角，高七八寸，如石珊瑚狀。每過海，相負示背，乘風而遊，俗呼鱟帆。其血碧色，腹有子如粟米，可為醯醬，尾有珠如粟，其行雌負雄，失其雌則雄不動，漁人取之必得其雙，雄小雌大，置水中，雄浮雌沉，皮殼甚堅，可為冠，亦屈為杓，入香中能發香氣，尾可為小如意，脂燒之可集鼠，畏蚊，螫之即死，小者名鬼鱟，食之害人。

尾　燒焦，治腸風瀉血，崩中帶下，及産後痢。藏器曰：骨及尾燒灰，米飲服，大主産後痢，凡痢須先服生地、蜜煎，然後服此，無不斷根。

膽　殺虫，治大風癩疾。鱉膽散治大風癩疾，鱉魚胆、生白礬、綠凡、鉛粉、水銀各半兩，射香五分，研不見星，每服一錢，井華水服，取下五色惡涎愈。

殼　治積年呷嗽。積年咳嗽呀呷有聲，鱉魚殼半兩、貝母一兩、桔梗一錢半、牙皂一錢半去皮酥炙，爲末，煉蜜丸彈子大，每含一丸，嚥汁服，三丸即吐出惡涎瘥。

牡蠣　蠔　鹹平微寒。能消胸膈煩滿，以瀉水氣，使痞者消，硬者耎，入少陰經血分。生用散邪，強骨節，殺邪鬼，清熱除濕，化痰，耎堅。治傷寒寒熱，溫瘧灑灑，咳嗽，喉痺，驚恚怒氣，消項腮瘰癧、鼠瘻，散脇肋堅滿，氣除，留熱在關節，營衛虛熱，去來不定，煩滿氣結。○風熱風瘧。煅用止汗澀精，補腎安神，治男子虛勞煩悶，消渴飲水、白汗、盜汗、夢遺、便溏、鬼交、精出、止心脾氣痛、痢下、赤白、消疝瘕積塊、濇大小腸、止大小便、女子崩中帶下、小兒驚癇、同龍骨粉身、止大人小兒盜汗、同麻黃根、蛇床子、乾姜爲粉、撲陰汗。

好古曰、牡蠣入足少陰、爲耎堅之劑、以柴胡引、能去脇下硬、以茶引、能消項核、以大黃引、能去股間腫、以地黃爲使、能益精收濇、止小便○心脾氣痛、氣實有痰、牡蠣粉二錢、酒服○産後盜汗、牡蠣粉、麥麩炒黃、等分、每猪肉湯送一錢○病後常衂、小勞即出、牡蠣粉一兩、石膏五錢、末、酒服一錢、亦可蜜丸○水病囊腫、牡蠣粉三兩、炮姜末、冷水調掃上、湏臾囊熱如火、乾則再上小便利即愈、一方用葱白麪調、小兒不用炮姜○男女瘰癧、牡蠣四兩、元參三兩、末、糊丸梧子大、每酒下三十丸、服盡除根、一方加甘草一兩○消渴飲水、牡蠣粉、每鯽魚湯送一錢○小便淋閉、服血藥不效、牡蠣粉、黃柏炒、等分、末、每小茴湯服一錢○夢遺便溏、牡蠣粉、醋糊丸梧子大、每米飲下三十丸、

肉　甘溫。煮食，解丹毒，治虛損，止渴，調中，婦人血氣。以姜醋生食，療酒後煩熱，炙食甚美，令人細肌膚，美顏色。頌曰：今海旁皆有，南海閩中尤多，附石而生，止如拳石，四面漸長至一二丈，嶄巖如山，俗呼蠔山。每一房內有肉一塊，大房如馬蹄，小房如人指，每潮來，諸房皆開，有小虫入則合之，以充腹。海人取者，鑿房以烈火逼之，挑取其肉，當食品，味美有益。

蚌

肉　甘鹹，微冷。煮食，止渴，清熱，明目，除濕，去煩，解酒毒，去眼赤，解熱毒，主婦人勞損，下血，崩帶，痔瘻，壓丹石毒。以黃連末納入，取汁點赤眼、眼暗。多食發風，動冷氣，停濕化熱而生痰。時珍曰：蚌與蛤同類異形，長者通曰蚌，圓者通曰蛤。大者長七寸，小者三四寸，其肉可食，其殼可爲粉，古用飾墻粉壁。

蚌粉　鹹寒。解熱，燥濕，消積，化痰，明目，止痢，米飲服。治反胃，肚食心胸痰飲、白濁帶下、水嗽嘔逆，除濕腫瘡，諸疳醋調塗癰腫，擦陰瘡、濕瘡、痱痒。反胃吐食，蚌粉二錢，薑汁調入米醋少許，氣送。痰飲咳嗽，蚌粉瓦上炒紅，入青黛少許，齏水入麻油數點調服一錢。徽宗時李防禦為內醫，龍妃病痰嗽，終夕不寐，面浮如盤，呼李治，諸藥不效，懼誅，教以此方照服，是夜嗽止，得睡，面消愈。雀目夜盲，遇夜難視物，蚌粉三錢，水飛，豬肝一具，批開糝粉扎定，以二次米泔煮熟，別以蚌粉蘸食，用汁送。積聚痰涎結在胸膈，心腹痛不止，或乾嘔噦，炒粉丸：蚌粉一兩，巴豆七粒，仝炒赤，去豆，醋丸梧子大，每服二十丸，姜酒下；男子臍腹痛，小茴湯下；女人血氣痛，童便和酒下。腳指濕爛，蚌粉乾搽之。

馬蛤 蠬馬刀 鹹，微寒，有毒。補中，去厥痺，利機關，止煩滿，破石淋，治婦人漏下赤白、寒熱，消水癭、氣癭、痰飲，能除五臟間熱，殺禽獸賊鼠。其肉性同蚌肉。保昇曰：生江湖中，細長小蚌也，長三四寸，闊五六分。頌曰：名在沙泥中，頭小銳。時珍曰：馬

刀似蚌而小形狹而長其類甚多長短大小厚薄斜正雖有不同而性味功用大抵則一

蜆 肉甘鹹冷明目通乳去暴熱利小便止消渴治時氣開胃下濕氣熱氣脚氣濕毒解酒毒目黃壓丹石藥毒生者浸水取汁洗疔瘡及洗痘癰無瘢痕 藏器曰蜆處處有之小如蚌黑色能候風雨以殼飛時珍曰蜆𧉮也殼內光耀如初出日采溪湖中多有之其類有大小不一多食發嗽冷氣消腎

爛殼 鹹溫燒灰飲服治失精反胃除心胸痰水止嘔止痢化痰癖暴嗽及呑酸心痛燒灰塗陰瘡一切濕瘡功同蚌粉

反胃吐食蜆殼田螺殼並取久在泥中者等分炒成白灰每二兩入白梅肉四個搗和丸入砂罐泥固煅末每服二錢人參砂仁湯調服或米飲服凡覺心腹脹將發反胃即以此服〇痰喘咳嗽蜆殼取陳久者燒灰末飲服一錢卒嗽仝方

真珠珍珠 蚌誅甘鹹而寒，感月而胎，水精所孕，入厥陰肝經，鎮心安神，墜痰磨翳，止渴定驚，安魂魄，止遺精白濁，主產難，下死胎胞衣。解痘疔毒，除小兒驚熱。合知母，療煩熱消渴。合左纏根，治小兒麩痘疔入眼，點目去膚翳障膜。塗面，除皮皯，令人潤澤。塗手足，去皮膚逆臚。棉裹塞耳，治聾。李珣曰：真珠出南海石決明產也，蜀中西路女瓜出者是蚌蛤產，雖光自不及舶上者采燿，欲穿用金剛鑽。頌曰：今出廉州，北海亦有生於珠牡蚌類也。時珍曰：凡入藥不用首飾及見尸氣者，以人乳浸三日，煮研一法，以絹袋盛入豆腐中，煮一炷香，研如飛麪，不極細，傷人臟腑。○安魂定魄，真珠一粒，照製末，蜜少許和服，日三，小兒尤宜。○卒忤不言，真珠研末，雞肝血丸豆大，取三四粒納口中。○婦人產難，真珠末一兩，酒服立出。子死腹中，胞衣不下，俱同方。○肝虛目暗，真珠末一兩，白蜜二合，青魚膽二枚，和合銅器煎至一半，新綿濾過瓶盛，頻點瘥。○小兒中風手

足拘急珍珠末一兩石膏末一錢勻每服一錢、

石決明千里光九孔螺鹹平益精明目磨障輕身清肝肺風熱治青盲內障、骨蒸勞熱通五淋解酒酸○研水飛點外障瞖瑞曰凡用以麪裹煨透磨去粗皮研如飛麪入藥○痘後目瞖石決明煅、穀精草、等分末猪肝蒸熟蘸食○羞明怕日石決明、黃菊花、甘草各一錢水煎冷服○小便五淋石決明去粗皮末飛過熱水每服二錢○青盲雀目石決明煅一兩蒼朮三兩去皮末每用三錢以猪肝批開入藥內扎定砂罐煮熟先用熏目待冷食肝飲汁○解酒醋石決明煅末酒盪熱入末攪定飲即不酸、

海蛤 苦鹹平清熱利濕化痰飲消積聚潤五臟、起陰痿止消渴、○療嘔逆治咳逆上氣喘息煩滿胸痛寒熱脇脹腰疼項下瘻瘤、血痢五痔傷寒搐搦中風癱瘓主十二水滿急痛利膀胱大小

腸澼、水氣浮腫、從下小便、婦人帶下崩中及血結胸服丹石人有瘡。○沈存中筆談云海蛤即海邊沙泥中得之大者如棋子細杏仁小者如油麻粒黃白色光淨瑩滑蓋非一類乃諸蛤殼爲海水礲礪日久光瑩都無舊質故功用同數曰凡用海蛤漿水煮每一兩用柏葉骨皮各二兩水再煮流水淘擣粉用○水瘀腫滿海蛤防杞杏仁棗肉各二兩葶藶六兩末水疊丸梧子大每服十九利下水妙。○水腫發熱小便不通海蛤木通猪苓澤瀉滑石黃葵子桑皮各一錢灯心三分水煎服。○石水肢瘦腹大海蛤煆防杞各七錢葶藶茯苓桑皮各一兩橘皮郁李仁各半兩末蜜丸梧子大每米飲下五十九。○氣腫濕攤海蛤海帶海藻昆布海螵蛸學薺荔枝殼等分流水煎服。○衄血不止海蛤粉一兩槐米半兩炒焦末每新汲水下一錢。○傷寒血結胸脹痛不可近海蛤滑石甘草各一兩芒硝半兩末每雞子清調服二錢更服桂枝紅花湯發其汗血行胸膈利并刺期門穴

文蛤　花蛤　鹹平。化痰軟堅止煩渴利小便療惡瘡蝕五痔治咳逆

胸痺、腰疼、脇急、鼠瘻、大孔出血、女人崩中、漏下、傳口鼻中蝕疳筆談云文蛤卽今吳人所食花蛤，其形一頭大、一頭小殼有花斑便是○疳蝕口鼻欲盡，文蛤燒灰猪脂調塗

蛤蜊　肉、鹹冷、煮食潤五臟、止消渴、開胃、醒酒、治老癖爲寒熱、婦人血塊、殼曰生東南海中白殼紫唇大二三寸閩浙人以其肉充海錯亦作爲醬醢

蛤蜊殼粉海蛤粉　鹹寒、清熱利濕、化痰飲、定喘嗽、止嘔逆、消浮腫、利小便、化積塊、解結氣、消瘿核、散腫毒、治熱痰、濕痰、老痰、頑痰、疝氣白濁帶下、同香附等分末、姜汁調服、主心氣痛、止遺精白濁、治婦人血病、油調塗湯火傷。蛤蜊殼火煅作粉名蛤蜊粉○氣虛水腫大蒜十個搗泥入蛤蜊粉和丸梧子大每食前白湯下三十丸小便下數桶愈○雀目夜盲蛤蜊粉炒黃末以蜜蠟溶化丸皂子大內於猪腰子中

紫定蒸食○白濁遺精陽盛陰虛蛤粉煅黃柏炒各一斤水丸梧子大每空酒下百丸日二。

蟶　肉甘溫煮食補虛主冷痢治婦人產後虛損飯後食去胸中邪熱煩悶與服丹石人相宜。時珍曰形似馬刀浙人以田種之候潮泥壅沃生謂蟶田

瓦壟子 魁蛤 蚶。肉甘平溫中消食健胃壯陽益血色潤五臟止消渴利關節治痿痹瀉痢便下膿血心腹冷氣腰脊冷風服丹石人宜食免生瘡腫熱毒雖益人多食亦壅氣 時珍曰魁蛤即今之蚶也狀如小蛤而圓厚背上溝文以瓦屋之壟肉味美浙東以近海田種之謂蚶田

殼　甘鹹平走血分而軟堅故能消血塊化痰積治一切血氣冷氣癥癖心脾氣痛連肉燒炭研傅小兒走馬牙疳 凡用炭火煅醋淬研

粉葆披治一婦五旬心氣痛日久諸藥罔効由七情鬱
逆症起以新方消遙煎加瓦壟子煅三錢服數劑愈、

車渠海扇 殼甘鹹大寒、安神鎮宅、解諸毒藥及虫螫、同玳瑁等分磨人乳服之極驗。時珍曰、車渠大蛤也、大者長一二尺、濶尺許、厚二三寸、殼外溝壟如蚶殼而深大、皆紋如瓦溝無横紋、殼内白皙如玉、作盃注酒、滿過一分不益、試之果然、此蓋瓦壟之大者、故其功用亦相彷彿、

貝子 貝齒 鹹平、有毒、解肌、散結熱、利水道、鬼疰蠱毒、腹痛下血、治傷寒熱狂、温疰、寒熱、五癃下痢、下水氣浮腫、療鼻淵出膿血、男子陰瘡、小兒疳蝕吐乳、解漏脯麪腫諸毒、射罔毒、藥箭毒、燒研點目去瞖、入藥煅用。時珍曰、貝子小白貝也、最小若蝸狀、大如拇指、頂長寸許、背腹皆白、背隆如龜背、腹下兩開、相向有齒刻、如魚齒、生東海池澤、南海亦出、雲南極多、用為錢貨交易、閉人穿與小兒戲弄。二便閉格不過二三日

殺人，貝子三枚，甘遂三条，末，漿水服，即通。○下疳陰瘡，貝子煅末，搽。○食物中毒，貝子一枚，含之，自吐。漏脯毒、麪臛毒及射罔在諸肉有毒，並貝子燒末，水服半錢。藥箭簇毒，服三錢。○鼻衄膿血，貝子燒末，酒服二錢。

淡菜 海蜌、東海夫人 甘溫。煮食，補五臟，益陽事，消癭氣，理腰脚氣，能消宿食，除腹中冷氣、痃癖、癥瘕，補虛勞傷憊、精血衰少、吐血、久痢、腸鳴腹痛、婦人崩帶、產後瘦瘠、血結冷痛。按：阮氏云：淡菜生海藻上，故治癭與海藻同功。日華曰：不宜多食，令人頭目悶闇，發丹石，令人腸結。

海蠃 海螺 肉甘冷。治目痛累年，或三四十年者，取汁洗之，或入黃連末在內，取汁點之。合菜煮食，治心痛。頌曰：海螺生南海，今閩中、明州皆有，大如小拳，長四五寸，諸螺中此肉味厚。其厴名甲香，雜衆香燒則香，獨燒則臭。作杯器物及釋子所吹者，皆不入藥。

甲香　鹹平和氣清神止痢下淋治小腹滿痛氣急腸風痔瘻瘻瘡疥癬頭瘡嚵瘡甲疽蛇蠍蜂螫經驗方凡甲香用黄泥水煮一日再以米泔或灰汁煮一日以蜜和酒煮一日焙乾用

田蠃田螺　肉甘大寒積食清熱醒酒利大小便去腹中結熱脚氣衝上小腹急硬小便赤澁手足浮腫生擣汁飲止消渴利濕熱消黄疸壓丹石毒傳熱瘡擣爛敷臍上引熱下行治禁口痢下水氣淋閉取汁水搽痔瘡胡臭納真珠黄連末入內取汁點目赤痛燒研傳瘰癧癬瘡宏景曰生水田中及湖瀆大如桃李形圓人取去殼食○肝熱目赤田螺七枚洗淨以新汲水養去泥換水再洗取起於淨器中着少鹽於甲內取自然汁點目用了放生爛弦風眼亦方以銅綠代鹽○

小便不通腹脹如鼓田螺一枚鹽一匙全搗傅臍下一寸卽通
○禁口痢疾大田螺二枚搗爛入射香三分作餅烘熱貼臍間半
日熱氣下行卽思食矣○水氣浮腫田螺大蒜車前子等分
搗膏攤貼臍上水從便旋而下○痔漏瘡痛田螺用針刺破入
白礬末同埋一夜取汁滴瘡上卽止痛又方田螺一個入片
腦一分在內取水搽先以冬瓜湯洗淨○腋氣胡臭日螺一枚
水養候厴開挑巴豆仁一個在內安盦內夏一夜冬七夜自成
水常取搽自斷根○風虫癬瘡用螺肉十枚槿樹皮一兩全入
椀內蒸熟搗入礬紅三錢以鹽水調搽○瘰癧潰破用螺連肉
燒炭麻油調搽○疔瘡惡腫田螺入水片化水搽疔瘡上○消
渴飲水日夜不止小便數田螺五升水一斗浸一夜渴卽飲之
每日換水及螺或煮食飲汁亦妙又方糯米二升煮稀粥一斗
冷定入田螺活者三升在內任食粥盡吐沫出乃收飲之立效
○大腸脫肛脫下三五寸田螺三五枚設井水養三日去泥用
黃連末入厴內待化水以濃茶洗肛門用雞翎醮掃肛上以軟
帛托上不復下也○酒疸諸黃田螺水養數日去泥取出生搗
入酒內用帛濾
取汁飲日三服

殼　甘平。燒研水服，主尸疰、心腹痛、反胃、下血、失精、止瀉、去卒心痛、小兒驚風、有痰瘡瘍膿水。心脾痛，田螺殼溪澗中者，以松葉層疊夾燒，吹去柴灰，取殼研，以烏沉湯及寬中散類調服。○小兒急驚，田螺殼遠年者燒灰，入射香少許服。○小兒頭瘡，田螺殼煅，油調傅。

蝸蠃 螄水螺 肉　甘寒。煮食，明目、止渴、解熱、醒酒、下水氣，通淋瀝，利大小便，消黃癉、水腫，治反胃、痢疾、脫肛、痔漏、痘疹後目瞖。時珍曰：蝸蠃處處溪澗中有之，大如指頭，殼厚於田螺，春月采食，清明後其中有虫，勿食，只入藥。此物難死，泥入壁中，數年猶活。○黄疸酒疸，水螺螄養去泥土，擇淨，日煮食飲汁。○黄疸吐血，由病後起，諸藥不効，蝸蠃十個，水漂去泥，搗爛露一夜，五更取清汁服。○五淋白濁，蝸蠃一椀，連殼炒熱，入酒三盌，煎一盌，挑肉食，以此酒汁下。

爛殼　治痰飲積及胃脘痛、反胃、膈氣、痰嗽、鼻淵、脫肛、痔疾，研末傳下疳瘡，麻油調塗。湯火傷瘡，此取在泥中或土墻間年久者良，火煆用。○楊梅爛瘡，土墻敗螺殼煆、珠砂等分，片腦少許，末傳。○小兒軟癤，土墻敗螺殼煆、倒掛塵等分，末，油調塗。○瘰癧已破，土墻敗螺殼煆傳。○傳瘡不收，同方。○陰頭生瘡，年久敗螺殼煆傳。○濕痰心痛，爛螺殼煆末，酒服一匙。卒得咳嗽，仝方。

海月 江珧柱　玉珧　甘辛平，下氣調中，治消渴，利五臟，止小便，消腹中宿物，令人易饑能食，以姜醬和食良。苑委錄云：奉化縣四月南風起，江珧一上，可得數百，其形如蚌稍大，肉腥不堪食，惟四肉柱長寸許，白如珂雪，雞汁瀹食美，過火則味盡。段成式雜俎云：玉珧形似蛛，長二三寸，廣五寸，上大下小，殼中柱炙食，味如牛頭弦。

海燕 鹹溫，治陰冷發損痛，煮汁服取汗即解，亦入滋陽藥。

時珍曰：海燕出東海，大一寸，狀扁面圓，背青黑，腹下白脆，似海螵蛸，口在腹下，食細砂，口旁有五路正勾，即其足也。

郎君子 治婦人難產、手把之、便生、極驗。珣曰、生南海、有雌雄、狀如杏仁、青碧色、欲驗真假、口內含熱、放醋中、雌雄相逐、逡巡便合、卽下卵如粟狀、

禽部

白鶴血、鹹平、補虛乏、益氣力、去風益肺。時珍曰、鶴大於鵠、長三尺、高三尺、喙長四寸、丹頂赤目、赤頰、青脚、修頸凋尾、粗膝纖指、白羽黑翎、亦有灰蒼色者、皆以夜半鳴、聲唳雲霄、雄鳴上風、雌鳴下風、百六十年相視而孕、亦啖蛇虺、聞降真香烟則降、其糞能化石、皆物類相感、一千六百年形始定、飲而不食、乃胎化也、

腦 和天雄葱實服之、令人明目、夜能書字。

卵 甘鹹平、預解痘毒、用一枚煮、與小兒食、多減少、少之不出。

骨 酥炙入滋補藥、中作爲笛、吹聲甚清越。

肫中砂石子　磨水服解蠱毒邪。

鸛　骨甘大寒治鬼蠱諸疰毒五尸心腹痛、炙黄空心暖酒服。

脚骨及嘴　治喉痺飛尸、蛇虺咬及小兒閃癖大腹痞滿、並煮汁服、亦燒灰飲服

卵　預解痘毒水煮一枚與小兒食令不出痘或出亦稀。

屎　治小兒天釣驚風發歇不定炒研末半錢入牛黄射香一分蠍五枚炒共末每服半錢新汲水下。

鵞　肉甘平利五臟、解五臟熱、煮汁飲止消渴、服丹石人宜之性淡蛇及蚓御射工故養之者、能辟蛇虫。嫩者微毒老者及白毛

者良。集註：鷺肉動風發瘡，多食令人霍亂，發痼疾。火熏食者尤甚。

白鷺膏 臘月煉收 甘微寒。灌耳，治卒聾。潤皮膚。合面脂塗面，急令人悅白。塗浮腫及手足皺裂，消癰腫，解礜石毒。

臎 尾肉 塗手足皺裂，納耳中治聾及聤耳。

血 鹹平微毒。能解藥毒、中射工毒者，飲之并塗其身。

膽 苦寒。解熱毒、痔瘡初起，頻塗之自消。痔瘡有核，白鷺膽二三枚取汁，入熊膽二分，片腦半分，研勻，瓷罐密藏，勿令洩氣，用時手指塗之，效。

涎 治咽喉穀賊，塗小兒鷺口瘡。時珍曰：小兒悮吞稻芒，着咽不能出，名穀賊，以鷺涎灌之即愈。○按：小兒鷺口瘡，滿口白漫，以蠶沙泡湯洗，不退，以鷺涎絹蘸頻擦，效。取法：用鷺吊腳，使頭向下，以器盛涎。

毛　治射工水毒。小兒驚癇。燒灰酒服。治噎疾。撏腹下毳毛爲衣被。柔暖性冷。嬰兒宜之。通氣散。治悞吞銅錢及鉤繩。鵞毛燒灰。磁石煆。象牙燒炭。各一錢爲末。每服半錢。新汲水下。○噎食病。白鵞尾毛燒灰。每服一錢。米湯下。

卵　甘溫。補中益氣。多食發痼疾。

掌上黃皮　焙研。擦脚指縫濕爛。油調塗凍瘡。鵞掌風。葆按予侄媳氏中年秋末冬初手掌起頭皮痒極須抓破血出痒止痛又作予曰此症經受癘風初起於掌漸漸遍身似癩冬寒即發春暖漸愈體弱內服調元外用柏油麻油牛油各二兩亂髮大團蒼耳浮萍當歸白芷白芨各二錢和油熬藥焦去滓復熬數沸下黃蠟五錢溶化取起再入鵞掌上黃皮一副焙白歛三錢共末入內勻每手見水拭干以膏薄擦甚効驗

屎　絞汁服。治小兒鵞口瘡。蒼鵞屎。傅蛇虫咬毒。生鵞口瘡自內出可治自

外生入不可治用食草白鵞清糞汁入砂糖少許勻
搽或雄鷺糞眠倒者燒灰入射香少許末搽俱效驗

雁 肉甘平壯筋骨利臟腑治諸風麻痺解丹石毒久食動氣。小為雁大者為鴻思邈曰七月勿食雁傷人神禮云食雁須去腎不利人也

肪脂也煉用甘平酒服治風攣拘急偏枯血氣不通利熱結胸痞嘔吐耳聾殺諸石藥毒和豆黃作丸服補勞瘦塗耳聾及癰腫久服益氣不饑長毛髮鬚眉生髮膏用之

毛 取喉下白毛療小兒癇疾自落翎毛小兒佩之辟驚癇鴻毛作囊可以渡江凡水行者不可不知。

鵠天鵝 肉甘平醃炙食利臟腑益人氣力

油冬月取肪鍊收治小兒疳耳、塗癰腫。疳耳出膿，鵝油調草烏末入龍腦少許傅立效，雁油亦可。

絨毛　刀杖金瘡，貼之立愈。

鳧野鴨　肉甘涼，補中益氣，平胃消食，治熱毒風、殺腹臟一切虫，療水腫及惡瘡癤，除十二種虫。身上有諸小熱瘡，年久不愈者，但多食之即瘥。

血　解桃生蠱毒熱，飲探吐。

鴨家鳧鶩　肉甘冷微毒，補虛除客熱，和臟腑，利水道，療小兒驚癎，解丹毒，止熱痢，治頭上瘡腫，和葱豉煮汁飲，去卒然煩熱。黃鴨肉補，白鴨最良，嫩者毒，老者良，黑鴨有毒，目白者殺人，多食滑中、發冷痢患脚氣人勿食白鳳膏治久虛發熱咳嗽痰血火乘金人肺將鴨干撏去毛脇下開竅去腸入大棗肉二斤參苓平胃末一升縛定沙甕置鴨炭火慢煨陳酒一瓶作三次添入酒乾爲度食鴨及棗數作服效○大腹水病白鴨一隻治淨豆豉半升同姜椒入鴨腹縫定煮食、

肪 白鴨良 脂鍊 甘大寒治風虛寒熱、水腫 瘰癧汁出不止用鴨脂調半夏末傳之、

頭 雄鴨良 煮服治水腫、通利小便 鴨頭丸治陽水暴腫面赤煩喘小便澁葶藶炒防杞各二兩末以緑頭鴨血用頭一枚全杵搗丸梧子大、每木通湯下七十丸日三或加豬苓一兩

腦 治凍瘡、取塗之良　舌 治痔瘡、殺虫取相制也

血 白鴨良 鹹冷、熱飲解諸毒、及野葛毒、死者灌入咽即活並中生金生銀丹石砒霜鴉片諸毒、射工毒、治中惡及溺水死者灌之

亦活蜒蚰咬瘡塗之即愈（卒中惡死或先有病或臥而忽絕並取雄鴨向死人口斷其頭滴血入口以竹筒吹其下部極則易犬氣通即活○小兒白痢似魚凍白鴨血熱酒服○解蠱毒白鴨血熱飲）

涎　治小兒痙風頭及四肢皆往後以鴨涎滴之治小兒被蜒蚓咬陰腫、取雄鴨抹之即消（葆按驗小兒陰頭腫將鴨以手掀開嘴向腫處呵氣自消）

膽　苦辛寒、用塗痔核良又點赤目、初起亦效。

肶胵衣（鴨內金肶胵）　治諸骨硬炙研水服一錢即愈取其消導也。

卵　甘鹹微寒、治心腹胸膈熱、鹽藏食宜之。（集註多食發冷氣。令人氣短背悶、小兒多食腳軟生瘡毒者食之令惡肉突出不可合鼈肉李子食害人、）

白鴨通（鴨屎）　性冷解熱毒、散蓄熱殺石藥毒、絞汁服、解金銀銅

鉄毒研末和雞子白塗熱瘡腫毒即消。蚯蚓咬塗之亦效。石藥過劑白鴨屎末水服二錢。乳石發動煩熱白鴨屎一合湯一盞漬之澄冷服

鸊鷉水鷸鳴鸞梯 甘平補中益氣五味炙食甚美。

膏 滴耳中治聾。取塗刀不鏽。

鴛鴦匹鳥黃鴨 肉鹹平有小毒。炙食治夢寐思慕。酒炙食治瘻瘡。作羹臛食令人肥麗。夫婦不和者私與食之即相愛憐。療諸瘻疥癬、以酒浸炙令熱貼瘡上冷即易。血出不止鴛鴦一隻洗淨五味椒鹽炙空心食

鷺鷥 鹹平治虛瘦益脾補氣炙熱食之

頭 治破傷風肢強口緊連尾燒研末臘豬脂調塗瘡口。

鸕鷀　酸鹹冷微毒利水道治大腹鼓脹燒末米飲下。

頭　微寒治哽及噎燒研酒服。

骨　燒灰水服下魚骨哽外臺云凡魚骨哽但念鸕鷀不已即自下此乃厭伏之意

丹雄雞　肉甘微溫補肺補虛溫中止血通神殺惡毒辟不祥治女人崩漏赤白沃能愈久傷乏瘡不瘥者。○風病人忌食。

○白雄雞　肉酸微溫調中下氣除邪安五臟療癲狂利小便消浮腫治傷中消渴去丹毒風驚憤邪僻因急憂情迫或激憤惆悵致志氣錯越心行違僻白雄雞一頭治淨真珠四兩薤白四兩水煮食雞飲汁去珠薤○肉壞怪病口鼻出腥臭水以碗盛之狀如鐵色似鰕魚走躍捉之化水此名肉壞但多食雞饌即愈○癲邪狂妄自賢自聖行走不休白雄雞一隻和五味煮作羹粥食○卒然心痛白雄雞一隻治淨

水煮去雞入苦酒六合真珠一錢再煎納射香少許服○赤白下痢白雄雞一隻作臛食

烏雄雞 肉甘微溫補中止痛培諸虛羸安胎滑產止肚痛心腹惡氣除風濕麻痹治折傷并癰疽生擣塗竹木刺入肉纂要云是富貴家擾攘致婦驚悸氣亂惟宜屏除一切人令其獨產產死多壯雞取汁作粳米粥食待時至自產取雞汁性滑而濡不食其肉者恐雞消化也今人產後即食雞啖卵氣壯者幸無恙氣弱者因而成疾者多矣○反胃吐食烏雄雞一隻治淨入胡荽子半斤在腹內烹食○打傷顛撲及牛馬觸傷胸腹破四肢推折烏雞一隻活者連毛杵一千下苦酒三升勻以新布搨病處雞膏塗布上覺寒振欲吐徐徐取下須臾再上一雞少頃又再作以愈爲度○寒疝絞痛烏雞一頭治如食法生地七斤同剉入甑中蒸之以器盛取汁清旦溫服至晚令盡當下諸寒癖以白粥食久疝三服可瘥○猫眼睛瘡身面上瘡似猫兒眼有光彩無膿血但痛痒不嗜飲食又名寒瘡多食雞葱韭愈

黑雌雞　肉、甘酸溫平、黑屬水、牝象陰、主血分、納安心安胎定志、助氣、作羹食、治風寒濕痹、五緩六急、反胃、腹痛、踒折骨痛、乳癰、癰疽、排膿、除邪、辟惡氣、治血邪、補新血、破心中宿血、產後虛羸。療新產婦、以一隻治淨、和五味炒香、投二升酒中、封一宿取飲、或和烏脂麻二升炒香、入酒中極效。虛損勞極、男女因積虛、或久病後虛損、沉困痠疼、盜汗少氣、心悸氣喘、或少腹拘急、胃弱多臥、漸至瘦削、若久延五臟氣竭難治、烏雌雞一頭治淨、生地一斤切片、飴糖半斤、全納腹內縛定、銅器盛飯上蒸熟取出、食肉飲汁、勿用鹽、一月一作食效

黃雌雞　肉、黃者土色、雌屬坤象、味甘歸脾、氣溫益胃、而兼酸鹹、故能補肝腎、添精髓、助陽氣、療五勞、暖小腸、止洩精、補丈夫陽

氣、逼老人噎食。治傷中消渴、腸澼瀉痢、小便數而不禁。治產後虛羸、煮汁煎藥服佳。冷氣疾着牀者、漸漸食之。以光粉諸石末飼雞、治食甚補益、骨熱人勿食。產後虛羸、黃雌雞一隻治淨、背上開破、入生百合三枚、粳米半升、縫合、和五味汁煮熟食。○病後虛汗、傷寒後虛弱、日夜汗出不止、口乾心燥、黃雌雞一隻治淨、入麻黃根一兩、仝煮汁、去滓、及雞、茯苓酒浸一宿、刮淨一兩、牡蠣煅二兩、再入煮取汁、一日服盡。○老人噎食不通、黃雌雞肉四兩、茯苓二兩、白麪六兩、作餛飩、入豉汁煮食。○下痢噤口、黃肥雌雞肉為臛、作餛飩、空心食。○脾胃弱乏、人痿黃瘦、黃雌雞肉五兩、白麪六兩、作餛飩、空心食。○消渴飲水、小便數、黃雌雞煮冷飲。○百虫入耳、雞肉炙香、耳立出。

烏骨雞 要舌黑者。甘平。雞屬巽、而骨烏者、巽變坎也、受水木之精氣、故治肝腎血分之病、補虛勞羸弱、消渴、遺精、崩中帶下、補益產婦、一切虛損諸病，大人小兒下痢噤口，煮食飲汁，亦可擣和丸藥。
○服中惡鬼擊心腹痛欲死者，取血或肉貼心下，即瘥。○時珍曰：雞雖屬巽木，
若分而配之，則丹雄雞屬離火陽明之象，白雄雞得庚金太白
之象，故供辟邪惡；烏雄雞屬木，烏雌雞屬水，故安胎產；黃雌雞
屬土，故補脾胃；烏骨雞得水木氣，故清虛熱，各從其類。○赤白
帶下，白菓、蓮肉、江米各五錢，胡椒一錢，末，烏骨雞一隻，治淨，入
末雞腹，煮熟，空心食。遺精白濁，亦方。○脾虛骨滑，烏骨雞一隻
治淨，肉豆蔻一兩，麪包煨去油，草菓仁二枚燒炭，入雞腹紮定，
煮熟，空心食。○御覽云：夏侯弘行江陵，逢大鬼引小鬼，各持弓
箭。弘潛捉末後一鬼問之，曰：此荊揚大疫，持此中人心腹死。弘
曰：治之有方乎？曰：但殺白烏骨雞，薄心，
即瘥。時荊揚病心腹死，衆弘以此治愈。

反毛雞　治反胃，以一隻煮爛去骨，入人參、當歸、食鹽各半兩，再
同煮食之，瘥。

雞頭 丹白雄雞者良 治蠱禳惡辟瘟殺鬼取東向屋者良、
雞冠血 三年雄雞者良 鹹平烏雞者滴乳難點目淚不止亦點目暴赤
丹雞者治白癜風並療經絡間風熱塗頰正口喎塗面治中惡
卒飲之治縊死欲絶及小兒卒驚客忤塗諸瘡癬蜈蚣蜘蛛咬
毒馬嚙瘡百虫入耳女人交接遺理血出用塗産門 鬼擊卒死烏雞冠血
滴口中令嚥仍破此雞搨心下冷乃棄之道側○卒死寢死治
卒死或寢卧忽而氣絶者皆是中惡用雄雞冠血塗面上乾則
再塗仍以吹鼻中以灰管死者一周忌火照○卒死忤死不能
言雞冠血和真珠末丸豆大納三丸入口中○小兒解顱丹雞
冠血滴以赤芍末粉之○中蜈蚣毒舌脹出口是也雞冠血浸
舌令嚥○卒縊垂死心中猶温取下勿斷縄刺雞冠血滴口中
以安心神緩緩解縄○小兒卒驚似有痛
處不知疾狀用雄雞冠血少許滴口中效、

雞血烏白雄雞頁鷄平安神定志治踒折骨痛及痿痺中惡腹痛乳難、小兒下血及驚風不醒、解丹毒蠱毒、鬼排陰毒剥驢馬被傷及馬咬人以熱血浸之、白癜風及癧瘍風、以雄雞翅下取血塗之

鬼排卒死、烏雄雞血塗心下、卽甦、○驚風不醒、白毛烏骨雄雞血、抹眉心、卽醒、○縊死未絶、雞血塗喉下、○黃疸困篤、取半斤重雄雞背上破開、不去毛、帶血合病人胸前、冷則換之、日換數雞、披去積毒、愈、此雞宜棄僻地、有毒、忌食、○金瘡腸出、入乾屎末抹入、桑皮線縫合、取熱雞血塗○雞物眯目不出、以雞血滴少許卽出

肪烏雄雞頁甘寒、揉頭禿髮落、年久耳聾、年久耳聾用鍊成雞油五兩、桂心十八銖、野葛六銖用文火煎三沸去滓、每用棗許溶化頂入耳中、如此十日、耵聹自出寸許、

腦白雄雞頁治小兒驚癇、燒灰酒服、治産難、

心烏雄雞者良 治五邪

肝雄雞良 甘苦温、補腎起陰痿。治心腹痛、安漏胎下血。以一具和酒煮服。治女人陰蝕瘡、切片納入、引虫出盡良。陰痿不起雄雞肝三具菟絲子一升末雀卵和丸豆大每酒服百丸○睡中遺尿雄雞肝桂心等分搗丸小豆大每米飲下五丸日三服遺精加龍骨○老人肝虚目暗烏雄雞肝三具切碎以豉和米作羹粥食○按小兒疳積目盲夜明砂穀精草各一錢蘆薈胡連各四分研末和雄雞肝一具甕一時許食肝飲汁作三次愈

膽烏雄雞 苦微寒。治目不明、胎赤眼、燈心蘸點之。塗肬瘡及月蝕瘡、遶耳根日三塗。水化搽痔瘡亦効。沙石淋瀝雄雞肝牛兩乾者雞屎白炒一兩研末温酒服一錢以利為度○眼熱流淚五倍子蔓荊子煎洗以雄雞胆点○塵沙眯目雞胆汁点之

腎烏雄雞艮治鼻齆作臭用一對同脖前肉等分入豉七粒新瓦焙研雞子清和餅安鼻前引虫出忌女人雞犬見

嗉喉嚨管治小便不禁及氣噎食不消氣噎不通雞嗉二枚連食以紙色黃泥固煨炭入木香沉香丁香各一錢末棗肉丸梧子大每服三丸○小便不禁雄雞喉嚨及膍胵并屎白等分末麥粥清調服

雞內金膍胵內黃皮甘平性濇雞之脾也清水穀消酒積除熱止煩通小腸膀胱治反胃瀉痢小便頻遺止洩精尿血崩中帶下腸風瀉血小兒食瘧大人淋瀝焙末吹喉痺乳蛾一切口瘡及牙疳諸瘡小便遺失雞內金一具并腸燒炭酒服凡用男用雌女用雄○膈消飲水雞內金花粉炒等分末糊丸豆大每溫水下三十丸○消導酒積雞內金葛花等分末麪糊丸豆大每酒下五十丸○反胃吐食雞內金燒末每酒服一具○噤口

雞內金焙末乳汁服小兒瘧疾仝方○喉痺乳蛾雞內金勿下水洗者焙末竹管吹即破○一切口瘡雞內燒末傳○鵝口瘡雞內金末乳服半錢○走馬牙疳雞內金末經落水洗者五具枯礬五錢末搽又方雞內金燒炭枯九黃柏等分射香少許共末先以米泔洗漱後搽○陰頭疳蝕雞內金不落水瓦焙末先以米泔洗後搽穀道生瘡及口疳仝方○脚脛生瘡雞內金洗貼之瘡口不合同方○金腮瘡蝕初生如米豆久則穿蝕雞內金焙鬱金等分末塩漿漱傳○小兒疣目雞內金爲末擦自落○雞骨哽咽活雞一隻打死取出雞內金灯草裹煅末吹入咽即消

腸 燒末酒服治消渴止遺溺小便数不禁及遺精白濁

肋骨 烏骨雞良 治小兒羸瘦食不生肌及顖陷 小兒顖陷臟腑熱壅氣血不榮烏骨雞肋骨一兩酥炙生地一兩焙共末每米飲服半錢○瘡中朽骨久疽久漏中畜有朽骨烏骨雞脛骨實以砒石填滿塩泥固煅研末飲丸粟米大每紙撚送一粒入竅內以拔毒膏藥封数次骨自出

距白雄雞足治產難燒研酒服下骨哽以雞足一雙燒灰水服

翮翎白雄雞足下血閉消陰癩瘰骨哽蝕癰疽左翅毛能起陰治婦人小便不禁止小兒夜啼安席下勿令母知凡服燒用

時珍曰翮翎形銳飛揚乃其致力之處故能破血消腫潰癰瘍
洪云凡古井及五月井中有毒不可輒入即殺人先以雞翅毛
試之直下者無毒回旋者有毒○陰腫如斗雞翅毛一孔生兩
莖者燒灰飲服左腫用右右腫用左○陰卒腫痛雞翅毛六枝
燒灰蛇床子等分末傅○婦人遺尿雄雞翅毛燒灰
酒服○腸內生癰雄雞頂上毛并屎燒末空心酒服

尾毛治刺入肉中以二七枝搗和男孩乳封之當出解蜀椒毒燒烟吸之并井水調服小兒痘瘡後生癰燒灰水調傅

小便不禁雄雞翎燒研酒服

屎白　微寒破血下氣治消渴破石淋止遺尿消痰癖滅瘢痕、通利大小便。治傷寒寒熱中風失音痰迷賊風風痺、心腹鼓脹、轉筋入腹、蠱毒及蟲咬毒破傷中風白虎風貼風痛小兒客忤、及驚啼水淋汁服解金銀毒。醋和塗蜈蚣蚯蚓咬毒。取雄雞白毛烏骨者良肚月收乾用○雞矢醴治鼓脹旦食不能暮食由脾胃不能運水穀氣不宜藏故令中滿臘月乾雞屎白凡雄雞有屎白雌雞無半斤袋盛以酒一斗漬七日溫服三盃日三或為末服或沸湯淋屎汁調木香檳榔末各二錢服又方屎白桃仁大黃各一錢水煎服○小兒腹脹黃瘦干雞屎一兩炙丁香一錢末蒸餅丸豆大每米飲服十丸○心腹鼈瘕及宿癥卒癥以飯飼白雄雞取屎用小便入瓦器中熬乾末每溫酒服一錢以消為度○食米成瘕好食生米口出清水雞屎白米等分炒末水調服二錢吐出如米形止服瘥○反胃吐食烏骨雞一隻與水飲四五日勿與食將五蒲蛇三条竹刀切與食待雞下屎取陰乾末、水叠丸粟大每服一分桃仁湯下十日愈○中諸菜毒發狂吐下欲死雞屎燒末水服一匙○石淋痛雞屎白日乾末酸漿飲服一匙當下石出○小兒血淋雞屎尖白如粉者研糊丸綠豆大每酒下五丸○轉筋入腹其人背脚直脈絃雞屎焙末水服一匙○破傷中風腰脊反張牙緊口噤四肢强直雞屎白一升黑豆五升炒黃以酒沃之微煮令豆澄下隨量飲取汗避風○産後中風口噤瘈瘲角弓反張黑豆二升半雞屎白一升炒熟入酒升半浸取一升入竹瀝服取汗○鼻血不止雞屎取有白色牛截者燒灰吹之○耳聾不聽雞屎白半升烏豆一升炒酒二升乘熱投入服取汗耳如鼓鞞勿訝○面目黄疸雞屎白赤豆秫米各二錢末水下分三服○妬乳乳癰雞屎白炒研酒服一匙乳頭破裂全方○金銀中毒已死雞屎半斤水淋取汁飲之可生○小兒心痛白毛烏骨雞屎焙松脂製各五錢末葱白汁丸梧子大黄丹爲衣每醋湯服五丸忌生冷硬物三服效○陰毒腹痛雞矢烏豆地膚子各一兩乳髮一團全炒烟起入好酒一椀浸之去滓熱服○縊氣未絶雞屎白如棗大酒煎灌口鼻○內癰沫成伏雞屎水和服消瘀滅痕猪脂三升飼烏雞一隻三日後取屎同白芷當歸各一兩煎十沸去滓入鷹屎白

半兩末

傳日二

雞子黃雌雞良甘平鎮心益氣、安胎止驚、安五臟、開喉音、暖水臟、縮小便、治賊風麻痹、耳鳴耳聾、男子陰囊濕痒、婦人白帶陰瘡、妊娠天行熱病狂走及胎動下血、產後血運、小兒發熱疳痢、醋煮食止赤白久痢及心氣痛、產後虛痢、解野葛胡蔓草毒、多食令腹中有聲、動風氣、小兒痘疹忌食三十六黃雞子一箇連殼燒炭醋一合和服鼻中虫出爲效○小兒疳痢肚脹雞子一枚開小孔入巴豆一粒輕粉一錢用紙包五十重飯上蒸三度去殼研入射香少許糊丸米粒大每食後溫湯下二九。○腋下胡臭雞子二枚煮熟去殼乘熱夾腋下、紛棄三叉路口、勿回顧三次除根○胡蔓草毒卽斷腸草一葉入口、百竅流血、急取鳳凰胎卵係雞子抱未成雛者已成者不用研和麻油灌之吐出毒物乃生稍遲不救○蛛蠍蛇傷

雞子一箇鑿敲小孔合之瘥○解野葛毒已死者撬開口灌雞
子三箇須臾吐出野葛乃生、○子死腹中、用三家雞子各三枚
三家水各一升三家鹽各
一撮同煮令婦東向食飲
卵白　甘微寒、治目熱赤痛心下伏熱、煩滿咳逆、小兒下。瀉、婦
人產難、胞衣不出、並生吞之醋浸一宿服消黃疸、解大煩熱產
後血閉不下、取白一枚入醋少許攪服調赤小豆末、塗一切熱
毒丹腫腮痛冬月取新者、生酒漬之封七日取出每夜塗面去
䵟䵴皻皰產後血運、身痙直口目向上牽急不知人取雞子清
一枚以荊芥末二錢調服即安屢效烏雄子尤良○
時行發黃醋酒浸雞子一宿吞其白數枚效○湯火傷灼雞子
白和酒調洗則易生肌忌發物○頭髮垢膩雞子白塗少頃洗
去光澤不燥○蟯蟲攻心口吐清水、雞子一枚去黃納好漆入
雞子殼中和合仰頭吞之蟲即出○面生皰瘡雞子以陳醋浸

三日待軟。取白塗之

卵黃、甘溫、補陰血、解熱毒、治下痢、療疝氣、和諸藥、能補形、與阿膠同功。醋煮治產後虛痢、小兒發熱、煎食除煩熱、鍊過治嘔逆、和常山末等分丸、竹葉湯下、治久瘧。生吞之治卒乾嘔、及小便不通。○湯火傷瘡、雞子黃炒取油、入鉛粉攪勻、掃三五日、永除瘢痕。○杖瘡已破、雞子黃熬油搽、天泡水瘡同方、及消滅瘢痕、耳疳出汁、鼠瘻已潰、俱同方。○妊娠胎漏、血下不止、盡則子死、雞子黃十四枚、酒二升、煮如餳服、立瘥。○赤白下痢、雞子黃一枚、胡粉減半、調煅炭、每酒服一錢。○子死腹中、雞子黃一枚、姜汁一合、和服、當下。○小兒癎疾、雞子黃、乳汁攪服、數服自定。○小兒頭瘡、雞子黃熬取油搽、油鉛粉和搽。○腳上臭瘡、雞子黃一枚、炒取油、黃蠟一錢、溶化塗。○亂髮膏、治孩子熱瘡、煮熟雞子黃五枚、亂髮如雞子大、入鉄銚中、全熬髮焦乃液出、椀盛塗瘡上、以苦參末粉之。○妊娠下痢絞痛、烏骨雞子一枚

開孔，去白，入黃丹一錢在內，勻厚
帋包泥固，煨乾末，每米飲服三錢、

卵殼中白皮　治久嗽氣結，同麻黃、紫菀服，立效、仙傳外科有
誤割舌已垂未斷，以雞子白皮袋之，摻止血藥於舌根，血止，以
蠟化蜜調和傅，敷雞子皮上，三日接住，乃去卵白皮，只用蜜
蠟勤敷七日，全安。用雞子殼皮者，取其軟薄，護舌而透藥也。蘇
按，取鏺皮法，用醋浸雞子一宿，其皮自脫，殼易取○咳嗽日久
雞子白皮炒十四枚，麻黃三兩，焙末，每飲服一錢
○風眼腫痛，雞子白皮、枸杞根皮等分，末，吹鼻中

廚雞湯　治消渴飲水無度，用湯濾過，澄清服，神效。鄉上雞服
作痛，剝去皮，用湯洗之○

抱出雞卵殼混沌池○鳳凰蛻○治傷寒勞復，炒黃末、熱湯服、取汗愈○治反
胃，酒服二錢，研末磨障翳，燒灰油調塗癬、瘡及小兒頭身諸瘡

小便不通 抱雞子殼、海蛤、滑石等分末、每米飲服半錢○頭瘡白秃 雞子殼七箇炒研油調傳○頭上軟癤 雞卵殼炒黃末、入輕粉少許、清油調傳○耳疳出膿 雞卵殼炒黃末油調灌入、痛即止○玉莖下疳 雞卵殼炒研油調傳○外腎癰瘡 抱出雞卵殼焙黃、連、輕粉共末、鍊過香油調塗日二

雉 野雞 酸微寒、補中益氣力、止瀉痢、除蟻瘻、春夏有毒勿食、秋冬宜之、多食發痔瘡及瘡疥、脾虛下痢 日夜不止、野雞一隻如食法入橘皮、葱椒和五味作餛飩空心煮食○產後下痢 雉一隻作餛飩食○消渴飲水小便數 野禽一隻五味煮熟食肉飲汁

嘴 治蟻瘻○ 屎 治久瘧 久瘧 雉屎、熊膽、五灵脂、常山等分末醋丸豆大、發時水服一丸、

腦 塗凍瘡○ 尾 燒灰和麻油調傳天火丹毒

鷸雉、山雞、山雉 肉 甘平有小毒、炙食補中益氣、作羹臛食治五臟氣喘

不得息。誌曰：久食發痔，和蕎麥食生肶虫，忌葱豉。時珍曰：山雞有四種，名同物異，似雉而尾長三四尺者，鸐雉也，似鸐而尾長五六尺，能走且鳴者，鶡雉也，其二則鷩雉，錦雞也。鸐鸐皆勇健，自愛其尾，不入叢林，雨雪則嚴伏木栖，不敢下食，往往餓死。

鷩雉 錦雞 肉、甘溫微毒，食之令人聰慧，養之禳火灾。

鷓鴣 越雉 肉、甘溫，利五臟，益心力、聰明，治嶺南野葛、菌子毒，生金毒，及溫瘧久病欲死者，合毛熬酒漬服之，或生擣汁服，蠱氣欲死，酒服。頌曰：令江西、蜀、夔皆有，形似母雞，頭如鶉，臆前有白點如真珠，背毛有紫赤浪交。時珍白、性畏霜露，早晚稀出，夜栖木葉蔽身，多對啼，鳴行不得歌，好潔、人以黐竿粘，或媒誘取。又生江南，鳴鉤輈格磔，不作此鳴者非。

竹雞 肉、甘平，殺虫，治野雞病，煮食。時珍曰：多居竹林，形比鷓鴣差小，褐色多斑赤紋，其性好

啼見其偶必鬪捕者以媒誘網之諺云家有竹雞啼白蟻化爲泥好食蟻亦辟壁虱南人呼爲泥滑滑因其聲也

鶉　肉甘平益中續氣補五臟實筋骨耐寒暑消結熱。下大腹鼓脹和小豆生姜煮食。止瀉痢酥煎食令人下焦肥小兒患疳及痢下五色旦旦食之效。時珍曰鶉大如雞雛頭細無尾毛有斑點雄者足高雌者足卑畏寒人能以聲呼取之畜養令鬪搏或云蝦蟆所化終以卵生炙食肥美四月以前不堪食忌猪肝

鴿　勃鴿白毛良　肉鹹平調精益氣解諸藥毒及人馬久患疥食之立愈。惡瘡疥癬風瘡白癜癧瘍風炒熟酒服雖益人食多恐減藥力宗奭曰鴿毛最雜惟白毛入藥凡鳥皆雄乘雌此獨雌乘雄其性最淫處處人家畜之亦有野者與鳩爲匹偶。消渴飲水白鴿一隻切小片以酥煎含嚥。預解痘毒每至除夜以白鴿煮炙飼兒仍以毛煎湯浴則出痘稀

血。解諸藥毒、百蟲毒。
卵 解瘡毒、痘毒。預解痘毒，小兒食之不出痘，縱出亦稀，白鴿卵一對，入竹筒封，置厠中半月取出，以卵白和辰砂三錢，丸菉豆大，每服三十丸，三豆飲下，毒從大小便出。

左盤龍 鴿屎，野鴿尤良 辛温，微毒，炒服消腫殺虫。治腹中痞塊，消瘰癧諸瘡，破傷風及陰毒腹痛垂死人，馬瘡疥，炒研傅之。其屎皆左盤，故名。 婦人帶下排膿，野鴿糞一兩，炒微焦，延胡炒一兩，赤芍、青木香各半兩，柴胡三錢，白朮一錢，射香二分，為末，每温酒服一錢，膿盡止服，後服補子臟藥。○破傷中風，野鴿糞、魚鰾、姜蠶炒各半錢，雄黃一錢，末，蒸餅丸梧子大，每温酒下十五丸。○陰症腹痛面黃垂死，鴿屎炒末，熱酒服一錢，冷氣心痛全方。蛸虫腹痛全方，飲服。○項上瘰癧，左盤龍炒末，飯丸梧子大，每米飲下三十丸。○頭瘡白禿，鴿糞燒末，傅先以酸米泔洗。○反花瘡毒，初生惡肉如米粒，破之血出，肉隨生，反出於外，鴿屎

炒末傳、溫漿水洗之。○鷺掌風

鴿屎、白雄雞屎炒研、煎水日洗

雀（瓦雀 麻雀）肉甘溫、冬三月食之、起陽道、令人有子、壯陽益氣、益精髓、暖腰膝、縮小便、續五臟不足氣、宜常食、勿停輟。○補益老人、治老人臟腑虛損陽氣之弱、雀五隻如常治、粟米一合、葱白十莖、先炒雀熟、入酒煮少時、入粟葱作粥食。○心氣勞傷、恐變諸症、雄雀一隻取肉炙、赤小豆一合、人參、茯苓、北棗肉、紫石英、小麥各一兩、紫菀、遠志、丹參各半兩、炙甘草二錢半、共末、每服三錢。○腎冷偏墜疝氣、雀三枚去毛腸勿洗、小茴三錢、胡椒一錢、砂仁、肉桂各二錢、勻入雀三枚肚內、濕紙重煨熟、空心食、酒下。○赤白痢、臘月取雀去腸肚毛、勿洗、以巴豆仁一枚入肚內、餅固煨、末以酒化黃蜡和丸梧子大、每服二十丸、紅痢甘草湯下、白痢干姜湯下。○內外目障、治目昏生翳、遠視黑花及不見物、雀十隻去毛翅足嘴、連腸胃骨肉搗爛、磁石煆醋淬七次水飛、神麴用青鹽炒、蓯蓉酒浸炙各一兩、兎絲子三兩酒炒、末蜜丸梧子大、每鹽酒湯下二十丸

雀卵　酸溫益男子陽虛療女人血枯益精血除疝瘕和天雄兎絲子丸酒下治男子陰痿不起强之令熱多精有子女子帶下便溺不利主下氣五月取之　肝　治腎虛陽弱

頭血　治雀盲。弘景曰雀盲乃人至黃昏時患目不見加雀目夜盲也日取血點之

腦　綿裹塞耳治聾又塗凍瘡張子和凍瘡方取臘月雀腦燒炭塗油調亦可

喙及脚脛骨　小兒乳癖每用一具煮汁服或燒灰米飲服

雄雀屎白丁香雀蘇　苦溫消積除障磨翳潰癰除疝瘕療齲齒通咽塞口噤女人乳腫瘡瘍中風風虫牙痛女子帶下溺澁不利和蜜丸服治癥瘕久痼諸証及治腹中痃癖伏梁諸塊和干姜桂

合艾葉丸、服之能令消爛、和天雄干姜、服能強陰、大肥悅人。急黃欲死者、湯化服之立甦。癰癤不潰者、點塗即潰。和首生男孩乳、點目中胬肉及赤脈貫瞳子、即消神效。○日華曰凡鳥左翼掩右是雄雄雀屎形尖挺直臘月采去兩畔附着者鉢中研細以甘草水浸一夜去水暴干用○目中臀瞖白丁香研和人乳點○風虫牙痛雄雀屎綿裹塞孔中日二○咽喉噤塞雄雀屎末溫水調灌半錢○破傷風白痂無血者殺人白丁香末熱酒服半錢○喉痹乳蛾、白丁香十顆沙糖和作三丸綿裹、每以一丸含嚥、即時愈

巧婦鳥、鷦鷯、黃脰雀。肉、甘溫、炙食甚美、令人聰明。○時珍曰巧婦鳥生蒿木間居藩籬上似雀而小灰色有斑聲如吹噓喙如利錐取毛茸毛毳爲窠大如雞卵繫以麻繩懸於樹上人畜馴教其作戲

窠　治膈氣噎疾、取一枚燒灰、酒服、燒烟熏手、令婦巧蠶。

本草綱目易知録　卷五

燕 肉、酸平有毒、出痔虫、瘡虫、弘景曰、燕有兩種、紫胸輕小者是越燕、不入藥、斑黑而聲大者、是胡燕入藥、胡燕作窠、長能容二疋絹者、令人家富、其肉勿食、損人神氣、入水爲蛟龍所吞、亦不宜殺之

卵黃 治卒水腫、每吞十枚。

屎 辛平有毒、治蠱毒鬼疰、逐不祥邪氣、破五癃、利小便、熬香用之、殺痔虫、去目翳、治口瘡、瘧疾、作湯浴小兒卒驚。解蠱毒、燕屎三合炒、獨蒜頭十枚去皮、和搗丸豆大、每服三丸、蠱隨利出。○石淋痛、燕屎炒末、冷水調五錢、旦服、下午當尿石下。○厭瘧法、燕屎一盃、發日平日酒煎一盃、令病人吸氣、勿入口。○止牙痛、燕屎丸梧子大、於疼處咬之、即止。

燕窩、徐補 甘淡而平、氣薄味厚、可升可降、養臟汗、滋臍腎、入胃經、爲清虛滋補肺氣之妙品。肺主朝百脈、胃爲水穀海之

五勞七傷，虛咳喘促，吐衄煩躁，痿痺骨蒸，噎膈反胃，小兒痘疹。凡肺胃弱，則清肅之氣失於宣布，故又治崩帶遺精，痔漏腸紅，五淋黃疸，消渴便閉，及補諸虛不足。然此物質薄，須按日常服，自有功效。若飲其汁而不食其滓，或食旬日而止，則冀其奏功難矣。便溏及虛寒者慎用。凡藥按此係海燕冬間結窠海島，羅布禦寒，伏氣其中，口內流涎，旋繞周密，至春飛去。近海居民負至廈門，分販廣閩。市人用缸漂浸揀擇，分上中下三等以售。但此物係有情精氣所化，非比草木無情。凡勞傷胃氣虛，難運藥及不能受峻補者最宜。然其力和緩無汁，須壅爛食良。

石燕 土燕 肉甘暖。益氣壯陽，添精補髓，暖腰膝，潤皮膚，縮小便，禦風寒嵐瘴疫氣。讀曰：石燕在乳穴石洞中，似蝙蝠，口方，食石乳汁，冬月采可食，餘月治病。服法：用石燕二七枚

和五味炒熟以酒一斗浸三日每夜卧時飲一二
盃甚補令人健力葆按石燕有二種其一詳石部

蝙蝠 伏翼 肉鹹平入厥陰經通五淋利水道能明目夜視有精光
久服令人喜樂媚好無憂治目瞑痒痛久咳上氣久瘧瘰癧及
金瘡內漏女人生子餘疾帶下病無子小兒魃病驚風。久咳上氣一二
十年諸藥不效蝙蝠除翅足燒末米飲服○久瘧不止蝙蝠一
枚炙蛇蛻一條燒蜘蛛一枚去足別甲一枚炙射香半錢末蜜
丸豆大每酒服五丸○小兒驚癇發蝙蝠一枚入硃砂三錢
腹內煆末空心白湯下分六服○小兒慢驚及天弔夜啼蝙蝠
一箇去腸翅炒焦人中白全蝎焙各一錢射香一分末煉蜜丸
豆大乳汁下五丸○多年瘰癧不愈蝙蝠一枚猫頭一箇俱撒
黑豆鍋煆去豆爲末麻油調傳內服連翅
湯○婦人斷産蝙蝠一箇煆末酒酵下

腦 塗面去女子面皰服之令人不忘

血及膽　滴目令人不睡夜中見物。

夜明砂蝙蝠屎　黑砂星辛寒入肝經血分活血消積、明目除瘧。定驚悸下死胎療疳積、消瘰癧。治面癰腫去面黑皯皮膚洗洗痛腹中血氣破寒熱積聚目盲障翳。以一合投熱酒一升取清汁服治馬撲損痛。炒末拌飯與小兒食治無辜疳病。時珍曰凡用水淘去灰土惡氣取細砂晒乾焙其砂乃蚊眼也。○內外障翳夜明砂末入猪肝批開內水煮食飲汁○青盲不見夜明砂一兩用糯米炒黃色柏葉一兩炙末牛膽汁丸小豆大燈前竹葉湯下五更米飲俱服二十丸又方黃芩等分末米泔煮猪肝汁服半錢。○小兒魃病以紅紗袋盛夜明砂佩。○一切疳毒夜明砂五錢猪精肉四兩瓦瓶煮熟食肉飲汁取下胎毒再用生姜四兩黃連一兩合搗焙末丸豆大每飲下五丸。○風虫牙痛夜明砂吳茱萸泡等分蟾酥少許末糊丸麻子大用棉裹二丸含。○聤耳出汁夜明砂一錢射香少許拭淨摻之。○小兒雀目夜明砂炒研豬膽汁丸小豆大米飲下十丸。

五靈脂寒號蟲屎甘溫純陰氣味俱厚入肝經血分辟疫殺虫。治心腹冷氣及傷冷積逼利氣脈女子血行凡血崩過多者半炒半生酒服能行血止血治血氣刺痛止經水過多赤帶下血胎前產後血氣諸痛男子一切心腹脇肋少腹疝氣諸痛血痢腸紅血痺身痛肝瘧寒熱反胃消渴及痰涎挾血成窠血貫瞳子齒疼重舌小兒驚風并五疳五癇癲疾解藥毒及蛇蠍蜈蚣傷。產後血運不知人事五靈脂半生半炒為末每水服一錢如口噤撬牙灌之入喉可活。○產後腹痛靈脂香附桃仁等分末脂糊丸小豆大每陳米湯下五十丸或加神麴。○兒枕痛及血氣刺痛五靈脂研末酒調服二錢。○卒暴心痛五靈脂炒一錢半炮姜三分末熱酒服。○胞衣不下，惡血沖心，五靈脂半生半炒末，酒服二錢。○子腸脫出，五靈脂燒烟熏之。○手足冷麻，屬冷氣血閉疼痛，靈脂二兩，沒藥一兩，乳香半兩，烏頭一兩半，泡去皮，末，水疊丸彈大，每生薑溫酒磨服一丸。○損傷接骨，五靈脂小茴一錢，末，先以乳香末於極痛處傅上，以小黃米粥塗之，乃摻二末於粥上，帛裹，木片夾定，三五日效。○痰血凝結，五靈脂、半夏，與等分，末，姜汁浸，蒸餅丸梧子大，每米飲下二十丸。○重舌脹痛，靈脂一兩，末，醋煎漱。○惡血齒痛，仝方。○毒蛇傷，發昏憒，靈脂一兩，雄黃半兩，末，酒調服二錢，仍調傅咬處。○血漬怪病，凡人目中白珠渾黑，視物如常，毛髮堅直如鐵條，能飲食而不語如醉，名血潰，靈脂末，湯服二錢，漸愈。○心脾虫痛，不拘男婦，靈脂、檳榔等分，末，菖蒲湯調服三錢，先食猪肉數片。○小兒蛔虫，靈脂二錢，青礬半錢，末，每開水服一錢，當吐虫出。○骨節腫痛，靈脂、白芨各一兩，乳香、沒藥各三錢，末，開水和香油調塗。○五痔瀉熱，肚脹，髮焦，不可用大黃、黃芩，傷胃寒。靈脂水飛一兩，胡連五錢，末，雄猪膽汁丸米大，每米飲下二十丸。○欬喇肺脹，皺肺丸，靈脂、胡桃肉各一兩，柏子仁半兩，末，水疊丸小豆大，每甘草湯下二十丸。○血痣潰血，因舊血痣偶抓破，血出一線，七日不止。

研靈脂末摻止

寒號虫（鶡旦）肉甘溫食之補益。時珍曰寒號又名鶡旦其屎名五靈脂乃喉時之鳥五臺諸山甚多其狀如小雞四足兩翅夏月毛采五色鳴曰鳳凰不如我至冬毛落如鳥雛忍寒而號鳴曰得過且過

斑鳩鵓鳩肉甘平明目多食益氣助陰陽久病虛損人食之補氣其性不噎病人宜常食之。

血　熱飲解蠱毒。

屎、聤耳出膿疼及耳中生耵聹和夜明砂等分末吹效。

鳲鳩布穀　肉甘溫安神定志令人少睡　毛詩疏義云鳲鳩大於斑鳩帶黃色不能為巢多居樹穴及空鵲窠穀雨後始鳴夏至後乃止其鳴阿公阿婆割麥種禾仲春鷹化為鳩仲秋鳩復化鷹生三子一為鶚

脚脛骨 令人夫妻相愛五月五日取帶之各一男用左女用右云置水自能相隨也。

鴝鵒八哥 肉甘平治五痔止血炙食或為散飲炙食一枚治吃噫下氣通靈又治老嗽臘八日取醃炙食非此取食不可。

目睛 和乳汁研滴目中令人目明能見霄外之物。

百舌反舌鶷鸛 肉炙食治小兒久不語又能殺虫。易通云百舌能反復如百鳥之音故名其名鶷鸛亦象聲也今俗呼牛屎鸝言其氣臭行則頭俯好食蚯蚓立春後則鳴夏至後無聲

窠及糞 治諸虫咬焙研末塗之

伯勞鵙鴂 毛平有毒治小兒繼病取毛帶之。繼病者母有妊乳兒兒病如瘧痢也他日

相纎腹大或瘥或發時珍曰亦名鬾病鬾乃小鬼之名謂兒瘦如鬼魃大抵亦丁奚疳病諸家論議不一據郭說此即今之苦鳥大如鳩黑色以四月鳴其鳴苦苦又名姑惡人多惡之俗以婦被其姑苦死所化其血塗金人不敢取

踏枝 治小兒語遲鞭之即速語集註令兒速語者以其當萬物不能鳴而此獨鳴之

練鵲 肉甘溫益氣治風疾細剉炒香袋盛酒浸每日取酒溫飲時珍曰練鵲其尾鏑長白練如滑今俗呼拖白練冬春間采食

鸎 黃鸝 黃鳥 肉甘溫助脾補益陽氣虛食之不妬。時珍曰鸎處處有之大如入哥雌雄雙飛毛黃色羽及尾黑色相間眉黑嘴尖青脚立春後鳴音圓滑如織機聲冬月藏蟄入田塘中以泥自裹如卵立春始出

啄木鳥 肉甘酸平追勞虫療風癇治痔瘻及牙疳䘌虫牙燒灰研末納孔中不過三次愈○瘻瘡膿水不止不合啄木鳥一隻鹽泥固煅末每酒下二錢○多年痼疾

取肿月啄木鳥一隻以瓦罐鋪荆芥於底寸厚安鳥於上再以荆芥蓋一寸傾酒三升入內鹽泥固濟煆酒乾爲度取出入石膏二兩鐵粉一兩附子炮一兩龍腦一錢硃砂射香各一分共研末每服一錢先飲溫水數口再以溫酒一盞調服即卧發時又一服服完可愈○治勞取虫啄木鳥一隻活者令餓一日硃砂四兩精肉四兩切勻飼之盡罐盛鹽泥固濟煆一夜取起連罐埋土中二尺次日破開取出銀石器內研末入射香少許和作一服待虫出鉗入油鍋內煎死後服局方嘉禾散一劑而痊

舌　治齲齒作痛以棉裹尖咬之　啄木散治虫牙啄木舌一条巴豆一枚研末每以猪鬃一二莖點少許於牙根上立瘥

慈烏孝烏燕鴉　肉酸鹹平補勞治瘦助氣止咳嗽骨蒸羸弱煮和五味淹炙食之良　時珍曰慈烏北土極多似烏鴉而小多羣飛作鴉鴉聲不擇食可食此鳥初生母哺六十日長則反哺六十日可謂慈孝矣北人謂寒鴉冬月尤甚

烏鴉老鴉　肉酸澁殺虫通經、治瘦病咳嗽骨蒸勞疾、臘月取入瓦
瓶泥固燒炭末、每飲服一錢、又治小兒癇疾及鬼魅五勞七傷、
吐血咳嗽○說曰肉澁臭不堪食只可治病、○五勞七傷吐血咳
嗽烏鴉一隻栝樓瓤一枚白礬少許入鴉肚縫紮煮
熟作四服、○暗風癇疾臘月烏鴉一箇鹽泥固濟瓶中煅取出烏鴉
入硃砂半兩共末每酒服一錢日三十日愈○疝氣偏墜烏鴉
一隻瓶固煅入胡桃肉七枚蒼耳心子七枚末、每空心酒下一錢
半、又方加新生胞衣一具煅匀○經脈不通積血不散烏鴉一
隻去毛尖當歸好墨各一兩延胡炒蒲黃炒水蛭糯米炒焦各
半兩巴猶糯米炒三錢末、每酒服一錢○虛勞瘵疾烏鴉一隻
絞死去毛腸入人參花椒各五錢縫合煮
熟食肉飲湯參椒鴉骨焙末棗肉搗丸服
目精　吞之令人見諸魅研汁注目中夜能見鬼○
頭　治土蜂瘻燒灰傳○　膽　點風眼、紅爛○

心　治卒咳嗽炙熟食之。

翅羽　治從高墜下瘀血搶心面青氣短取右翅羽七片燒研末酒服當吐血便愈鍼刺入肉數片炙焦末醋調傅卽出痘瘡內陷出而復沒臘月取鵝左翅辰日燒灰豶猪血丸芡子大每服一丸豶猪尾血和溫水化服一丸當出

鵲飛駁鳥喜鵲　肉甘平下石淋消結熱燒灰淋汁服去風治消渴疾及大小腸澁并四肢煩熱胸膈痰結婦人不可食腦更甚令相思冬至埋鵲於圊前辟時疫瘟氣凡用俱取雄者爲良弘景曰凡鳥翼左覆右是雄右覆左是雌又燒毛作屑納水中浮者是雄沉者是雌

窠　取多年者燒灰水服療癲狂鬼魅及蠱毒仍呼祟物名號

亦傳瘧瘡良止且燒灰撒門內辟盜其重巢柴燒研飲服治積年漏下不斷困篤者一月取效洞天錄云重巢者連年重產之巢也○小便不禁重巢中草一握燒灰每以二錢蘸微根皮二錢煎湯服

杜鵑　子規　肉甘平治瘧瘡有虫薄切片炙熱貼之虫盡乃止

時珍曰杜鵑出蜀今南方多有狀如雀鷂而色慘黑赤口有小冠春暮則鳴夜啼達旦鳴必向北至夏尤甚晝夜不止其鳴因不如歸去其聲哀切田家候之以興農事惟食虫不能為巢居他巢生子冬月藏蟄

鸚哥　鸚䳇　甘酸溫食之已勞嗽時珍曰鸚䳇出隴蜀滇南交廣近海諸地尤多白鸚哥出西洋

鳳凰臺　辛平安神利血脈治勞損積血驚邪癲癇雞癇發熱狂走水磨服之藏器曰鳳凰雖靈鳥時或來儀候其棲止處掘土二三尺取之狀如圓石白似卵者是也

孔雀 越鳥 肉鹹涼微毒、能解藥毒、蠱毒、時珍曰出交趾食其肉者自後服藥不見效、

血 生飲解蠱毒、太古云孔雀與蛇交血及膽毒人與本文解毒相背猶雉與蛇交時有毒蛇蟄無毒、

屎 微寒、治女子崩中帶下、小便不利、焙服研末傅惡瘡、

尾 有毒、不可入目、令人昏瞖、

鷹 肉食之治野狐邪魅、 嘴及爪 治五痔狐魅、燒末水服、

頭 治五痔、燒灰飲服、又治痔瘻、入射香少許、酥酒和服、治頭風眩運、以一枚燒灰酒服、頭目虛運、鷹頭一枚去毛焙川芎一兩共末酒服三錢、

骨 治損傷接骨、燒灰每酒服二錢、隨病上下、食前食後服、

毛 治斷酒、不飲水煮汁服、即止酒也、

屎白　微寒，有小毒。消虛積，殺勞虫，解食哽，燒灰酒服，治中惡、
去邪惡、傳傷撻、滅瘢痕、搽面皰，下黑黵，奶癖尤治小兒脇下硬如有
物，俗名奶癖，宜溫脾化積，不
可下瀉。鷄屎一錢，陀星一兩，舶硫黃一錢，丁香二十個，末，每服
一分，三歲上服半錢，乳汁或白麵湯下，並不轉瀉，半日取下青
黑物。接服酸石榴皮炙焦半兩，全蠍、木香各一兩，射香半錢，末，
薄酒下一錢，連喫三服，後服補藥。○面皰，鷹屎白一錢，鉛粉半
錢，研，蜜調傳。○滅瘢痕，鷹屎白、僵蠶等分，末，蜜
調傳。又鷹屎白、白附等分，末，醋調傳，瘢滅即止。

鶚

魚鷹　嘴，治蛇咬，燒灰末，酒服一半，半塗咬處。時珍曰：鶚，鵰類
下窟鳥　也，似鷹而毛色
土黃，深目，能入穴取食，謂之窟鳥，翔水上
捕魚食，謂沸波，食鳩生三子，一子爲鶚是也。

骨　功能接骨。後接骨方：鶚鳥一隻，燒炭，古銅錢煅醋淬七次，各
末等分，每酒服一錢，勿多，病在下空心服，在
上食後服，須先用木片夾定損
處乃服此，極效。唐蘭道人方。

鴟雀鷹 䲭雞 鹹平。治頭風目眩顛倒癇疾。時珍曰：鴟似鷹而稍小，其尾如舵，極善高翔，專捉雞雀。然不擊伏阜，不擊胎鷇，握鳩而自暖，至旦而釋，此皆殺中有仁也。○癲癇瘈瘲：鴟頭三枚，鉛丹一斤，爲末，蜜丸豆大，每酒下三丸，日三服。○旋風眩運：鴟頭一枚，炒黃，䕡茹、白朮各一兩，川椒半兩，炒汗出，末，蜜丸豆大，每溫酒服二十丸。

肉。食之治癲癇，消雞肉鵪鶉成積。

骨。治鼻衄不止。取老鴟翅關大骨，微炙研末吹之。

鴟鵂 角鴟 猫頭鴟 肉。治瘧疾。去毛腸，油炸食之。療風虛眩運。煮食之，仍以骨燒末酒服。時珍曰：鴟鵂大如鴟鷹，黃黑斑色，頭目如猫，有毛角兩耳，晝伏夜出，鳴則雌雄相喚，其聲如老人，初若呼，後若笑，所至多不祥，主有人死。

鴞 梟 鵩 肉。甘溫。治鼠瘻。炙食之。風癇噎食。煅服。時珍曰：鴞處處山林有，少美長醜惡狀如母雞有斑文頭鵅鶹目如猫目其名自呼其肉美人多食北方梟鳴人以爲怪南中不忌諱去殺即止性相制也○風癇病神應丹查寶鑑九卷煙神散載醫方大成下册○噎食症取鴞未生毛者一對黄泥固濟煆末每酒服一匙

頭　治痘瘡黑陷臘月取一二枚燒灰酒服當起

目　吞之能令人夜見鬼物

鴆

毛　性善啖蛇有大毒入人腹爛五臟死惟磨犀角服解之

喙　帶之殺蝮蛇毒被蛇咬刮末塗之即愈　時珍曰鴆似鷹而大狀如鴞紫黑色赤喙黑目頸長七八寸雄名運日雌名陰諧運日鳴則晴陰諧鳴則雨食蛇及橡實知木石有蛇即爲禹步以禁之須臾木倒石崩而蛇出其屎着石石爛飲水處有虫吸之皆死惟磨犀角可解

附諸鳥有毒者勿食

凡烏自死目閉　自死足不伸　白烏玄首　玄烏白首
三足　四距　六指四翼　異形異色並不可食食之殺
人

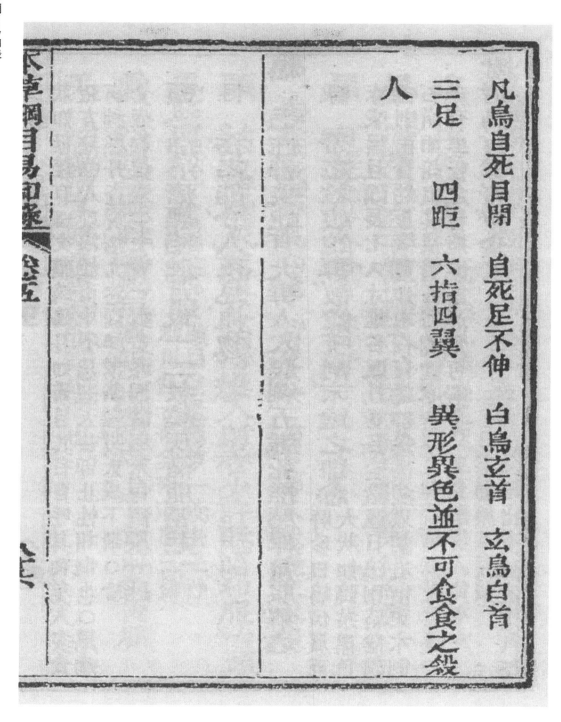

本草綱目易知錄卷

[illegible]

本草綱目詳要目錄卷六

獸部

豭猪脂膏腦髓脊髓血心血尾血心肝脾肺腎胰肚腸洞腸脬膽
臏皮膚脣鼻耳垢舌靨齒骨頰骨豚卵母猪乳蹄懸蹄甲居
毛屎燖猪湯
猪窠中草

狗肉蹄肉血烏狗血心血乳汁脂并脏腦涎心腎肝膽牡
狗陰莖陰卵皮毛齒頭骨頷骨骨屎屎中粟屎中骨

羊肉頭蹄皮脂熟脂血乳腦髓心肺腎羊石子肝膽胃脬脛舌
靨睛筋羖羊角齒頭骨脊骨尾骨脛骨毛鬚髯屎羊胲子

頭蹄鼻皮乳血脂腦髓心腎脾肝肺胃脛膝
黃牛肉　水牛肉胞衣喉靨齒牛角腮角骨蹄中陰莖特牛卵
虀毛口涎鼻津耳垢溺屎黃犢子
脏屎屎中大豆聖虀齝草鼻拳

馬肉乳鬐骨心肺肝腎白馬陰莖駒胞衣眼夜眼牙齒骨頭骨脛
骨懸蹄皮鬐毛尾腦血汗白馬溺白馬通屎中粟馬絆繩

驢肉 頭肉脂髓血乳陰莖駒衣皮毛骨牡驢骨頭骨懸蹄溺屎耳垢　騾肉 蹄屎
駝肉 脂乳駝黃毛屎　酪　酥 犛牛醐　阿膠
黃明膠　牛黃　鮓答　狗寶
雷震諸畜肉　敗鼓皮　氊毛　諸肉有毒
虎骨 威骨肉膏血肚腎心睛虎魄鼻牙爪皮鬚屎　豹肉 脂鼻頭皮　象牙 肉膽睛皮骨
犀角　野馬 陰莖　野猪肉 脂黃齒頭骨膽外腎
豪猪　熊脂 肉掌膽腦髓血骨　羚羊 肉肺膽鼻　山羊
鹿茸 角鹿角膠齒骨肉頭肉蹄肉脂髓腦精血乳骨膽筋靨皮糞胎糞　麋茸 角脂肉骨皮腦
麂肉 皮頭骨　麞肉 髓腦骨心肝　麝 肉 臍香　猫肉 頭骨腦眼睛[illegible]

舌涎肝胞衣　貍肉膏肝陰莖骨　狐肉五臟及腸肚肝膽陰莖頭目鼻皮脣尾口中涎液四足雄
皮毛屎屎
狐屎　豬獾肉膏胞骨　豺狗皮
猨肉膏牙喉腦皮嗉下皮毛屎屎中骨　兎肉血腦骨頭骨肝皮毛頭皮毛皮灰屎敗筆
山獺骨　水獺肝腎膽髓骨足皮毛屎　膃肭臍
牡鼠肉肝膽鼠印脂腦頭目涎脊骨四足及尾皮糞　鼹鼠糞膏　石鼠肚
貂鼠肉皮毛　鼬鼠心肝　刺猬皮肉脂腦心肝膽　獮猴肉頭骨手屎皮
猩猩　狒狒

本草綱目易知錄卷六

婺源心田戴葆元編輯
和州鮑孝光伯熙甫
蕭山任玉琛筱園甫 仝校刊

獸部

豭猪入藥用純黑猳猪 肉酸冷、治狂病久不愈、補腎氣虛竭、療水銀風、并中土坑惡氣、壓丹石、解熱毒、生用、切片貼小兒火丹及破傷風癘、打傷青腫、竹刺入肉。猪之毒在頭、少食而肉亦勿多食、作濕熱、生痰動風疾、閉血脉、弱筋骨、殺藥力、病人忌之。反烏梅、桔梗、黃連、胡黃連、犯之作瀉。禁口痢、臘月猪肉煨熟食。○風狂歌笑行走不休、猪肉一斤、煮熟切和醬食。○解丹石毒、肥猪肉五斤、葱薤各半斤、煮食、必腹鳴、毒下。○魚臍瘡膿而黑、狀狹而長、用臘猪頭燒灰、雞卵白調傅。○濕積而黃腹脹

猪項肉一兩切如泥甘遂末一錢和作丸紙裹煨香食當利下酒布袋而愈

脂膏 甘微寒。潤肺殺虫，利腸胃，通小便，利血脈，生毛髮，破冷結，散宿血，解風熱，除五疸水腫，下咽喉骨哽，及誤吞釘鐵、胞衣不出，酒服自下。去皮膚風，塗惡瘡，作手膏不皴裂，入煎膏藥，主諸瘡，解斑蝥、芫青、諸肝毒。反烏梅。時珍曰凝者為肪為脂釋者為膏為油臘月煉淨歷年不壞○食髮成瘕心腹作痛心中如有虫上下嚙食與油者是也猪脂二斤酒三斤煎三沸服○肺熱暴瘖猪油膏白蜜各一斤煉熟勻冷定不時挑一匙服○代指痛猪脂調白土傅之○口瘡咽痛猪膏白蜜各一斤入黄連一兩合煎去滓每服棗許日五服○雜物入目猪脂煮取水面如油者令患者仰臥去枕用點鼻中不過數度與物俱出○蜈蚣入耳炙猪肪掩耳自出○虫蟻入耳方仝○咽喉骨哽吞脂膏一團不瘥更吞之

腦髓　甘寒有毒。治風眩腦鳴。酒煮服。凍瘡。雜頭塗紙上貼之
皸節易。手足皸裂出血。酒化洗。并塗之。猪屬水畜。腦髓最冷。損
男子陽道。臨房不能行事。酒後尤忌。宜少食之
喉痺已破。瘡口痛。猪腦髓
蒸熟。和人姜醋喫之愈。
脊髓　甘寒。食之補骨髓。益虛勞。和藥丸服。取其骨入骨。髓補
髓義。治撲損惡瘡。塗小兒顱解。臍腫。眉瘡。頸瘡。瘍疥。骨蒸勞傷。猪脊髓一
条猪膽汁一枚。童便一盞。柴胡。前胡。烏梅。胡黃連各一錢。韭白
七根。煎服。三服愈。○小兒顱解。猪牙車骨煎取髓傅之。○小兒
臍腫。猪頰車髓。杏仁等分。研傅。○小兒眉瘡。猪頸骨髓六枚。白
膠香二錢。入銅器熬稠。待冷末。麻油調傅。○小兒頭瘡。猪頰骨
中髓。調作餅。燒香末。先以塩
水洗。傅小兒瘑瘡。肥瘡。全方。

血　鹹平，生血療賁豚暴氣、海外瘴氣、中風絕傷、頭風眩運及
淋瀝。卒下血不止，酒和炒食之，以清油炒食，治嘈雜有蟲。壓丹
石，解諸毒，能損陽氣，服地黃、何首烏、補藥人忌。○交接陰毒腹痛欲死，豭猪血乘熱和
酒飲。○中滿腹脹，旦食不能暮食，猪血不着鹽，曬干末，酒服取
瀉。○杖瘡出血，猪血一椀，石灰七椀，和劑燒灰，再以水和丸，又
燒灰，凡三次，末敷之。○中射罔毒，猪血飲之即解。
○蝦蟆入腹，猪血灌之，飽食，少頃桐油灌之吐出。
心血　調硃砂末服，治急癇癲疾。取其心入心，血導血，引入本
經。又治卒中惡死、癲癇倒僻。○心病邪熱，蕊珠丸：猪心一個，靛花一錢，硃砂一兩，共末，和丸豆大，每
酒服二十丸。○痘瘡黑陷，臘日收豭猪心血，瓶裝乾之，每用一錢，
入龍腦少許，勻酒服，須臾紅活，神效。無乾者，則用生血。○婦人
催生開骨散：猪心血和乳香末，丸如梧子
大，硃砂爲衣，面東酒服一丸，未下再服。

尾血　治痘瘡倒靨、用一匙調龍腦少許、新汲水服。又治卒中
惡死、斷猪尾血與飲、并縛猪股枕之卽活。蛇人七孔、割猪尾血滴入卽出。
心　甘鹹平、補血虛、鎮恍惚、治驚邪憂恚、虛悸氣逆、產後中風、
血氣驚恐、小兒驚癇、出汗、多食耗心氣。心虛自汗不寐、猪心一個破開入人參
當歸各二兩、煑熟去藥、食飲汁。○心虛咳血、沉香末一錢、半夏
七枚、劉入猪心中、以小便濕紙包煨熟、去半夏食之。○產後風
邪、心虛驚悸、猪心一枚、豆豉汁煮食。○急心
痛、猪心一枚、每歲入胡椒一粒、鹽酒煮食。
肝　入藥用子肝　苦溫、補肝明目、治冷勞臟虛、冷瀉久滑、赤白帶下。以
一葉薄批、揾著柯子末炙之、再揾再炙、盡末半兩、空腹細嚼、陳
米飲下猪肝虛浮腫、小兒驚癇。切作生、以薑醋食。治脚氣、當微

瀉。若先利，勿服。延壽書云：猪臨殺，驚氣入心，絕氣歸肝，不可食。○女人陰痒，炙猪肝納入，當虫出。
愈。○休息痢疾，獖猪肝一具，切片，杏仁去皮一兩，於砂鍋內一重肝，一重杏仁，入童便二升，文火煎干，取食。○身面浮腫，生猪肝一具，細切，醋洗，入醋蒜食，忌鹽，腫自消。起全方。○目難遠視，肝虛，猪肝一具，切片，葱白一握，去皮，用豉汁作羹，待熟，入雞子三箇，食之。○中虫腹痛，猪肝一具，蜜一兩，炙干，分二十服，或九服。○牙疳危急，猪肝一具，煮熟，蘸赤芍末，任意食後，服平胃散數貼愈。

脾（俗名聯貼）澁平。治脾胃虛熱，同橘紅、人參、生姜、葱白、陳米，煮粥食之。思邈曰：凡六畜脾，人一生莫食之。○脾積痞塊，猪脾七箇，每箇以針刺爛，皮硝一錢擦之，七箇並同。瓷器盛，七日，鐵器焙干，水紅花子七錢，全搗末，酒調下。病起一年者，一服；十五年者，三服斷根。○瘧發無時，胡椒、吳茱萸、高良姜各二錢，末，以猪脾一條作膾炒熟，一半滚藥，一半不滚，以墨記定，並作脛肫煮熟，有藥者吞之，無藥者嚼之，一服即效。

肺　甘微寒、補肺、療肺虚咳嗽、以一具切片、麻油炒熟、同粥食。又治肺虚咳血、水煮蘸苡仁末食。○葆按治病食須水煮去白沫、挑筋膜洗淨淡喫

腎（腰子）鹹冷、補虚壯氣、理腎氣、通膀胱、補水臓、煖腰膝、消積滞、除冷痢、治耳聾、止消渴、療腎虚腰痛、卒然腫滿、婦人赤白帶下、産後蓐勞虚汗、下痢崩中。然久食冷精、反傷腎、令無子。○遺精多汗夜夢鬼交、猪腎一枚、切開去膜、入附子末一錢、紙裹煨熟、空心食、酒下。○腎虚陰痿羸瘦精衰、猪腎一對、切片、枸杞四兩、豉汁一盞、利椒鹽煮食。○腎虚腰痛、腰子一枚切片、以椒鹽醃去腥水、入杜仲三錢末內、荷葉包煨食、酒下。○閃肭腰痛、治法同上法、以甘遂換杜仲。○卒然腫滿、猪腎一枚、批開、入甘遂末一錢、紙裹煨熟食、小便利效、否再作服。○傳尸勞瘵、猪腎一對、童便二盞、酒一盞、瓦瓶盛泥封、微火煮自戌至子時止、取開、飲汁食腰子、數服效。○産後蓐勞及虚汗寒熱、腰子一對、粳米、椒鹽、葱白煮

粥食。○老人耳聾，猪腎一對，葱白二莖，薤白七根，人參二錢，防風一錢，末，煮粥食。

胰腎脂　甘平，微毒。治肺痿咳嗽，痃癖羸瘦。和棗肉酒浸，頓服。潤五臟，通乳汁，療遠年肺氣干脹喘急，及冷痢成虛。一切肺病，咳嗽膿血，以脂藏爐火中煨熟，食後嚥之，良。去皺皰䵟黯，殺斑蝥、地胆毒。胰音夷。時珍曰：又名腎脂，生兩腎中間，似脂非脂，似肉非肉。葆按：係每畜中外垂下數分，靠脂，居人用刀割下。非腎內白膜也。肥則多，瘦則少，乃人畜之命門，三焦發原處。○膜內氣塊，猪胰一具，炙，蘸延胡末食。○遠年咳嗽，猪胰三具，北棗百枚，酒五升，漬之，秋冬七日，春夏五日，去滓，七日服盡。忌鹽。○撥雲去翳，猪胰一枚，配五錢，蕤仁去殼淨仁五分，青鹽一錢，共搗泥，每點少許，效。○赤白癜風，猪胰一具，酒浸，飯上蒸熟食。○唇燥緊裂，猪胰浸酒，搽日三。手足皴裂同方，并傳。

肚　甘微温。猪水畜，胃屬土，取其以胃扶胃之義。補中益氣，培虚損殺勞蟲消積聚癥瘕斷痎瘧虚弱骨蒸勞熱血脉不行消渴噎膈瘡、小兒疳疣黃瘦病、年老脚氣培養胎氣能補虚助氣四季宜食。補虚羸猪肚一具治滑泄、黨参五兩川椒干姜各一兩半葱白七莖粳米半升入納縫定煮食、。水瀉不止猪肚一具入蒜煮爛納平胃散末三兩同搗泥丸豆大每米飲服三十丸。消渴飲水仲景猪肚黃連丸雄猪肚一個入黃連末五兩花粉白粱米各四兩知母三兩麥冬一兩入内縫定蒸熟搗丸梧子大、每米飲服三十丸。温養胎氣胎至八九月猪肚爲常煮食老人痢疾同方、。虫牙疼痛新殺猪肚尖上涎絹包咬之數次虫盡自愈、

腸　甘微寒潤腸治燥調血痢臓毒解虚渴、止小便數補下焦虚渴去大小腸風熱然性壅滯動氣發疾體弱病人忌、蓀元

洞腸大腸頭廣腸　治腸風臓毒及洞腸挺出血多和藥食取其直達

病所葆元○腸風臟毒臟頭一條洗淨入槐米末填煮爛搗丸
又方用黃連末填煮爛搗丸如梧子大每米飲服三十丸
葆驗方洞腸一條洗淨入槐米四兩黃連一兩吳茱萸一兩合
酒炒水煮爛取起去藥食臟頭加五倍子一兩和前藥焙末鹽
和韭汁丸豆大每空心柿蒂一隻泡汁送三十丸後空心食柿
藥二枚蘿根屢效○臟寒泄瀉臟頭一條洗淨去脂吳茱萸末填
滿縛定蒸熟搗丸梧子
大每米飲送下五十丸

脬尿胞甘鹹寒治夢中遺溺疝氣墜痛陰囊濕痒玉莖生瘡時珍
曰猪脬所主皆下焦病亦以類從爾治一婦病轉脬小便不通
腹脹如鼓數月垂危教以猪脬吹脹以翎管或竹筒安上插入
陰孔捻脬氣吹入即大尿而愈○產後遺尿猪脬猪肚各一具
糯米半升入脬內更以脬入肚內同五味煮食產後尿床夢中
遺溺俱同方○疝氣墜痛猪脬一枚洗入大小茴香川楝子故
紙等分填滿入青鹽一塊縛定酒煮食飲汁其滓焙末酒糊丸
服○消渴無度乾猪脬十箇剪破去蒂燒灰末每酒服一錢○
腎風囊痒猪尿胞火炙鹽酒食○玉莖生瘡臭爛猪脬一箇連

尿去一半留一半以煅紅新磚焙乾入黃丹一錢勻滲之先以葱椒湯洗淨後滲

胆　苦入心而通脉寒勝熱而潤燥仲景治陰盛格陽厥逆無脉佐四逆湯取其寒熱並行不致拒格以療少陰下痢乾嘔之症治傷寒熱渴骨蒸勞極又能明目殺虫○退目赤目翳清心脾而去肝胆之火故又治小兒五疳殺疳䘌止消渴開喉痺通小便○大便不通者以葦筒納入下部三寸灌入立下敷小兒頭瘡塗湯火斑疹入湯沐髮去膩光澤○火眼赤痛猪胆一枚銅錢三箇同置盞內蒸乾取胆丸粟米大安眼内○產婦風癘因出房早經風猪胆一枚梔子油一兩和傅○湯火灼傷猪胆調黃柏末塗○癖瘡出汁巢巢如赤豆剝淨以猪胆塗○喉風閉塞臘月初一取猪胆五六枚不拘大小黃連青黛薄荷姜蚕白礬朴硝各五錢裝入胆内青紙包

將地掘一孔方深各一尺以胆每箇用線札定口留巴以竹篙胆巴内橫懸坑内以物盖之候立春取出待風吹去胆皮青紙研末瓶蜜收每用吹少許神驗

胆皮 曝乾燒灰出火毒點目瞖重者不過數度瘥

膚 甘寒治少陰下痢咽痛張仲景猪膚湯治少陰下痢咽痛胸滿心煩猪膚一斤煎取汁五升入白蜜一升白米粉五合熬香分六服汪機曰猪膚王好古云是猪皮吳綬云是燖猪時刮下黑膚二說不同今攷禮運疏云革是膚内厚皮膚是革外厚皮則以吳說為是取淺膚義

唇 取上唇治凍瘡痛癢煎湯調下椒目末半錢治盜汗

鼻 治目中風翳燒灰水服 耳垢 治蛇傷狗咬塗之

舌 健脾補不足令人能食和五味煮汁食

靨　治項下癭氣，瓦焙研末，每夜酒服一錢。靨音掩，俗名咽舌又名豬氣子在豬喉系下肉團一枚，大如棗，微扁色紅。○癭氣，猪靨七枚，酒熬入瓶中，露一夜，炙食。又開結散，猪靨四十九枚，焙；乳香二錢，硃砂鑵煆二錢，沉香二錢，橘紅四錢，爲末，臨卧冷酒徐徐服二錢，五服見效。除日合之，忌酸鹹油膩。

齒　甘平，治小兒驚癇，五月五日燒灰服。又治痘瘡倒陷，並蛇咬毒、中牛肉毒，俱燒灰，水服一錢。

骨　治中馬肝、漏脯、果菜諸毒，燒灰，水服一匙。　頰骨，燒灰治痘陷，解丹藥毒，煎汁服。治消渴疾猪脊湯：猪脊骨一尺二寸，大棗四十九枚，蓮肉四十九粒，炙草二兩，木香一錢，水五碗，煎汁，渴則飲之。○下痢紅白，臘猪骨燒灰，研末，温酒調服三錢。

豚卵猪石子　甘温，治驚癇癲疾，鬼疰蠱毒，除寒熱賁豚，五癃邪氣

攣縮、產後蓐勞、陰莖中痛、陰陽易病、少腹急痛、用熱酒泡吞二
枚卽瘥。○時珍曰豚卵卽牡猪外腎、牡猪小時、閹去卵、故名豚卵、
濟生方謂之猪石子、三因治消渴、有石子薺苨湯、產後
蓐勞、有石子湯、今人用腰子、誤矣、取時陰乾藏、○驚癇中風、壯
熱鬱發吐舌出沫、豚卵一雙、當歸二分、以卵切碎、入醋酒三升
煮一升、
分服、

母猪乳　甘鹹寒。治小兒驚癇、及鬼毒去來、寒熱五癃、絹濾取
之、及小兒天吊口噤、大人猪雞癇病。○時珍曰、取法須驅猪待豚
將而承之、非此法不得也、原小兒體屬純陽、其驚癇亦生於風
熱、猪乳氣寒、以寒治熱、謂之正治、錢乙云、初生小兒至滿月、猪
乳猶最佳、張煥云、小兒初生無乳、以猪乳代、出月可免驚癇
痘疹、楊士瀛云、小兒口噤不開、猪乳飲之良、月內胎驚、同硃砂
牛乳少許、抹口中良、此法予屢
用驗、○斷酒、白猪乳一升、飲之、

蹄已下用母猪蹄甘鹹小寒、煮食通乳脉、下乳汁、滑肌膚、去寒熱、託癰疽、壓丹石、解百藥毒、煮清汁、洗癰疽熱毒潰爛、及傷撻諸敗瘡、能消毒氣、去惡肉。○洗方、猪蹄煮汁去油、煎藥、○婦人無乳、母猪蹄四枚、煮入土瓜根、通草、漏蘆各三兩、再煮去滓、納葱豉、或作羹、或作粥食、或身微熱、有少汗出佳、未通再作服、驗方、黃芪、白芷、當歸、川芎各三錢、漏蘆、通草、不留行各二錢、薄酒一壺、煎取汁碗許、再用水煎取汁碗許、以前腳母猪蹄二枚洗淨、先用藥水汁煮半乾、漸添薄酒煮極爛、納葱豉和食、肉飲汁、其乳立下、○天行熱毒、攻手足腫痛欲斷、猪蹄一具、以水一斗、葱白一握、煮汁入少鹽漬之。○硇砂損陰、猪蹄一具、浮萍三兩、煮汁半升漬之、冷即出、以粉傅之

懸蹄甲又名猪退鹹平、治五痔、伏熱在腹中、腸癰內蝕、同赤木燒烟熏、辟一切惡氣、○定喘化痰、猪蹄甲四十九箇、洗淨、每甲納半夏、白礬各一字、罐鹽固濟、煅末、入麝香一小匙、每

用糯米飲下半錢○痘瘡入目猪蹄爪甲燒灰浸湯濾淨洗之
○痘瘡生翳半年取效一年外不治懸蹄甲三兩瓦罐固濟煅
蟬蛻一兩羚羊角一錢末每歲一字三歲上溫水送服二錢日
三○小兒白秃猪蹄甲七箇每箇入白礬一塊棗肉一箇燒炭
入輕粉少許末麻
油調搽數次愈

尾　取臘月者燒灰水服治喉痺和猪油調塗赤秃髮落○

毛　燒灰麻油調塗湯火傷留瘢出毒氣則無痕黑猪者良○
赤白崩中猪毛燒炭三錢黑豆
一碗好酒一碗煮一碗調服

屎　味寒治寒熱黃疸濕痺蠱毒天行熱病取一升浸汁服燒
灰服發痘瘡除熱解毒治小兒驚癇○血溺出血不止者取新屎
壓之○葆按予年壯喜飲不無留濕及六旬外初受亦濕挺因冬令
左足脛內側被物觸破成瘡因天嚴寒而藥不捏依舊不

在意失於搽洗而亦不戒酒食詎知因傷引動留濕開春徂秋遍脚水流濕透鞋襪以靛汁調金黃散搽之冬間稍平春至如故經涎三載所幸體健如常所嫌礙於應對偶檢金鑑龍骨散黃臘膏二方甚合賤恙製此傅之應手取效推其功皆猪屎之力也製此送人凡脚疾者皆效故載之○猳猪屎新瓦上煆末二錢龍骨血結赤石脂各三錢輕粉梹榔各一錢共研細末先以麻油二兩入亂髮一團煎化再入白膠香三錢黃臘一兩溶化取起入前末和乘熱攪勻瓶盛用時以竹批挑塗瘡上油紙蓋甚者先以蜂房三錢黃柏大黃黃芩腹皮木瓜白芷各一錢半銀花苓皮各三錢葱三枝煎洗拭乾搽之○小兒陰腫猪屎五升煮熟袋盛乘熱安腫上冷則易○中猪肉毒猪屎燒灰水服○婦人血崩老母猪屎燒灰酒服三錢○十年惡瘡母猪屎燒灰傅○消蝕惡肉臘月猳猪屎燒灰一兩雄黃梹榔各一錢末敷洗○脐疽背爛生腨脛間惡水淋漓經年瘡冷色青黑好肉腫百藥不瘥先以藥蝕去惡肉以猪屎煆末納瘡孔令滿白汁出拭去更傅有惡肉再拭去又傅以平爲度有驗○男女下疳母猪屎黃泥包煆灰末以米泔洗淨搽○赤遊丹猪屎絞汁傅

燖猪湯 解諸毒蟲蠱、產後血刺心痛欲死、及治消渴、俱濾淨溫飲一碗、勿令病人知又洗諸瘡良。

猪窠中草 治小兒夜啼、密安席下、勿令母知

狗

肉、鹹酸、溫屬艮木應婁宿性溫暖、能培脾胃虛寒輕身益氣宜腎、安五臟、補絕傷、暖腰膝壯陽道、益氣力、厚腸胃、補血脈塡精髓、實下焦補五勞七傷、和五味煮空心食。凡食犬勿去血則力減不益人。反商陸、畏杏仁、若體壯多火病後、形衰、俱宜忌戒產婦食令子無聲同蒜食損人。○卒中惡死破白狗搨心上、即活痔漏有虫狗肉煮汁、空腹服能引虫、危氏用熟犬肉蘸藍汁空心食

蹄肉　酸平、煮汁飲、能下乳汁。

血　鹹溫、安五臟、辟諸邪魅。白狗血、治癲疾發作。　烏狗血、治產難橫生、血上搶心、和酒服之。熱飲、治虛勞吐血、解射罔毒。點眼、治痘瘡入目、又治傷寒熱病發狂見鬼、及鬼擊病。○熱病發狂、傷寒溫病熱極發狂、見鬼亂走、取白狗從背破取血、乘熱攤病者胸上、冷乃去、垂死亦活。○鬼擊之病、脇腹絞痛、或吐衄下血、白犬頭取熱血飲。○小兒卒癇、取白犬血飲、并塗身上。

心血　治心痺心痛、和川椒末丸梧子大、每服五丸、日五。

乳汁　治十年青盲、取白犬生子目未開時、用乳頻點、狗子目開即瘥。赤禿髮落、頻塗亦妙。和酒服、能斷酒不飲。

脂并脛白犬良塗手足皴皺、入面脂去䵟䵳、柔五金。

腦　治頭風痺、鼻中瘜肉、下部䘌瘡。被猘犬咬傷、取本犬腦敷之、後不復發。眉髮火瘢不生者蒲灰正月狗腦和敷則生、

涎　治諸骨哽、大腸脫肛、及悞吞水蛭。悞吞水蛭以蒸餅半箇絞出狗涎喫之連食數箇其物自散。○大腸脫肛狗涎抹之自上。○諸骨硬咽狗涎頻滴骨上自下、

心　除邪、解憂恚氣、治風痺、鼻衄、及下部瘡、狂犬咬。

腎　微毒。治婦人產後腎勞如瘧。婦人體熱猪腎體冷用狗腎又食犬上腎為不利人

肝　治脚氣攻心、切片以姜醋微炙食、取瀉、巳瀉者、勿用。同心

膽　鵨塗狂犬咬心風發狂黃石散用狗肝一具批開以黃丹硝石各一錢半研勻擦在肝內用麻縛定水煮熟

細嚼以本汁送○下痢腹痛狗肝一具切入米一升煮粥食

胆 苦平有小毒明目殺虫除積止消渴敷痂瘍惡瘡除鼻齆瘜肉鼻衄聤耳。又能破血凡血氣痛及損傷者熱酒服半個瘀血盡下塗刀箭瘡去腸中膿水痞塊痃積。肝虛目暗白犬胆一枚螢火虫二七枚陰乾末點之○聤耳出膿狗胆一枚枯礬一錢調勻棉裹塞耳內數次差○反胃吐食不拘男婦老少遠年近日五靈脂末狗胆汁和丸龍眼大每用一丸酒磨化服不過三日効○痞塊痃積五靈脂炒煙盡阿魏去砂等分研末黄狗胆汁和丸黍米大空心津嚥三十丸

忌羊肉醋麪、

牡狗陰莖 鹹平補精髓治傷中陰痿不起令强熱大生子除女子帶下十二疾及男子絕陽婦人陰痿、六月上伏日取陰乾百日用。

陰卵　治婦人十二疾，燒灰服。

皮　治腰痛，炙熱黃狗皮裹之，頻用瘥。燒灰治諸風。

毛　治産難、邪瘧，燒灰湯服。頸下毛，主小兒夜啼，以絳囊盛，繫兒背上。尾燒灰，敷犬咬傷。湯火傷瘡，狗毛細剪，以烊膠和毛敷之，痂落即瘥。○葆驗截瘧法：烏狗尾毛剪小團，桃樹枝七個，約寸許，大蒜五瓣，豆豉、胡椒各七粒，共搗泥，分作兩敷。發日五更時，一敷脉門上，男左女右；一敷臍下一寸，俱用巾裹。亥日棄三叉路口，勿回顧。此法無論老弱男婦俱效。

齒　微毒，磨汁服，療犬癇，燒末服，治癲癇寒熱、卒風痱。伏日取之燒，和臘豬脂，敷背及馬鞍瘡、痘瘡倒陷，和人齒燒灰湯服。

頭骨黃狗良　甘酸平，燒灰服，壯陽止瘧，治女人崩帶、久痢、勞痢，和干姜炭苦炒焦爲丸服燒灰傅癰疽惡瘡止金瘡血　頷骨治小兒諸癎諸瘻燒灰酒服産後血亂奔入四肢狗頭骨燒灰酒服二錢赤白帶下仝方○小兒解顱黄狗頭骨炙末雞子白和塗○頭風白屑作痒狗頭骨燒灰淋汁沐之○打損接骨狗頭骨燒炭爲末熱醋調塗暖卧○附骨疽瘡狗頭骨燒烟日熏○鼻中瘜肉狗頭燒苦丁香等分末吹之即化水或加硇砂小許尤妙

白狗骨甘平燒灰米飲服治休息久痢小兒驚癎客忤煎汁同米飲粥食補婦人令有子。燒灰傅諸瘡瘻妬乳癰腫能生肌斂。馬瘡猪脂調敷鼻中瘜産後煩滿不食白犬骨燒研水服○桃李哽咽狗骨煑湯摩頸

白狗屎熱有小毒治疔瘡水絞汁服燒灰服發痘瘡倒陷及霍亂癥瘕止心腹痛解一切毒塗瘰疬徹骨痒猪脂調塗瘻瘡腫

毒疔腫出根。心痛欲死，狗屎炒研，酒服二錢，神效。○魚肉成癥，狗屎五升燒灰，棉裹，於五升酒中浸二宿，三服即便出也，并治諸毒。○漏脯中毒，狗屎燒末，酒服。

屎中粟　白狗良。白龍沙。治噎膈風病、痘瘡倒陷、能解毒也。取粟米法：令犬干餓數日，日用生粟或用米乾飼之，俟其下糞，淘洗粟米令淨用。○噎膈不食，用黃犬者粟米煮粥，入薤白一握，泡熟去薤，入沉香末二錢，和食之。○痘瘡倒陷，用白狗或黑狗者粟米洗淨，末，入射香少許，勻，新汲水服二錢。

屎中骨　治寒熱、小兒驚癇，焙焦服。

羊

肉、苦甘大熱、卦兌屬火、外柔內剛、補中益氣、壯陽益腎、開胃健脾、安心止驚、補益虛寒、利產婦、止虛痛。治風眩瘦病、頭腦大風汗出、虛勞寒冷、五勞七傷。主產乳餘疾、小兒驚癇。忌銅器煮、

和醋食傷人心○時珍曰熱病及天行病瘧疾病後食必發熱致
危妊婦食令子多熱白羊黑頭黑羊白頭及獨
角者並有毒食之生癰葆按羊屬火其肉腥羶所食野草南方
地卑多濕惟冬月食相宜若在三季食多定發脚氣瘡瘍癎疾
○羊肉湯張仲景治寒勞虛羸及產後心腹痛疝痛肥羊肉一
斤水煎汁入當歸五兩黄芪八兩生姜六兩再煑分四服千金
方加芍藥無黄芪○產後虛羸腹痛冷氣不調及腦中風汗自
出羊肉一斤切如常食○產後大虛心腹絞痛厥逆羊肉一斤
煑汁入當歸芍藥甘草各七錢再煑服○崩中垂死羊肉三斤
入生地入兩干姜當歸各三兩煑分三服○補益虛寒精羊肉
一斤碎白石英三兩以羊肉包之外用荷葉裹定於一石米下
蒸熟取出去石英和葱姜作餛飩每日空心米稀飲吞百粒○
老人膈痞不下食羊肉四兩切白麪六兩橘皮末一錢姜汁搜
如常法入五味作臛食○小兒嗜土市中買羊肉一斤令人以
繩繫於地上拽至家洗汛炒炙食
○傷目青腫羊肉煑熟頻熨之
頭蹄白羊良 甘平安心止驚緩中止汗補胃○治五勞骨蒸風眩瘦

疾腦熱頭眩、腎虛精竭○冷病人勿多食、水腫病亦忌之○老人風眩白羊頭一枚煮食○五勞七傷白羊頭一枚及蹄一具洗淨以稻草燒烟熏令黃色、水煎半熟納胡椒蓽茇干姜各一兩慈蔥鼓各一升再煮去藥食日一具七日愈○虛寒腰痛羊頭蹄全具草菓仁四枚桂一兩姜半斤煮入胡椒食

皮　補虛勞、治一切風及脚中虛風、去毛作羹臛食○濕皮臥之散打傷青腫○干皮燒服、療虫毒下血○

脂青羊良　甘熱、生脂煮食、去風毒、治鬼疰、止下痢、脫肛、產後腹中絞痛、塗黑䵟、去遊風○　熟脂肓　潤肌膚、止勞痢、摩飛尸辟濕氣、殺虫、治瘡癬、主賊風痿痹○入膏藥、透肌肉經絡、徹風熱毒氣○下痢腹痛、羊脂阿膠蠟各二兩、黍米二升、煮粥食○卒汗不止、牛羊脂溫酒頻化服○妊娠下痢、羊脂如棊子大十枚、溫酒一升服

○産後虚羸羊脂二斤生地汁四斤姜汁一斤白蜜二斤煎如飴温酒服一杯日三○誤吞釘針羊脂猪脂多食自出○小兒口瘡羊脂煎苡仁根塗○赤丹如疥不治殺人煎青羊脂摩之○婦人陰脱煎羊脂頻塗之

血白羊良鹹平生熱飲下胞衣治卒驚九竅出血産後血攻女人血虚中風及産後血悶欲絶者熱飲一升即活及解莽草毒胡蔓草毒又解一切丹石毒發服地黄首烏補藥人忌○時珍曰此物能制丹砂水銀輕粉生銀砒霜硫黄硇砂乳石鍾乳空青雲母石陽起石孔公孽等毒凡食者覺毒發刺羊血生熱飲一升即解○食蒟吞蛭蛭嗽人臟血腸痛令人黄瘦熱飲生血一二升次早化猪脂一升飲之蛭即下也○誤吞蜈蚣刺羊血灌之即吐出猪生血亦可○大便下血羊血煮熟拌醋食最效○妊娠胎死及胞衣不下産後諸疾刺羊血熱飲一盞俱效○衄血一月不止刺羊血生熱飲即止○夏子益奇疾方凡猪羊血久食則鼻中毛出晝夜長五寸漸如繩痛不可忍摘去復生惟用乳石硇

砂等分末丸臨卧服十丸自落

乳　甘溫潤心肺、益精氣、療虛勞、治消渴、利大腸和小腸氣、補肺腎虛培寒冷虛乏男女中風、心中卒痛、小兒驚癇舌脹口瘡、時時含咽。凡反胃干嘔、老人痞膈、小兒噦啘、宜時時溫服、取其開胃脘潤大腸、枯燥塗漆瘡作痒、解蜘蛛咬毒、蜒蚰入耳灌之即化成水。

腦　有毒、入面脂手膏、潤皮膚、去䵟䵳、塗損傷丹瘤肉刺、勿食。詵曰和酒食迷人心成風疾男子食損精氣少子。○發丹如瘤羊腦朴硝研塗。○足胼肉刺、刺破、酒酢和腦塗。

髓　甘溫利血脉、益經氣、和酒服補血、主女人血虛風悶男子女人傷中陰陽氣不足、潤肺氣、澤皮毛、滅瘢痕、却風熱、止毒。久服、不損人。○肺痿骨蒸，煉羊髓、煉羊脂各五兩，煎沸下煉蜜及生地汁各五合、生姜汁一合，不住手攪，微火熬成膏，每空心溫酒服一匙，或入粥食。○目中赤瞖，白羊髓傅。○舌上生瘡，羊脛骨中髓和鉛粉傅。○白禿頭瘡，生羊骨髓調輕粉末搽，先以米泔洗，一日二次。○痘痂不落，羊胴骨髓煉一兩、輕粉一錢，調稀塗，可滅瘢痕。

心　甘溫。補心、止憂恚膈氣。心氣鬱結，羊心一枚，回回紅花浸水入鹽，徐徐塗心上，炙熟食。

肺　甘溫。補、止咳嗽、去風邪、通肺氣、利小便、行水解毒、主傷中、補不足、治渴、止小便數，同小豆葉煑食之。○說曰三月至五月，其中有虫狀如馬尾，長二三寸，須去之，不去令人下痢。○久嗽肺痿作燥，羊肺一具洗淨，杏仁、柿霜、眞豆粉、眞酥各一兩，白蜜二兩，和灌肺中，水煑食。○水腫尿短，青羖羊肺一具洗，微煉切曝，末，葶藶子一升，陳醋炙，搗爛，蜜丸小豆大，食後麥冬湯下四丸，日三，小便利愈。○解

本草綱目易知録　卷六　七

中蠱毒、羊肺一具、剖開、入雄黃射香等分吞之、○渴利不止、羊肺一具、和鹽豉作羹食、小便頻數、全方○鼻中瘜肉、封干羊肺一具、白术一兩、茯苓、通草、干姜、川芎、各二兩、末、食後米飲服二錢、

腎　甘溫、補腎氣虛弱、益精髓、止小便、壯陽益胃、治腎虛耳聾、消渴、除弱虛損、盜汗、合脂作羹食、止勞痢、合蒜薤食、消癥瘕、五勞七傷、陽虛無力、羊腎一對、去脂、切、茯苓一兩、酒浸洗、除皮、作羹、和葱豉食、正要、治勞傷陽衰、腰脚痛、羊腎三對、羊肉半斤、枸杞葉一斤、葱白一莖、和五味、入米煑粥食、○老人腎硬、係虛寒、內腎結硬、服補藥難入、羊腎一對、杜仲長二寸、濶一寸、煑熟、空心食、令人內腎柔軟、後服補藥、○腸破腸出、以香油抹手送入、煎人參、枸杞汁、溫淋之、喫羊腎、和米煑粥、十日愈、○損接治腰痛、由腎虛、或閃挫、俱效、羊腰子一對、批開、去脂、杜仲、故紙、各一錢半、川椒、青鹽各五分、研粗末、入內、線扎入葱白三莖、酒半壺、豉汁一盞、煑熟、食腎飲汁、將藥曬、研末、分四服、酒下、猪腎亦可、

羊石子（即羖羊外腎） 治腎虛精滑、金鎖丹用之、

肝（青羖羊） 苦寒、補肝、治肝風虛熱、目赤暗痛、熱病後失明、並用子肝七枚、生食、神效、亦可切片水浸貼之、解蠱毒、（思邈曰、合苦筍食病青盲、妊婦食令子多厄。）○翳膜羞明、多淚、肝經熱、青羊子肝一具、竹刀切和黃連四兩、搗丸豆大、食後茶下五十丸、忌鐵器、豬肉。○青盲內障、白羊子肝一具、黃連一兩、熟地二兩、仝搗丸豆大、食後茶服七十丸。○休息痢、五日以上、一二年不瘥、下如泔淀、生羊肝一具切絲、入酒醋中吞之、心悶則止、不悶更服、一日勿食物。○婦人陰䘌作痒、羊肝納之引虫

胆（青羖羊） 苦寒、肝竅於目、胆汁減則目暗、目者肝之外候、胆之精華、凡胆皆能治目疾、而羊胆尤良、取其食百草、入白蜜內蒸之封干研膏、點赤障白翳、爛弦風眼、有效、解蠱毒、療疳瘡、治時行

熱熛瘡、和醋服之、導大便、治諸瘡、能生人身血脈、目爲物傷、羊膽、鯉魚膽各二枚、雞膽三枚、勻、日日點之。○代指作痛、乃五臓熱注、刺熱湯中七度、刺冷水兩度、羊膽塗愈、

胃羊脘胜 甘溫、療反胃、止虛汗、治久病虛羸、小便頻數、作羹食三五瘥、補中益氣、羊肚一枚、羊腎四枚、地黃三兩、干姜、昆布、骨皮各二兩、白朮、桂心、人參、厚朴、海藻各一兩半、甘草、川椒各六錢、爲末、同腎入肚中縫合、蒸熟、搗晒末、酒服一匙。○下虛尿牀、羊肚盛水煑熟、空腹食之、作瘥。○蛇傷手腫、新宰羊肚一箇帶糞割一口、將腫手入內浸、即時痛止腫消。○胃虛消渴、羊肚煑爛、空腹食之。○項下瘰癧、羊肚燒灰、香油調敷。○久病虛羸不生肌肉、水氣在脇下、不飲食、四肢煩熱、羊肚一枚、白朮一升、水煎、分九服、日三、

脬 治下虛遺溺、以水盛入、炙熟、空腹食之、四五次愈、

脂白羊良 潤肺燥、塗諸瘡瘍、人面脂、去䵟䵳、澤肌膚、滅瘢痕、

遠年咳嗽。羊胰三具，大棗百枚，酒五升，浸七日，飲。○婦人帶下。羊胰一具，以醋洗淨，空心蒸食。忌魚肉滑物，犯之則死。

舌　補中益氣。和羊腎、羊皮、菰、糟、薑作羹，肉汁食。

靨即會咽　甘淡溫，治氣癭。時珍曰：癭有氣、血、肉、筋、石五種也，而靨屬肺，司氣，故治氣癭。○項下氣癭。外臺用羊靨一具，去脂，酒浸炙熟，含之嚥汁，日一具，七日瘥。千金用羊靨一具，陰干，海藻、干姜各二兩，桂心、昆布、逆流水邊柳鬚各一兩，為末，蜜丸，芡子大，每含一丸，嚥。雜病治例用羊靨、猪靨各二枚，昆布、海藻、海帶各二錢，洗，焙，牛蒡子炒四錢，為末，搗二靨和丸，彈子大，每服一丸，含化嚥汁。

睛　曝乾為末，點目赤、翳膜。取眼中白珠二枚，煮熟，於細石上和棗核磨汁，點目翳羞明，頗用效。時珍曰：羊眼無瞳，其睛不[illegible]白，豈其神藏內耶。

筋　治塵物入目，嚼爛納眥中，仰臥即出。

羖羊角（青色者良）鹹溫。燒灰久服安心益氣，明目輕身。治漏下、燒青盲、殺虫疥、止驚悸、寒濕痿、百節中結氣、風頭痛、蠱毒、吐血、產後餘痛、小兒癇疾，俱酒服。入山燒之，辟惡鬼虎蛇及山障溪毒。○（風疾恍惚，心煩腹痛，或時悶絕復甦，青羊角屑微炒末，無時溫酒服一錢。○產後寒熱，心悶極脹，羖羊角燒末，酒服一匙。○脚氣疼痛，羊角一副，燒炭末，熱酒調塗，以帛裹之，取汗永不發。○打撲傷痛，羊角錐灰，砂糖水拌，瓦焙焦為末，每熱酒下二錢，仍擦痛處。○赤斑瘭子，身面卒得赤斑或瘭子，腫起不治殺人，羖羊角燒灰，雞子清和塗。）

齒　性溫。治小兒羊癇寒熱。（燒服）

頭骨（已下角羖羊）甘平。治風眩瘦疾、小兒驚癇。（註云：羊頭骨能消鐵，羊角灰能縮錫。）

脊骨　甘熱。補腎虛，通血脉，治虛勞寒中羸瘦，腰痛下痢。（腎虛泄瀉）

羊脊骨一具搥碎、蓯蓉一兩、草菓五枚、去殼、木香、升、葱醬作羹食。○腎虛耳聾、羊脊骨一具炙研、磁石煅醋淬七次、白术、黄芪、炮姜、茯苓各一兩、桂三錢、末、每水服五錢。○虛勞白濁、羊脊骨焙末、酒服二錢。○小便膏淋、羊脊骨燒灰、榆白皮湯服二錢。○洞注下痢、羊脊骨灰水服一匙。○滑瀉成漏、膿水不止、羊羔兒骨鹽泥固濟煅末五錢、入射香、雄黃末各一錢、塡瘡口三日必合。○老人胃弱、羊脊骨一具搥、煎汁二升、入青粱米煮粥常食。

尾骨 益腎明目、補下焦虛冷。虛損昏聾、羊尾骨一條、煮半熟、入葱白五莖、荆芥五錢、陳皮一兩、再煮、取汁、搜麪數兩作索餅、同羊肉四兩煮熟、和五味食。

脛骨 脚胻骨 甘、温。除濕熱、健腰脚、固牙齒、去䵟黯、治虛冷勞損、腰弱、腎虛、不能攝精、白濁、夢遺。煅灰可磨鏡。名醫録云、張女七歲誤吞金鐶子一隻、胸膈痛不可忍、憂惶無措、教以羊脛骨炒黄末三錢、米飲下、次早大便取下而安。又治吞金器、藥驗方、千金子去殼淨肉、貝寶樹椒各二錢韮牛子五錢共研細末先以羊前蹄脛骨一隻用水煮汁二碗去滓用汁送前末分兩次服半淵許當大便瀉另下淨桶中用物撥開其金隨糞下未盡再服此子屢驗故附○擦牙固齒羊脛骨煆一副入食鹽二錢研勻日擦○濕熱牙疼脛骨灰二錢白芷當歸牙皂香附炒炭食鹽各一錢末擦○脾虛白濁過慮傷脾所致羊脛骨一兩厚朴姜汁炒茯苓各一錢末麵糊丸梧子大米飲下五十丸○筋骨攣痛羊脛骨酒浸服○月水不斷羊前左脚脛骨一条紙裹泥包煆棕炭等分每温酒服一錢○皯黔黯陋治人面體黧黑皮厚狀醜羖羊脛骨燒末雞子白和傅以白米泔洗○悮呑銅錢羊脛骨燒灰和粥食○咽喉骨哽羊脛骨灰米飲服一錢

毛　治轉筋醋煮裹脚。

鬚髯羖羊　治小兒口瘡蠼螋尿瘡燒灰和油搽○香瓣瘡生面上耳瘡浸淫水出久不愈羖羊鬚荊芥乾棗各一錢燒炭輕粉半錢末每洗淨清油調搽二三次立愈○口吻瘡方同上

溺。治傷寒熱毒攻手足腫痛欲斷，以一升和鹽豉擣潰。

屎（羊）青殺　苦平，燔之。主小兒泄痢、腸鳴驚癇，煮湯灌下部，治大人小兒腹中諸疾、疳熱、二便不通，燒烟熏鼻，治中惡、心腹刺痛，及熏諸瘡中毒、痔瘻等，治骨蒸彌良。燒灰理聤耳，并署竹刺入肉、及箭鏃不出，淋汁沐頭，即生髮長黑。○領白羊屎納鯽魚腹中瓦煅末塗髮易生并黑○疳痢欲死，羊屎一升，水一升，浸一夜，絞汁頓服效。○小兒泄瀉，白羊屎焙灰，糊納口中。○心氣痛不問遠近，山羊屎七枚，髮一團，燒灰酒服斷根。○妊娠熱病，青羊屎研爛塗臍安胎。○時疾陰腫囊及莖皆熱腫，羊屎、黃柏煎汁洗。○疔瘡惡腫，青羊屎一升，水漬少時，絞汁服。○裹外臁瘡，羊屎燒炭，輕粉少許，末搽。○反花惡瘡，鯽魚一尾去腸，以羯羊屎填滿，燒炭，先以米泔洗搽。○瘰癧已破，羊屎炭、杏仁炭各五錢，研末，豬骨髓調搽。○雷頭風，羊屎焙研，酒服二錢。○慢脾驚風，活脾散，羊屎二十一粒

炮丁香百粒胡椒五十粒末每服半錢用六年東日照壁土煎湯調下。木刺入肉干羊屎燒灰猪脂和塗不覺自出脩鐵入肉方同上

羊胲子　治翻胃病煅存性每一斤入棗肉平胃散末一斤和勻每服一錢空心沸湯調下。此是羊腹内草積塊形圓體輕色青大小如羊桃榛元微

黄牛　肉甘溫卦坤屬土其性順而和緩安中益氣養脾胃壯腰脚止消渴唾涎集註黑牛白頭病死俱有毒忌食。腹中癖積黄牛肉一斤常山三錢同煑食肉飲汁癖自消。腹中痞積牛肉四兩以風化石灰一錢搽上蒸常食自消。牛皮風癬每五更炙牛肉一斤食輕粉酒調搽

水牛　肉甘平安中益氣補虛壯健養脾胃強筋骨療消渴止啘泄除濕氣消水腫水腫尿濇牛肉一斤蒸熟以姜醋空心食。手足腫痛傷寒時氣毒攻手足腫痛欲斷用

牛肉切毀之腫消痛止○白虎風痛寒熱發歇骨節微腫水牛肉一兩炙黃燕窩土伏龍肝飛羅麵各二兩砒黃一錢爲末每少許新汲水丸如彈子大於痛處摩之痛止即取藥拋於熱油鐺中

頭蹄水牛涼、下熱風治水腫。食經云寒冷人勿食蹄中巨筋以其性冷而多食令人生肉刺○水腫腹滿小便澁水牛蹄一具去毛、煮汁作羹食或水牛尾一条煮食

鼻水牛良治消渴同石燕煮汁服治婦人無乳作羹食不過兩日、乳下無限○口眼喎邪以火炙熱於不患喎處熨之即止

皮水牛良洗去毛煮汁羹食、治水氣浮腫小便澁少熬膏良○

乳甘微寒補虛羸、止消渴養心肺、潤皮膚治氣痢、除疸黃潤大腸解蠱毒補益勞損○治反胃熱噦、及病後虛弱、患熱風人宜

帶飲之大善懋此小兒吐乳和蒜煎沸去冷氣痃癖者人煑食有益和米煮粥甚宜。患冷氣人忌。藏器曰水牛乳勝黃牛凡飲乳必煮一二沸停冷啜之生飲令人利熱飲令人壅與酸物相反令人腹結癥塊凡取以物撹之則易得。氣痢時發牛乳半斤蓽茇三錢同煎空腹服。反胃噎膈震亨曰此症多大便燥結宜牛羊乳時時嚥之並服四物湯勿服人乳內有七情之火飲食之毒。補益損勞鍾乳粉一兩袋盛人牛乳一升煎去袋飲乳又方白石英末三斤和黑豆與犊牛食每日與一兩七日取牛乳或熱飲或煮粥食。脚氣痺弱牛乳五升硫黃三兩煮每服一盞或以牛乳五合調硫黃末一兩全煮取乳飲羊乳亦可。肉人怪病人項上生瘡五色如櫻桃狀破則自項分裂連皮剝脫至足名曰肉人常飲牛乳自消。蚰蜒入耳牛乳滴即出若入腹者飲一升即化水。下虛消渴心脾熱下焦冷小便多日飲牛羊乳。重舌出涎牛乳飲之

血　鹹平解毒利腸治金瘡折傷垂死者剖其腹納傷者於牛

腹內、侵熱血中、移時遂甦。煮拌醋食、治血痢便血。誤吞水蛭、令人腸痛黃瘦、牛血飲一二升、次早化猪脂一升飲之、即化蛭出也。

脂黃牛煉用甘溫微毒、治諸瘡疥、白禿、亦入面脂。消渴不止、生栝樓根十斤、切煎去滓、熬入煉淨黃牛脂一合、慢火熬膏、瓶收、每酒服一盃。食物入鼻、介介作痛不出、牛脂一棗大、納鼻中、吸入、脂消則物隨出。腋下胡臭、牛脂和鉛粉塗。走精黃病、面目黃、舌紫黑、爪甲黑者死、牛脂一兩、豉半兩、煎過、棉裹烙舌、去黑皮一重、濃煎豉湯飲之、即瘥。三十六黃方、

腦 甘溫微毒、治風眩消渴、脾積痞氣、潤皴裂、入面脂用。集註水牛黃牛俱良、凡牛熱病死者勿食、腦令人生腸癰。吐血咯血、五勞七傷、水牛腦一枚、塗紙上陰乾、杏仁去皮、胡桃仁、白蜜各一斤、麻油四兩、同熬乾為末、每空心酒服一匙。偏正頭風、不拘遠近、諸藥不效、白芷、川芎各三錢、末、以黃牛腦用末搽上、瓷器

或加酒頓熟乘熱食之盡量一醉醒則病失。脾積痞氣黃牛腦一箇去皮筋擂爛皮硝一斤蒸餅六箇共搗晒乾為末糊丸梧子大每空心酒下三十丸。氣積成塊牛腦子一箇去筋雄雞肫一箇連黃皮酒浸一宿入木香沉香砂仁各三兩皮硝一秤杵千下入銅鍋焙乾再入輕粉三錢共末每服二錢空心燒酒服日三服

髓黃水牛俱宜煉甘溫補中潤肺益精補腎澤肌悅面填骨髓安五臟平三焦止瀉痢去消渴續絕傷益氣力平胃氣通十二經脉以服增年俱宜酒燉服治瘦病和地黃汁白蜜等分煎服皴手足皴裂擦折傷損痛。補精潤臟壯陽助胃煉牛髓胡桃肉杏仁去皮各四兩共搗泥山藥末半斤煉蜜一斤同搗成膏瓶盛湯煮一日每空心服一匙。勞損風濕陸抗膏牛髓羊脂各二斤白蜜姜汁酥各三斤煎三上三下令成膏隨意溫酒和服蔬製加減天真二仙丸治詹摠我劉賊被炮子傷穿足脛雖已平復遞年傷處發損痛用羯精羊肉四斤地黃天冬

黨參、當歸、各一斤。先將羊肉酒煮半時。去汁。和地黃四味。以長流水煮二時。取汁。再煮。如此三次。以羊肉溶化爲度。去滓。以三次汁新布濾過。入銅鍋熬成稀膏。入鹿膠四兩。龜膠虎膠各二兩溶化。取起聽用。先以黃芪六兩。茯苓八兩。酒浸一宿。去甲切片曬。山藥、枸杞各五兩。附片。廣皮。砂仁。杜仲。牛膝。狗脊。茯神。木瓜。萆薢。各三兩。共搗粗末。以羯羊脛骨髓全具。雄水牛脛骨脊髓全付。鍊淨。和粗末。攪焙乾。共研細末。入安邊桂一兩二錢。研末和勻。諸藥末將前膏頓熱和末。入石臼內杵千下。如不沾。少加紹興酒再杵。丸如梧子大。每早臨臥酒下二錢。忌敗血雞魚芥姜。

心 黃牛 良 補心治虛忘。

腎 水牛 良 益精補腎氣。治濕痺。

脾 黃牛 良 補脾治痔瘻。臘月淡煮。常食和朴硝脯食。消痞塊

肝 水牛 良 補脾明目。治瘧及痢。醋煮食之。婦人陰蝕。納之引虫

肺 水牛 良 補肺。洗淨去筋膜。水煮淡食。治久嗽。 葆元

胃黃水牛　甘温。解毒、補五臟、養脾胃、調中益氣。醋煑食之。蝦蛇牛蒡俱良

牛肚細切，水煮食之，取汗即瘥。

膍一名百葉　治熱氣水氣及痢、解酒毒藥毒、丹石毒發熱。同肝作生，以姜醋食之。時珍曰：牛羊食百草，其胃有膍有肚有蜂窠，與他獸異也。肚即胃之厚處

膽黃牛青牛良　苦，大寒。殺蟲、除黃、益目睛、塗癰腫、止下痢、除心腹熱渴及口焦燥。臘月釀槐子服，能明目、治疳濕，彌佳。釀黑豆百日取出，每夜吞一枚，鎮肝明目。釀南星名膽星，治驚風有奇功、化熱痰亦捷効。穀疸食黃牛胆汁一枚，苦參三兩，胆草一兩，末，蜜丸梧子大，每姜湯下五十丸。○痔瘻出水，牛胆、猬胆各一枚，鉛粉三兩，射香一分，研入二胆汁勻，仝入牛胆中，懸風處四十九日，取出丸如大麥粒，以紙撚送瘡孔中，有惡

涎流出愈。男子陰冷，以食茱萸納牛胆中百日，合乾，每取二七枚，嚼納陰中，良久如火熱。

胞衣　治臁瘡不斂，取一具煆炭研末搽。

喉水牛　治小兒呷氣、療反胃吐食，取一具，去膜及兩頭，逐節以醋浸炙燥、燒存性，每米飲服一錢，神効。

靨　煮食治喉痺氣癭，古方多用之。

齒　治小兒牛癇，煆末服。固牙法：牛齒三十六枚，煆末，每用二錢煎熱含漱，齒有損動者末揩。

牛角腮　苦溫。腮乃角之精，厥陰、少陰血分藥，燔之酒服消水腫、下血、閉瘀血疼痛。燒之則性澁，能止血，治大腸冷痢、水瀉便血、婦人血崩、赤白帶下，煆末，醋調傅蜂蠆螫瘡。集註：此即角中堅骨，水牛、黃牛俱可。久在濕土爛白者亦佳。孫按：子姪幼時因病後頭生臘梨瘡，極浸淫流水，諸藥不效，延纏數年。越以牛角腮燒炭研末，麻油調搽，先以米泔洗，半月而愈。○赤白帶下，牛角腮炭、附子、鹽水浸七次，去皮，等分末，每空心酒服二錢。○大便下血，牛角腮炭，豉汁服二錢。○大腸冷痢，牛角腮炭飲服二錢。○痔疾鼠乳，牛角腮炭酒服。

角　苦寒。水牛者，燔之，治時氣寒熱頭痛；煎汁，治熱毒風及壯熱。燒灰酒服，治血上逆心、煩悶刺痛及下石淋、破血。黃牛者，治喉痹腫塞欲死，燒灰酒服一錢。療小兒飲乳不快似喉痹者，取燒灰塗乳上，令嚥下，即瘥。赤禿髮落，牛角、羊角等分燒灰，豬脂調塗。

骨　甘溫。燒灰服，治吐血、鼻紅、崩中帶下、腸風瀉血、水瀉、邪瘧。臘豬脂調塗，治疳瘡蝕人口鼻有效，亦塗鼻中生瘡。

蹄甲青羊夏燒灰水服、治牛癎、及婦人崩中漏下赤白。研末貼瘡止小兒夜啼、煅末麻油調傅。玉莖生瘡、桐油調傅。臁瘡脛爛、卒發不寤、以青羊蹄或馬蹄臨人頭上即活。○損傷接骨、牛蹄甲一箇、乳香沒藥各一錢、為末入甲內燒灰、以粟米粉熬和成膏敷之。○牛皮風癬、牛蹄甲、驢糞各一兩、燒炭末、油調、瓜破敷之、數日愈。

陰莖黃水牛俱良治婦人漏下赤白無子。

牯牛卵囊　治疝氣、取一具煮爛、入小茴香、鹽少許、拌食。

毛　臍毛、治小兒久不行。耳毛、尾毛、陰毛、並通淋閉。卒患淋閉、牛耳中毛燒半錢水服、尾毛亦可。○小兒石淋、特牛陰頭毛燒灰、漿水服半匙、日再。○邪氣瘧疾、黑牛尾燒末、酒服一匙、日二。

口涎　治反胃嘔吐、日水服二匙、終身不噎。吮小兒治客忤、治小兒霍亂灌一合即止。治喉痺口噤，大蒜少許，嚼服一盞。法以取涎，水洗牛口，用鹽塗少頃即出。或荷葉包牛口，使耕力乏，涎出取之。○噎膈反胃，用糯米末，以牛涎拌作小丸，煮熟食。危氏方用牛涎一盞，入麝香少許，銀盞頓熱，以帛繫束胃脘，令氣喘解開，乘熱飲之，仍以丁香汁入粥內食。○小兒流涎，取牛涎塗口中及顋上自愈。小兒口噤，全方。○損目破睛，牛口涎頻點，避風，黑睛破亦瘥。○身面疣目，牛涎塗自落。

鼻津　小兒中客忤，水和少許服。又塗小兒鼻瘡及濕癬。

耳垢　治癰腫未成膿，封之即散。疳瘡蝕鼻，生瘡，及毒蛇螫人，並傅之。疔瘡惡腫，耳垢敷之。○臍濕出水不止，烏牛耳垢傅。○鼻衄不止，牛耳中垢、車前子等分末，塞之。

溺　黃犍、黑牯牛　苦辛微溫，利小便，治水腫腹脹脚滿。[illegible]牛尿半升，空腹服。欲脚氣張滿同方。○癥瘕鼓脹，烏牛尿一升，煎如稠餳，空心服棗許，當鳴轉病出，更服。○水氣喘促，小便澀少，牛尿一升，訶子

皮末半斤以銅器熬尿至三升入末熬可丸梧桐子大每服茶下三十丸當下水。霍亂厥逆烏牛尿服之

尿鯑者名牛洞黃水枯俱良苦寒絞汁服治消渴黃疸脚氣霍亂小便不通水腫腹脹乾者燔之敷鼠瘻惡瘡燒灰敷灸瘡不瘥傳小兒爛瘡爛痘及癰腫不合能滅瘢痕、濕熱黃疸黃牛糞日乾末麵糊丸梧子大每食前空心白湯下七十丸。卒死不省四肢不收取牛尿一升和溫酒灌之或以濕者酒絞汁服亦可。卒陰腎痛牛尿燒灰酒和敷。脚跟腫痛不能立地黃牛尿入鹽炒熱罨之。子死腹中濕牛糞塗腹上良。小兒頭瘡蚡外久不瘥牛尿燒灰入輕粉少許麻油調搽。小兒白禿牛尿厚封之。鼠瘻瘰癧白牛尿白馬尿白羊尿白雞尿白猪尿等分於石上燒灰各五錢入獺肝一副末勻先以猪脊一斤熬亂髮一兩消化入末熬五六沸塗之神驗。乳癰初起牛尿和酒敷之即消。惡犬咬傷以熱牛尿敷即止痛。湯火傷灼濕牛尿塗之。霍亂吐下不止四肢厥冷遺牛尿半升水二升煎汁服。妊娠腰痛牛尿燒末水服一匙。

小兒口噤。白牛屎塗口中瘥。止血神效。經驗：治一吳姓因受師責，煤以銅煙筒頭傷腦，頭血出一晝夜不止，諸末藥傳則濕出不受，面白如紙，氣息奄奄。予曰：此傷血孔也，須汁頭可受。以濕牛屎敷血口立止。然血雖止，其人自汗昏悶，更淮參三錢煎服，兩睡半日而安。○痘瘡不合，牛屎燒末，雞子白調傅，干即易之。

黃犢子臍屎　新生未食草者，收乾。治九竅四肢指歧間血出，乃暴怒所致，燒末，水服一錢，日四五服。又治中惡霍亂，及鬼擊吐血，以一升，和酒三升，煮汁服。

屎中大豆　治小兒驚癇，婦人難產。其法用生豆飼牛，候下糞，淘洗取豆曝干。○小兒牛癇，牛屎中豆日日服。白牛屎。○婦人難產，取牛屎中大豆一枚，劈分兩片，一書父一書子，仍合住，水吞之立產。○齒落不生，牛屎中大豆十四枚，小開豆頭，以註齒根，數度即生。

聖齏　治食牛肉作脹解牛肉毒。聖齏如青苔狀乃牛腸胃中未化草也嶺表錄云嶺之容南好食牛肉食訖即以聖齏消之調以姜桂鹽醋腹遂不脹

齝草痴丨絞汁服止噦療反胃霍亂小兒口噤風。一名牛轉草則作食而復出者俗名回噍。反胃噎膈大立奪命丸牛轉草杵頭糠各半斤糯米一升為末取黃母牛涎和丸龍眼大煮熟食入砂糖二兩尤妙。霍亂吐瀉不止烏牛齝草一團人參生姜各三兩甜漿水一升煎汁服。小兒流涎齝草絞汁少少與服。初生口噤十日內者用牛口齝草絞汁灌之

鼻牶穿鼻繩木木牶治小兒癇及消渴煎汁飲之或燒灰酒服

草牶燒灰傳小兒鼻下瘡吹纏喉風甚效。消渴症木牛牶三箇洗剉男用牝牛、女用牡牛、人參、甘草各半兩、大白梅一箇水煎三碗熱服

馬肉辛苦冷有毒卦乾屬火主傷中除熱下氣長筋骨强腰脊、壯健強志輕身不飢作脯食治寒熱痿痹。煮汁洗頭瘡白禿然此畜有毒不可食中其毒者飲蘆根汁食杏仁可解。

乳 甘冷止渴治熱作酪性温飲之消肉

鬐膏 鬐頭上白馬良 甘平有小毒塗髮生髮治面䵟手足皴粗入脂澤用療偏風口喎僻用膏摩之。

心 治心昏多忘合牛猪雞各心乾之末酒服可聞一知十

肺 煮食治寒熱及莖痿。

肝 有大毒及馬鞍下肉食之殺人以豉汁鼠屎解之

月水不通心腹悶絕四肢疼
癩馬肝炙研末熱酒服一錢

腎 無取。時珍曰熊太古云馬有墨在腎牛有黃在胆亦造物所鍾猶牛黃狗寶類當有功前人不知載以俟

白馬陰莖 甘鹹強志益氣長肌肉主傷中絕脈陰痿不起及療小兒驚癇益丈夫陰氣令肥健生子。藏器曰陰莖當取銀色無病白馬春月遊牝時力勢正強者生卵陰干斅曰用時以銅刀破作七片將生羊血拌蒸半日曬干以粗布去皮及干血銼用詵曰陰干用肉蓯蓉等分末蜜丸梧子大每空心酒下日再百日效甄權曰主男子陰痿房中術偏用之

駒胞衣 治婦人天癸不通煅末每服二錢入射香少許空腹新汲水下不過三服良

眼 白馬良生殺取之 治驚癇腹滿瘧疾小兒魅病與母帶之

夜眼 治卒死尸厥及齲齒痛。夜眼在馬足膝上，馬有此能夜行，故名。○卒死尸厥，白馬前腳夜眼兩枚，白馬尾十四莖合燒，以苦酒丸豆大，白湯灌下二丸，須臾再服即甦。○牙虫齲痛，用馬夜眼如米大，棉裹納孔中，有涎出吐去，永斷根。或夜眼燒灰，敷之立效。

牙齒 甘平有小毒。治小兒馬癇，水磨服。燒灰唾和塗癰腫疔腫出根。腸癰未成，馬牙燒灰，雞子白調塗。○虫牙痛，馬牙煆投醋中，煆投醋計七次，含之，或末傅。○疔腫未破，白馬齒燒灰，先以針刺破，灰封之，濕麵圍腫處，根出，醋洗去之。○赤根疔腫，馬齒研末，臘猪脂和敷，根即出，燒灰亦可。

骨 有毒。燒灰塗乳頭令兒吮，止夜啼。醋調傅小兒頭瘡及身上瘡，止邪瘧。和油調傅小兒耳瘡、頭瘡、陰瘡、瘭疽有漿如火灼。辟瘟疫氣，絳囊盛馬骨佩之，男左女右。

頭骨　甘微寒有小毒治喜眠又治令人不眠燒灰水服一匙作枕亦良又治齒痛傅頭耳瘡及馬汗氣入瘡痛腫俱燒灰傅白汁出良。胆虛不眠馬頭骨灰乳香各一兩棗仁炒二兩末每酒服二錢○胆熱好眠馬頭骨灰鉄粉各一兩砯砂半兩龍腦半分末煉蜜丸豆大竹葉湯下三十丸○臁瘡潰爛馬牙匡骨煆末先以土窖退火尿洗次傅

脛骨　甘寒煆服降陰火中氣不足者用之可代芩連

懸蹄　甘平煆用殺虫止衂治驚邪瘈瘲乳難內漏齲齒辟惡氣鬼毒蠱疰不祥療腸癰瘰癧齒痛下瘀血帶下赤馬者辟溫瘧治婦人赤崩白馬者治白崩燒灰入鹽少許擦走馬牙疳甚良。撲損瘀血在腹白馬蹄煨炭末酒服一匙日三夜一次惡血自化水婦人血病方同五色帶下方同○腸癰腹痛其狀兩

耳輪甲錯，腹痛，或繞臍有瘡如粟，下膿血。馬蹄煅灰，和雞子白塗，即拔毒氣出。○虫蝕肛爛，見五藏即死，以猪脂和馬蹄灰，綿裹導入下部，數次瘥。○齲齒疼痛，削白馬蹄塞之，不過三度愈。○赤秃頭瘡，出膿晝開夜合，馬蹄燒灰，油調塗。○小兒夜啼，煅馬蹄末，塗乳上，令兒吮。○辟瘟疫，以絳囊盛馬蹄屑，佩之，男左女右。○走馬牙疳，孫屢驗。附案：治江姓子，予同懷姊氏之姪孫也，年六歲，由熱病後不戒口味，陡發牙疳，不急清解，有教以婆炭灰傳，約二時許，勢甚猖獗，煩燥不眠，坐卧難安，請予不及，其祖母覔飛轎抱至予處就醫，此抱下轎時，臭穢異常，口內潰潰，齦如虫蛀，松木面紅，口黑，撩陳日來難下米粒，燥極似狂。予曰：此走馬牙疳難治症也。再三陳情，勉力救挽，囑曰：勢急，須以分理，以藥湯洗後服藥，接搽末藥，若穩睡一時可救，但其黑處形難全，嘴要缺矣。洗藥方：黃連、大黃、黃芩、黃柏、石膏、桑皮、薄荷，泡膿汁，用新筆蘸汁頻洗。服方：犀角地黃合梔子金花加減。末藥方：白馬蹄焙半焦一錢半，蛔虫兩条，一条上吐出，一条下吐出，焙雞內金取下未經水者，川柏各一錢半，胡連、黃連各一錢，雄黃、薄荷、龍骨、兒茶、青黛、蘆薈、人中白、硼砂各五分，真珠、熊膽、片臘各三分，共研末，瓶盛，每日三次，夜一次，先洗後搽，半月許自鼻至下頦皮肉盡脫僅露牙齦所脫之皮翻轉形似蜂窠而鼻下筋左腿骨脫下是以勞飲自此照法新肉漸生約年許平復不反覆矣予家祖傳秘方附案載之以公救世

皮　治婦人臨產赤馬皮覆催生良小兒赤禿以赤馬皮白馬蹄合燒灰和臘猪脂傳之良。

鬐毛 馬騣又鬣 有毒燒灰服止血傅惡瘡治小兒驚癇女子崩中

尾　治女人崩中小兒客忤燒灰服 小兒客忤小兒由中馬毒客忤燒馬毛煙於前每日熏之。○腹皮蛇壞白馬尾切細酒服每次服一分緩緩服不可多服

腦　有毒食之令人癲能斷酒臘月者溫酒浸服。

血　有大毒說曰凡生馬血入人肉中一二日便腫起連心即死

汗　有大毒。訣曰馬汗入瘡毒攻心欲死燒粟幹灰淋汁浸洗出白沫解乃毒氣出也○黥刺雕青以白馬汗搽上再以汗調水蛭末塗○飲酒欲斷刮馬汗少許和酒服

白馬溺馬尿　辛微寒。有毒。治消渴，破癥堅積聚、男子伏梁積疝、女人癥積，銅器承飲，治反胃，殺虫，洗頭瘡白禿、漬惡刺瘡，愈乃止。時珍曰有人與其奴皆患心腹痛病奴死剖腹得一鱉乃活以諸藥納口皆不死有人牽白馬尿鱉鱉縮遂灌之即化水其人乃服白馬尿而疾愈○肉癥思肉白馬溺三升灌之當吐肉出不出者死○食髮成癥咽中如有虫上下白馬尿飲之愈○伏梁心痛銅器盛白馬尿旦旦飲之○婦人乳腫馬尿塗之立愈○虫牙痛馬尿隨左右痛處含之愈○利骨取牙白馬尿浸茄科三日焙末點牙即落或尿煎巴豆點牙亦落勿近好牙○瘡塊心痛姜蚕末二錢白馬尿調服并傅塊上○瓜尿刺瘡痛甚熱白馬尿漬之

白馬通（馬屎）微温、止渴、止吐血、下血、鼻衄、金瘡出血、婦人崩中、
絞汁服、治産後諸血氣、傷寒時疾、當吐下者、時行病起、合陰陽
垂死者、俱絞汁三升、灌之、卒中惡死、酒和服、産後寒熱悶脹、燒
灰酒服、久痢赤白、水服、濕數頂上、止衄、和豬脂、塗馬咬人瘡、及
馬汗入瘡、剝死馬骨刺傷人、毒攻欲死、及治杖瘡、打損傷瘡中
風作痛者、炒熱包熨、數十遍、極効、○吐血不止、白馬通水和絞汁服、○衄血不止、棉裹白馬屎
塞之、又絞汁滴鼻內、○口臭出血、赤馬屎燒灰、服一錢、○絞腸
痧痛欲死者、馬屎研汁飲之、○小兒卒忤、馬屎三升、燒末、酒三
斗、煮三沸、浴兒避風、○小兒軀啼、面青腹強、是忤客氣、馬屎絞汁
灌之、○傷寒勞復、馬屎燒灰、酒服、○熱毒攻腹、手足腫痛欲脫、
水煮馬屎汁漬之、○積聚脹痛、白馬屎同蒜搗膏、傅患處、○筋
骨傷破、以熱白馬屎傅之、無瘢、○疔腫傷風作腫、馬屎炒熨五

十遍效。○凍指欲墜馬屎煮汁漬半日愈

屎中粟　治小兒脇痛、及寒熱、客忤不食、療金瘡。取法如狗中粟。○剝馬中毒被馬骨刺破欲以馬腸中粟屎搗傅以屎洗之大效汁服之亦可。

馬絆繩　煎水洗小兒癇疾、燒灰摻鼻中生瘡。

驢

肉　甘涼、補血益氣、解心煩、能安心氣、止風狂、解憂愁不樂、同五味煮食、或以汁作粥食、並治遠年勞損、煮汁空心飲、療痔引虫、性能動風、風疾人勿食、妊娠食之難産、忌荊芥。

頭肉　煮汁服二三升、治多年消渴、立瘥。漬麴醞酒服、去大風動搖、不伏者、煎汁洗頭風、風屑。同薑虀煮汁日服、治黃疸百藥

不治者。中風頭眩心肺浮熱狀軟骨疼語澀身顫用烏鴉頭一枚破汁煮食

脂 酒和服治卒咳嗽及狂癲不能語不識人和烏梅丸治多年瘧、未發時服二十丸棉裹塞耳、治積年聾疾、塗凍瘡疥癬。和鹽塗身體手足風瘻滴耳治聾烏鴉脂少許鯽魚膽一箇生油半兩和勻納葱管中七日取滴耳中日二○眼中瘀肉、鷹脂食鹽等分勻注兩目眥頭日三

髓 甘溫治多年耳聾。用前腳脛骨打破向日中懸出髓鼓盞盛棉點少許入耳內側臥數次愈

血 鹹涼潤燥結下熱氣利大小腸。

乳 甘寒冷利熱飲治氣鬱療大熱、止消渴治卒心痛連腰臍者、小兒癇疾客忤、天弔風疾、急驚急黃、赤痢口噤、又能解熱毒、

而稀痘疹浸黃連取汁點風熱赤眼蜘蛛咬傷器盛浸之蚰蜒咬、及飛虫入耳、滴之當化成水　小兒口噤嚥乳猪乳各二升煎服重舌出涎同方○撮口臍風先炙兩乳中三壯後用烏驢乳一合以東引槐枝三寸長十根火煨一頭出津拭淨浸乳中取乳滴口中神効○心熱氣癲黑驢乳暖服三合

陰莖　甘溫強陰壯筋。駒衣　煆研酒服能斷酒。

皮　煎膠食之、主鼻紅吐血、腸風血痢崩中帶下、又治一切風毒骨節痛呻吟不止和酒服良其生皮覆瘧疾人斷瘧。中風喎僻骨疼煩燥、烏驢皮燖毛治淨煮熟、入豉汁和五味食○牛皮風癬生驢皮一塊朴硝醃過燒灰以香油調傅。

毛　治骨頭中一切風病取一斤炒黃浸酒一斗、漬三日、空心

飲令醉暖臥取汗忌陳倉米及麵小兒客忤剪驢膊上旋毛一彈子大乳汁煎服○襁褓中
風取驢背前交脊中毛一拇指大乳汁和
銅鍋中炒末入射香一厘勻乳汁調下
骨　煮湯浴歷節風　牡驢骨煮汁服治多年消渴極效
頭骨　燒灰和油塗小兒解顱○
懸蹄　燒灰傳瘰疽散膿水和油傳小兒解顱以瘥爲度○
腎風下注生瘡驢蹄二十片燒灰陀星輕粉各一錢射香一分
末傳○天柱毒瘡生背脊大拳上大如錢赤色出水驢蹄二片
鉛粉壹錢射香半分醋調塗于則瘥之○飲酒穿腸係飲酒過
度驢蹄硬處削下水煎汁飲○鬼瘧不止白驢蹄炒砒霜各二
錢大黃四兩綠豆三錢雄黃一錢硃砂五分末丸
梧子大發日平旦冷水服二丸即止忌酒七日
溺　辛寒有小毒治反胃噎病頓熱服二合深者七日服當

效狂犬咬傷癬瘍惡瘡。並多飲〇瓷器盛浸蜘蛛咬瘡風虫牙痛。頻含漱之良。狐尿刺瘡烏驢尿須熱浸之〇白禿風瘡猪尿姜汁、等分和勻頻洗〇耳聾人中白一錢地龍一条末以烏驢駒尿一盆和勻，浸瓶盛之每滴少許入耳效。

屎　絞汁服治心腹痛諸疰忤癥癖水腫牙疼反胃不止炒熱熨風腫瘺瘍、疔瘡、中風燒灰吹鼻止衄甚效。油調塗惡瘡濕癬〇卒心氣痛驢屎絞汁熱服〇辟水不止及血崩黑驢屎燒灰麪糊丸梧子大每空心酒下五十丸〇小兒眉、瘡驢屎燒研末麻油調塗立效。

耳垢　刮取塗蠍螫。

騾

肉辛苦溫有小毒。甯原曰騾性頑劣肉不益人妊婦食難產時珍曰驢與馬交而生曰騾大於驢健於馬其力在腰其後有鎖骨不能開故不孳乳古方騾少用。

蹄　治難産。燒灰。入射香少許。酒服一錢。

屎　治打損諸瘡破傷中風腫痛。炒焦。布褁熨之。冷則易

駝駱駝　肉　甘温。壯筋骨。潤肌膚。主惡瘡。治諸風下氣

脂　甘温。主虚勞風有冷積者。燒酒服。調之和米粉作煎餅食。療痔疾。治頑痺風瘙惡瘡毒腫死肌筋皮攣縮踠損筋骨。俱火炙熨之。取熱氣透內。一切風疾皮膚痺急及惡瘡腫漏爛。並和藥傅之。集註駝峯脂在駝峯內。謂之峯子油。其肉最精。人多煮熟糟食。甚柔。五金入藥研駝頁。

乳　甘冷。壯筋骨。補中益氣。令人不飢。

駝黄　苦平。微毒。治風熱驚疾。時珍曰。駝黄似牛黄而不香。戎人以乱牛黄。而功力不及

毛　燒服治婦人赤白帶下。頷毛燒灰酒服，療痔瘡。際上痔瘡[illegible]疥燒灰水澄過入炒黃丹等分末抹之效、

屎　乾研末搐鼻止衄。燒烟、殺蚊虱。

酪　甘酸寒、止渴潤燥、利腸摩腫生精血補虛損壯顏色消熱毒、止煩渴熱悶、除胸中虛熱身面上熱瘡、肌瘡患冷、及患痢人勿食。飲膳正要云造酪法、用牛羊乳半杓鍋內炒過入餘乳熬數十沸常以杓縱橫攪之乃傾出罐盛待冷掠去浮皮以爲酥入舊酪少許紙封放之即成矣又造乾酪法以酪晒結掠去浮皮再晒至皮盡却入釜中炒少時器盛曬之令可作塊收用珍曰潼北人多造之、水牛、黃牛、羊、馬之乳皆可作之大[illegible]牛乳喉。火丹瘾疹、以酪和鹽煮熱摩之即消。蚰蜒入耳者酪灌入即出若入腹則飲二升即化爲水、

酥（沙牛 白羊）甘微寒。補五臟，益心肺，潤臟腑，澤肌膚，益虛勞，和血脈，止嗽止渴，利大小腸，治口瘡，止吐血，除心熱，療肺痿，潤毛髮，止急痛，除胸中客熱，愈諸瘡，溫酒化服良。

犛牛酥 甘平。去諸風溫痺，除熱，利大便，去宿食，合諸膏摩風腫、蹶跌血瘀。○臞仙神隱云：造酥法，以乳入鍋煎二三沸，傾入盆內冷定，待面結皮，再煎，油出去渣，入在鍋內，即成酥矣。時珍曰：酥乃酪之浮面所成，今人多以白羊脂雜之，不可不辨。弘景曰：酥本出外國，從益州而來。本牛羊乳所作。汪乳曰：牛乳冷，寒病之並熱者宜之；羊乳溫，溫病之並寒者宜之。葆按：今出上海，市人畜牛百頭，飼以米漿，其乳最多，造成罐頭，封固而售，可藏年許不壞，久者色黃味濁不堪，好者色白味平。向收牛伕窮賣者，尤成形似豆渣，按硬味腥，色白不甜。相傳用罐盛者，熬去渣，再和冰糖化也。葆夫婦俱老，幸得少子，屘乳媼養其乳，雖足所需，年逾四旬，其乳按年壯者力稍遜，見其德性渾厚，不忍更換，是以早晚服酥一大匙。兒至週半發驚痫，始則少腹扛起，兩目一翻，漸漸下墜，旬日便作慢驚。覆因憶予夫婦衰年所育，先天固不足，又查本草牛酥性冷，待長至節陽生，前後十日，每日以高麗五分，血鹿茸一分，頓汁，分早晚服，痫漸減。半照服數載，偏墜氣消，其痫如失。後有嬰孩病胎痫，教服無不愈，故載附焉。

阿膠　甘平。入足厥陰、手足少陰經。清肺養肝，益氣和血，滋陰潤燥，除風化痰，止血安胎，利小便，調大腸。聖藥。治虛勞咳嗽、喘急、肺痿咳唾膿血、吐衄血、淋尿血、血痔下、痢、腸風、腰腹作痛、四肢酸疼、勞極寒熱、洒洒如瘧、癱瘓、偏風、丈夫少腹痛、虛勞羸瘦、陰氣不足、腳酸不能久立、女人下血、血痛、血枯、經水不調、無子、崩中帶下、及胎前產後諸疾、男女一切風痛、骨節疼痛、水氣浮腫癰疽腫毒瀉者忌用。老人虛閉，阿膠二錢，葱白三莖，水煎化，入蜜二匙，溫服。○吐血不止，阿膠、生地各二錢，蒲黃炭八分，水煎服。衄血不止同方。○妊娠下血，阿膠二錢，生地四錢，搗汁，酒服。○攤緩偏風及諸風手脚不遂，腰足無力，先煎葱豉粥一升，又以水煮豉二合，入阿膠三錢，烊化如餳，頓服，乃暖喫葱豉粥，如此數服即止。食粥宜淡，若冷喫，令嘔吐。○赤白痢疾，黃連阿膠丸，治腸胃氣虛，冷熱不調，下痢赤白，裏急後重，腹痛，小便不利，阿膠一兩，微炒，頓化，黃連三兩，茯苓二兩，爲末，搗丸梧子大，每粟米湯下五十丸，日三。○肺損嘔血，阿膠炒三錢，木香一錢，糯米一合半，爲末，每百沸湯下一錢。○大衄不止，口耳俱出，阿膠炙、蒲黃炒各半兩，每服二錢，水一盞，生地汁一合，煎服，急以帛繫兩乳。○産後虛閟，阿膠炒、枳殼炒各一兩，滑石二錢半，末，蜜丸梧子大，每溫水服五十丸。○妊娠胎動，阿膠炙二兩，香豉一升，葱一握，水煎一升，入膠化服。○妊娠尿血，阿膠炒末，粥飲下二錢。

若下血、血痢，酒服一兩。

黃明膠 牛皮膠 甘平，補虛潤燥，活血止痛，利大小腸，功同阿膠，治肺痿咳嗽肺破出血吐衄下血血淋下痢妊婦胎動血下、風濕走注打撲傷損、湯火灼傷一切癰疽腫毒○肺痿吐血、黃明膠炙冬桑葉各二兩研末生地汁調下二錢○風濕走痛牛皮膠一兩姜汁半盃同化攤紙上熱貼之或加乳香沒藥各一錢○脚底木硬牛皮膠姜汁化開調南星末塗上烘物熨之○湯火灼傷、水煎牛皮膠如餅、令掃塗之○乳癰初發牛膠醋化塗立消○瘰癧結核牛膠溶化作膏貼之已潰者將膠搓作線長寸許紝入孔中頻換効之○肺破出血或嗽血不止、牛膠炙塗酥再炙白湯化服三錢即止○吐血咯血黃明膠一兩切炙黃新棉一兩燒灰共末每服一錢食後米飲下、日再

牛黃、苦平、益肝膽定精神安魂定魄、除邪逐鬼清心化熱、利痰涼驚、治中風失音、口噤驚悸天行時疾健忘虛乏○大人顛狂小兒夜啼驚癇寒熱熱盛狂痙、及卒中惡、小兒百病、諸癇熱口不

閉、痘瘡紫黑發狂譫語墜胎除百病凡風中入臟者宜之若風中腑臟用、反引入骨髓也。七日口噤牛黃爲末以竹瀝化一字灌之更以猪乳滴之。小兒熱驚牛黃一杏仁大竹瀝姜汁各一合和勻與服。驚癇嚼舌迷悶仰目牛黃豆許研和蜜水灌之。痘瘡黑陷牛黃硃砂各一分末蜜浸臙脂取汁調搽一日一上

鮓荅 甘鹹平、治驚癇毒瘡、功類牛黃狗寶。時珍曰鮓荅生走獸牛馬諸畜肝膽之間有肉囊裹之大者如雞子小者如粟米如豆其狀白色似石非石似骨非骨打碎肉層疊可能祈雨亦難得物同牛黃狗寶類諸畜皆有惟牛者最佳蒙古人禱雨惟以淨水一盆浸鮓荅數枚淘漉玩弄密唸咒語輒雨

狗寶 甘鹹平、有小毒、治噎膈反胃及癰疽瘡瘍。時珍曰生癲狗腹中狀如白色微青其理層疊亦難得之物。噎食病數月不愈者狗寶爲末每服一分以威靈仙二兩鹽二兩搗泥將水一盅攪勻取汁調

服日三不過三日愈後服補藥。○赤疔瘡狗寶八分蟾酥二錢龍腦二錢麝香一錢為末酒丸麻子大每服三丸以生葱三寸同嚼細用熱葱酒送下煖卧汗出後服流氣追毒藥貼拔毒膏。○反胃膈氣狗寶丸硫黃水銀各一錢同炒成金色入狗寶三錢為末以雞子一枚去白留黃和藥勻紙封泥固糠火煨半日取出為末燒酒調服半分三服效

雷震諸畜肉 治小兒夜驚、大人因驚失心、作脯食之。藏器曰此六畜為天雷所霹靂者因其事而用之也時珍曰按雷書云雷震六畜肉不可食令人成天風疾

敗鼓皮 燒灰水服治中蠱毒及小便淋瀝、燒末塗月蝕耳瘡。中蠱毒或下血如鷄肝或吐血或心腹切痛如有物咬不即治、食人五臟死欲知是蠱令病人吐水中沉者是蠱浮者非也用敗鼓皮燒灰酒服方寸匕須臾自呼蠱主姓名外台秘要治蠱取敗鼓皮廣五寸長一尺薔薇根五寸如拇指大水一升酒三升煎服當下蠱毒愈。○月蝕瘡用救月蝕鼓皮掌大一片苦酒三升漬一宿塗之或燒灰猪脂調塗

氈

治產後血下不止、燒灰酒服二錢、止血。除賊風、塗火燒生瘡、令不著水風。然久臥吸人脂血、損顏色、上氣。時珍曰、氈屬多火。西北畜毛所作、烏白本色、餘色染造、入藥不甚相遠。○墮損疼痛、故馬氈兩段、酒五升、塩一抄、合煮熱裹之、冷卽易。○牙疳鼻疳、氈褐不拘紅黑、燒炭、枯礬各一錢、尿桶白碱一錢半、煅研搽、神效。○赤白崩漏、氈燒灰酒服二錢、白崩用白氈、紅崩紅氈。

諸肉有毒

牛獨肝○　黑牛白頭○　牛馬生疔死○

羊獨角○　黑羊白頭○　猪羊心肝有孔○

馬生角○　白羊黑頭○　馬鞍下黑肉○

馬肝　白馬黑頭、　六畜自死首北向○

馬無夜眼。　白馬青蹄。　六畜自死口不開。
猘犬肉。　犬有懸蹄。　六畜疫病瘡疥死。
鹿白臆。　鹿紋如豹。　諸畜帶獸形
獸岐尾。　諸獸赤足。　諸畜肉中有米星。
獸並頭。　禽獸肝青。　六畜肉熱血不斷
脯沾屋漏。　米甕中肉脯。　諸獸中毒箭死。
祭肉自動。　諸肉經宿未煮。
脯曝不燥。　六畜五臓著草自動。
生肉不斂水。　六畜肉得鹹酢不變色。

肉煮不熟。　肉煮熟不斂水。
肉落水浮。　六畜肉墜地不染塵。
乳酪煎膾。　六畜肉與犬犬不食者。
肉汁氣鬱閉氣、
以上之肉竝不可食食之殺人病人令人生癰癧疔毒、
諸心損心。　諸腦損陽滑精。
諸肝損肝。　六畜脾一生不可食。
魚餒肉敗、　諸血損血敗陽。
諸脂燃燈損目。　經暑藏、痿人陰成水病。

四季不食脾　本生命肉食令人神魂不安

春不食肝。秋不食肺。

夏不食心　冬不食腎。

解諸肉毒・

中六畜肉毒　六畜乾屎末　伏龍肝　黃蘗末、赤小豆燒末、　白扁豆、　東壁土末並水服

飲人乳汁、　豆豉搗汁服、

頭垢一錢水服能起死人、

馬肉毒　蘆根汁、　甘草汁、

嚼杏仁、　飲美酒

馬肝毒　猪骨灰、　牡鼠屎　豆豉汁、並水服。狗屎灰　人頭垢　猪牙灰水服、　甘草煎湯服、

牛馬生疔肉毒　澤蘭根擂汁　生菖蒲擂酒　甘菊根擂水取汁服、

牛肉毒。猪脂化湯服、甘草煎湯服、
獨肝牛毒。人乳服之、
狗肉毒。杏仁研水服、
羊肉毒。甘草煎水服、
猪肉毒。杏仁研汁、猪屎絞汁服、韭菜汁、朴硝煎汁、猪骨灰水服、大黃湯、
藥箭肉毒。黑豆煎汁、鹽湯
諸肉過傷。芫荽煎汁、生韭汁、本畜骨灰水服
食肉不消。還飲本汁、卽消、食本獸腦亦消
虎　骨。辛微熱。虎屬金而制木、嘯則風生、故能追風、定痛、健骨、止

驚悸、辟邪惡氣、殺鬼疰毒、治筋骨毒風攣急、屈伸不得、走注疼痛、尸疰腹痛、傷寒溫瘧、久痢脫肛、殺犬咬毒及獸骨硬咽、雜硃蠱蝕瘡邪、置戶上辟鬼。頭骨作枕、辟惡夢魘、煮汁浴之、去骨節風毒。和醋浸膝、止腳痛腫、脛骨尤良。初生小兒煎湯浴之、辟惡氣、去瘡疥、驚癇鬼疰、長大無病。凡用搥碎、去髓、塗酥或酒、或醋、炭火炙黃用。時珍曰、虎骨通可用、凡辟邪疰、治驚癇、溫瘧、瘡疽、頭風、當用頭骨、手足諸風當用脛骨、腰背諸風當用脊骨、各從其類。然虎之一身筋節氣力皆出於足、故以脛骨爲勝。○健忘驚悸、虎骨酥炙、龍骨、遠志等分爲末、生姜湯服、久則令聰慧。○白虎風痛、走注兩膝熱腫、虎脛骨酥炙、炮附子去皮、各一兩、末、每酒服二錢。○休息痢、經年不愈、虎骨炙黃、搗末、飲服一匙。○痔漏脫肛、虎脛骨兩節、以蜜二兩炙赤、搗末、蒸餅丸梧子大、每早晨酒下五十丸。○肛門凸出、虎骨燒灰、水服一二錢惡犬咬傷仝方。歷節風痛虎脛骨酥炙三兩沒藥七兩末每酒服二錢。足瘡嵌甲以橘皮湯浸洗輕剪去虎骨末敷之效。月蝕疳瘡虎頭骨末豬脂調塗

威骨 令人有威帶之臨官佳。小兒佩之辟驚悸。蘇元驗藏器曰虎有威骨如乙字長一寸在脇兩傍破肉取之尾端亦有不及脇骨

肉 酸平食之治瘧益氣力止多唾療惡心欲嘔辟三十六種精魅入山虎見畏之。脾胃虛弱惡心虎肉半斤切片以葱椒醬調炙熟空心冷食之

膏 服之治反胃納下部治五痔下血煎消塗狗嚙瘡及小兒頭瘡白禿。一切反胃虎脂半斤清油一斤瓦瓶浸一月密封勿洩氣以油一兩酒一盞和服油盡再添

血 熱飲壯神強志心血更佳

肚　治反胃吐食取生者、勿洗存滓穢、新瓦煅存性入平胃散末一兩、和勻、每白湯服三錢、神效。

骨　治瘰癧千金方、雌黃芍藥丸中、用之

心　治小兒驚癇、及疳痢神驚不安、曝末、水服之。

睛　鎮心安神、明目去瞖、治癲疾邪瘧、小兒熱疾、驚悸驚啼客忤疳氣、斅曰、凡使虎睛、惟中毒自死者勿用、能傷人、以生羊血浸一宿、漉出焙乾、千金治狂邪、虎睛湯、酒浸、炙乾用。○虎睛丸治癇疾發作、涎潮搐搦、時作譫語、虎睛一對、犀角、大黃、遠志各一兩、梔子仁半兩、共末、蜜丸梧子大、每溫酒服二十九。○小兒驚癇掣瘲、虎睛研細、水調灌之。○小兒夜啼、虎睛末、竹瀝調少許服。○邪瘧時作、虎睛一隻、臘月猪血少許、硃砂、阿魏各一分、末、端午日取粽尖七枚、和丸黍米大、每發時、棉包一丸、塞耳中、男左女右

虎魄 治驚邪、辟惡鎮心。時珍曰獵人殺虎記其頭項之處月黑掘下尺餘、方得狀如石子、琥珀此是虎之精魄淪入地下、故治小兒驚癇、

鼻 治癲疾小兒驚癇。懸戶上、令生男。河圖云、虎鼻懸門中一年、取熬作屑、與婦飲便生貴子、勿令人及婦知、知則不驗。又云懸於門上、宜子孫帶印綬、取勇壯之義。

牙 治丈夫陰瘡及疽瘻、殺勞虫、猘犬傷發狂、刮末酒服。白虎風痛大虎牙一副、四個、蜈蚣十条、酒浸三日、曬、天麻二兩、乳香沒藥各一兩、射香一錢、爲末、每溫酒服二錢、日三。

爪 繫小兒臂、辟惡魅。頌曰、爪并指骨毛、俱可用、雄虎勝、外臺辟惡魅、用虎爪、蟹爪、赤硃、雄黃、爲末、松脂和丸、每正旦焚之

皮 治瘧疾、辟邪魅。時珍曰、卒中惡病、燒皮飲之、或繫衣服甚驗、雜記云、虎豹皮上睡、令人神驚。

鬚　治齒痛，用虎鬚令熱之，痛即愈。

屎　治惡瘡鬼氣、瘰癧痔漏，燒研酒服，治獸骨鯁。瘰癧著手足肩背，累累如米粒，色白，刮之汁出，愈而復發，用虎屎白者，以馬屎和之，燒灰摻之。

豹

肉酸平，猛捷過虎，能安五臟，補絕傷，壯筋骨，强志氣，耐寒暑，辟鬼魅神邪，宜腎，輕身益氣，食之令人猛健，志性粗豪。冬食利人，虎豹肉正月俱勿食，損壽傷神。時珍曰：豹，遼東及西南有之，狀似虎而小，白面團頭，自惜其毛，其文如錢者曰金錢豹，宜為裘；如艾葉者曰艾葉豹，次之。畏蚺與鼢鼠，而獅狻渠搜能食之。豹胎至美，為八珍之一。史述云：虎生三子，一為豹，則豹有變老。

脂　合生髮膏，朝塗暮生，亦入面脂。

鼻 治夢與鬼交及狐狸精魅、同狐鼻水煮服。

頭骨 作枕辟邪、燒灰淋汁去頭風白屑、身骨無取。

皮 不可籍睡令人神驚、其毛入瘡有毒、虎毛同。

象

牙 甘寒、治風癇驚悸、一切邪魅精物迷惑、熱疾骨蒸及諸瘡、諸獸骨哽、諸物刺咽中、並水磨服之自出、諸鐵及諸雜物入肉、刮牙屑和水敷之立出。○痘疹不收、象牙屑銅鍋炒黃末、每水服一錢。○骨刺入肉、象牙刮末水煮白梅肉調塗自軟。○鐵箭入肉、象牙刮末水敷即出。○小便不通脹急者、象牙生煎飲之。

肉 甘淡平、生煮汁服、性滑、治小便不通、燒灰從火化、米飲服、又能止小便過多、研末油調塗禿瘡。多食令人體重。

膽　苦寒微毒、明目、治疳、瘵瘡腫、以水化塗之、治口臭。以棉裹
少許、貼齒根、平旦漱去、數度即瘥。徐鉉曰、象膽不附肝、而隨四
時、春在前左足、夏在前右足、
秋在後左足、冬在後右足。○內障目瞖如偃月、或如棗花、象膽
半兩、鯉魚膽七枚、熊膽一錢、牛膽半兩、射香五分、石决明一兩、
共末、蜜丸菉豆大、每茶下十丸、日二、

睛　治目疾、和人乳滴目中、

皮　治下疳、燒灰、和油敷之、又治金瘡不合。○象肉壅腫、刀刺
即合、故治金瘡、

骨　解毒、胸前小横骨燒灰、酒服、令人能浮。○象骨散、治脾胃虛
弱、噫氣吞酸、霍亂
腹疼、裏急瀉血、象骨炒四兩、肉豆蔻煨、只殼炒、各一兩、柯
子煨、甘草各二兩、炮姜半兩、共末、每食前熱水服三錢、

犀角　苦酸鹹寒、入足陽明經、瀉肝涼心、清胃解毒、辟邪止驚、退

熱消痰、明目、散癰、鎮心神、安五臟、解大熱、散風毒、治傷寒溫疫、頭痛寒熱、時疾熱毒、大熱如火、煩毒入心、狂言妄語、風毒攻心、熱悶、赤痢、小兒麩痘、風熱驚癇、發背癰疽、化膿作水、磨汁服、治吐衄下血、傷寒畜血、發狂譫語、發斑發黃、小兒風熱驚癇、痘瘡、稠密、內熱黑陷、或不結痂、燒灰水服、治卒中惡心痛、飲食中毒、茶毒、熱毒、筋骨中風、心風煩悶、中風失音、解山嵐瘴溪毒、百毒、鬼疰、殺鉤吻鴆羽蛇毒、除邪不迷或魘寐、久服輕身。忌鹽、妊婦勿服、能消胎氣、時珍曰犀角乃犀之精靈所聚陽明胃經藥也胃爲水穀之海凡飲食藥物風邪熱毒必先干受而犀食百草之毒象木之棘所以能解毒凡蠱毒之鄉飲食中以此角攪之有毒則生白沫無毒則否凡中毒箭以犀角刺瘡中立愈。昔溫嶠過牛渚磯，多怪，燃犀角照之，水族見形。又云犀角置穴，狐不敢歸。其辟邪解毒可知矣。○中忤中惡鬼氣，其証或夜登厠，或出郊外，驀然倒地，厥冷，屈拳，口鼻出清血，須臾不救，似尸厥，但腹不鳴，心腹暖，勿移動，令人圍燒燒火打鼓，或燒蘇合香、安息香，候醒乃移動。用犀角五錢，射香、硃砂各二錢五分，末，每水服二錢，効。○臥忽不寤，若以火照則死，但唾其面，痛嚙其踵及大脚指甲際，即活。後以犀角為枕，則令不魘。○下痢鮮血，犀角、地榆、生地等分，末，蜜丸彈子大，每水服一丸。○食雉中毒，吐下不止，新汲水送犀角末一匙即瘥。○瘰癧毒瘡，蠱着十指，狀如代指，根深至肌，能壞筋骨，毒氣入臟，殺人，宜燒鐵烙之，或灸百壯，日飲犀角磨水，取瘥。

野馬　肉，甘平，有小毒。治人病馬癎，筋脉不能自收，周痹，肌肉不仁。郭璞云：野馬似馬而小，出塞外。今西夏、甘肅山中有之。取其皮如裘，食其肉如家馬肉，但落地不沾沙塵耳。

陰莖　酸鹹溫。治男子陰痿縮，少精。

野猪 肉、甘平、治癲癇、補肌膚、益五臟、令人虛肥、不發風虛氣、炙食、治腸風瀉血、類用效。久痔下血、野猪肉二斤、著五味炙、空腹食、作羹亦可。

脂 悦顏色、治疥癬、除風腫毒、鍊淨和酒、日三服、令婦人多乳十日後可供數兒、則素無乳者亦下。

黃 甘平、研水服、療癲癇、惡毒風、治血痢疰病、小兒疳氣、客忤天吊、傳瘡、止血生肉。誌曰、其黃在胆中、三歲者乃有之、亦不常得。

齒 燒灰水服、治蛇咬毒。 皮 燒灰、塗鼠瘻惡瘡。

頭骨 燒灰、治邪瘧。積年下血、野猪頭一枚、桑枝一握、附子一枚、用瓶內煆末、每空心粥飲下二錢

胆 治惡熱毒氣、鬼疰、癲癇、小兒諸疳、研水服。

外腎・治崩中帶下、腸風瀉血血痢、連皮燒末、米飲服。

豪猪 肉甘大寒、有毒、多膏、利大腸。勿多食、發風令人虛羸。

肚及屎 味寒、連屎燒研、水服、治黃疸、酒服、治水病熱風鼓脹、水腫、脚氣奔豚。詵曰豪猪多食苦參治熱風水脹有效而不能治冷脹

熊

・脂甘微寒、鍊酒服、療風補虛損、殺勞蟲、治風痺不仁、筋急、五臟腹中積聚、寒熱、羸瘦、飲食嘔吐。久服、輕身長年、強志、不飢、塗白禿頭癬、面上䵟䵳及瘡。爾雅翼云熊有猪熊形似猪、有馬熊形如馬、卽羆也、或云羆卽熊之雌者、熊春月乃出、冬蟄入穴、蟄時不食、飢則䑛其掌、故美其掌、謂之熊蹯。時珍曰熊羆魋三種一類也、如家色黑者熊也、大而色黃白者羆也、小而色黃赤者魋也、建平人呼魋爲赤熊、陸璣謂羆爲黃熊是矣、羆頭長脚高、猛憨多力、能拔樹木、虎亦畏之、遇人則

人立而攫之故俗名爲人熊弘景曰脂卽熊白乃背上肪色白如玉味甚美寒月則有夏月則無其腹中脂及身中脂鍊過入藥不中噉斆曰凡取每一斤入生椒十四粒同鍊器盛脂燃燈損人目令失明○髮毛黃色以熊脂塗髮梳散入床底伏地一食頃卽出便盡黑不過用脂一升效
○髮長黑熊脂蔓荆子等分末醋塗

肉　甘平補虛羸治風痺筋骨不仁功與脂同、中風痺疾心肺風熱手足風痺不隨筋脉五緩恍惚煩燥熊肉一斤入豉汁葱姜椒鹽作腌臘空心食脚氣風痺同方

掌　食之益氣力可禦風寒○聖惠方云熊掌難臑得酒醋水三件煮則大如皮毬

膽　苦寒清心平肝殺蟲退熱明目去翳殺蛔蟯蟲化服治時氣熱盛變爲黃疸暑月久痢疳䘌心痛疰忤搽諸疳耳鼻瘡惡瘡小兒驚癇瘈瘲以竹瀝化兩豆許服去心中涎甚良、頌曰熊膽多僞

者取一粟許滴水中、一道若線不散者眞、時珍曰、以熊胆米粒許點水中、運轉如飛者良、餘胆亦轉、但緩耳、又善辟塵、試之淨水、塵冪其上、投胆米許、則凝塵劃然而開也。陸佃埤雅云、其胆春在首、夏在腹、秋在左足、冬在右足。○赤目障瞖、以胆少許化開、入冰片少許、銅器點之、或多淚作痒、加生姜粉些須。○初生目閉、由胎中受熱也、熊胆少許蒸水洗之、日七八次、三日不開服四物湯加甘草、天花粉。○小兒鼻蝕、熊胆半分湯化抹之。○腸風痔瘻、熊胆一錢、冰片少許、研和猪胆汁塗之。風蟲牙痛、仝方。○諸疳羸瘦、熊胆、使君子等分爲末、蒸餅化丸麻子大、每米飲下二十丸。

腦髓　治諸聾、及頭旋、摩頂、去白禿風屑、生髮。

血　治小兒客忤。　骨　煎湯浴歷節風、及小兒客忤。

羚羊（麢羊　九尾羊）角　鹹寒、諸羊屬火、而羚羊屬木、入厥陰肝經、益氣起陰、平肝舒筋、定風明目、安魂散血、下氣辟惡。解諸毒、堅筋骨、治傷寒時氣寒熱、熱在肌膚、濕風注毒、伏在骨間、及食噎不通。中風筋攣、附骨疼痛、作末蜜服。治卒熱悶、及熱毒痢血、疝氣。一切熱毒風攻注、中惡毒風、卒死昏亂不識人、驚悸煩悶、心胸惡氣、瘰癧、惡瘡、子癇痙疾、小兒驚癇、散產後惡血衝心、煩悶、燒灰酒服之。主惡血注下、除邪氣、驚夢、狂越僻謬、山瘴溪毒、僻蠱毒、鬼疰不祥、常不魘寐。○弘景曰、出諸蠻山中及西域、兩角者多、一角者勝、多節蹙蹙圓繞、別有山羊角極長、惟一邊有節、節亦踈大、不入藥。寰宇志云、出安南、一角者極堅、能碎金剛石。其石出西域、狀如紫石英、百鍊不消、物莫能擊、惟羚羊角叩之、自然冰泮。又䝟骨偽充佛牙、物亦不能破、此角擊之而碎、皆相畏耳。○墮胎腹痛、血出不止、羚羊角燒灰、黑豆淋酒下三錢。○產後煩悶、汗出不識人、羚羊角燒末、東流水服一匙、又方加芍藥、只殼炒等分、末服。○小兒下痢、羚羊角中骨燒末飲服一匙。遍身赤丹，羚羊角燒灰，雞子清調塗。肉服清解藥。

肉　甘平，和五味炒熟，投酒中經宿飲之，治筋骨急强、中風及惡瘡。北人常食，南人食之免蛇蟲傷。

肺　甘平。治水腫、鼓脹、小便不利。

胆　苦寒。塗面上䵟䵳、如雀卵色。面䵳方：羚羊胆、牛胆各一枚，醋二升，同煮三沸，頻塗。

鼻　炙研，治五尸、遁尸、邪氣。

山羊野羊 羱羊　甘熱。補虛益氣，男子食之肥軟益人。治冷勞、山嵐瘧痢、筋骨急强、婦人赤白帶下，利産婦。葆按：此則羚羊註山羊，其角一邊有節而疎，僞羚羊角者。今外販來錫薄片者，名羚羊角花，即此。不堪用，又俗傳其心血及血治心氣痛，而本草不載，述此以辨僞傳訛。

鹿茸（斑龍）甘温純陽、生精補髓、養血益陽、強筋健骨、安胎下氣、益氣強志、殺鬼精物、治虛勞洒洒、羸瘦如瘧、漏下惡血、寒熱驚癇、小便數利、洩精尿血、破瘀血在腹、散石淋癰腫、骨中熱疽癢、男子腰脊虛冷、脚膝無力、四肢痠疼、夜夢鬼交、精溢自出、眩運虛痢、耳聾目暗、女子崩中漏血、赤白帶下、及培一切虛損勞傷、精血耗涸、惟脉沉細、相火衰者宜之、若少壯體強者、忌此物、勿近丈夫陰令痿。○蒸接此物勿近鼻嗅、內有細蟲、恐發鼻瘡、又制鹿茸法、用紙條點着燃其毛、新布拭淨、器盛安飯上微蒸、切片、好酒微拌、勻鋪瓷器中、飯上又微蒸、以受酒攤下鍋鍋內微火焙干、勿焦、研末用。○斑龍丸治諸虛不足、鹿茸制鹿膠炒鹿角霜陽起石煅酒淬茯苓酒洗去衣棗仁炒柏子仁黃耆蜜炙各一兩當歸附子炮熟地九蒸晒各八錢硃砂研漂半錢共末酒糊丸梧子大每溫酒下五十九○陰虛腰痛不能反側鹿茸制菟絲子各一兩小茴半兩共末羊腎兩對去膜酒煮爛擣泥和丸梧子大陰下每溫酒下五十九○虛癆危困氣血衰弱者鹿茸酥炙一兩末入射香五分以醬心煮棗肉擣泥丸梧子大每空心米飲下四十九○室女白帶因衝任虛寒者鹿茸酒蒸焙二兩狗脊白蘞各一兩為末用艾葉煎醋汁打糯米糊丸梧子大每酒下五十九日二

角　鹹溫生用則散熱行血、消腫辟邪制熟用則益腎補虛強精活血、鍊膏則滋補、治惡瘡癰腫逐邪惡氣折傷惡血留血在陰中除少腹血痛腰脊痛、貓鬼中惡心腹疼痛水磨汁服治男子脫精尿血夜夢鬼交、醋磨汁塗瘡瘍癰腫熱毒火炙熨小兒重舌鵝口瘡、炙研末酒服強骨髓補陽道絕傷又治婦人

夢與鬼交者鹿角末酒服三錢即出鬼交神效燒灰治婦人胞中
餘血不盡欲死以酒下一匙日三服訣曰丹用鹿角麋角並截
斷錯屑以蜜浸過微火焙
令變色末或以鹿角寸截泥裹於器中火煆一日研如玉粉也
○服鹿角法鹿角屑十兩生附子三兩去皮臍末每服二錢空
心溫酒下○腎消尿數鹿角炙研末溫酒服二錢腎虛腰痛仝
方○妊娠腰痛鹿角五寸長燒赤投酒中又燒又浸如此三次
研末空心酒服○好娠下血不止鹿角屑當歸各半兩煎服○
胎死腹中鹿角屑三錢葱豉煮服立出○墮胎血瘀不下狂悶
煩熱鹿角屑一兩末每豉湯服一錢○胞衣不下鹿角屑一錢
姜湯下○産後血運鹿角燒灰酒下二錢即醒○小兒重舌鹿
角末塗舌下○小兒流涎肺熱也鹿角末米飲每服一字○發
背初起鹿角燒灰醋和塗○乳發初起不治殺人鹿角磨濃汁
塗並令人嗍去黃水即散○吹奶掀痛鹿角炒末酒服二錢以
梳梳乳○妖魅猜鬼病人不肯言鬼鹿角屑末水服一匙即言
害也○骨虛勞極面腫垢黑脊痛難久立血氣衰髮落齒枯喜
唾鹿角屑二兩牛膝酒浸兩半焙末蜜丸豆大每空心鹽湯下

五十九〇婦人白濁虛冷，鹿角炒末，酒服一錢。

鹿角膠 鹿角霜 甘平。補虛勞，壯督脉，悅顏色，補中益氣，長肌益髓，止痛安胎，療吐血下血，腰疼羸瘦，四肢作痛，多汗淋露，折跌損傷，男子損臟氣，氣弱勞損，吐血尿精，尿血，女子崩中不止，漏下赤白，及血閉無子，服之令有子，肥健延年，療瘡瘍癰毒，湯火灼傷。衛生方云：鹿角米泔浸七日令軟，入急流水中浸七日，去粗皮，以東流水桑柴火煮七日，旋旋添水，取出入醋少許，搗成霜用，其汁加酒熬成膠。韓悉醫通制鹿霜：鹿角寸截，囊盛於流水中浸七日，瓦器盛，入水桑柴火煮，每一斤入黃臘半斤，以壺掩住，水漸添，其角軟，以竹刃刮淨爲霜用。蓀按：鹿角須用對角要腦門全者，是獵人獲其鹿，連腦門劈下而售，名血角，制服益人。今市從販售者係外地來，無腦者名解角，其質枯氣弱，服食無益。〇異類有情丸，凡丈夫中年覺衰可服。鹿角制[illegible][illegible]

酒浸七日炙各三兩六錢鹿茸制虎腦骨長流水浸七日蜜塗酥炙各三兩四錢共末煉蜜入猪脊髓九条全搗丸梧子大每空心鹽湯下五十丸○盗汗遺精鹿角霜二兩生龍骨壯蠣煅各一兩末酒糊丸梧子大每鹽湯下四十丸○小便頻數鹿角霜茯苓等分末酒糊丸梧子大每鹽湯下三十丸○虚勞尿精鹿角膠二兩壯蠣粉末酒和作四服○小便不禁上熱下虚鹿角霜末酒糊丸豆大每酒下四十丸

齒　治鼠瘻留血、心腹痛○不可近丈夫陰、令痿○

骨　甘微熱、安胎下氣○補骨除風、主內虚續絶傷、益虚羸○殺鬼精物、久服健老、俱酒浸服、燒灰水服治小兒洞注下痢○

補益虚羸、鹿骨煎、用鹿骨全具、枸杞根三升、水煎汁如飴、日服

肉　甘温、鹿乃仙獸純陽多壽能通督脉所食者良草、故其肉、

及角骨等服食有益無損補中益血生容益氣力強五臟調血脉補虛瘦弱治產後風虛邪僻生者療中風僻割片薄貼之華陀云中風口偏者以生肉同川椒搗貼正則除之

頭肉 味平治消渴夜夢鬼物煎汁服作膠彌善亦可釀酒老人消渴鹿頭一枚去毛煮爛和五味空心食以汁嚥之

蹄肉 治諸風痺脚膝拘攣骨中疼痛不能踐地同豉汁五味煮食。葆按近俗取淨鹿脚筋和蹄封乾售之治筋骨虛風膝軟脚痺體弱俱效但由粤東來者價廉食之者無效恐以他獸筋僞之須獵戶取鮮蹄筋自封干者良茲查本草失載故補之

脂 溫中通腠理消頭風治四肢不隨塗癰腫死肌面上皯皰

亦不可近陰、麋脂功同。

髓鍊淨入藥甘溫補陰強陽、生精益髓、潤燥澤肌。同地黃汁熬膏服、填骨髓壯筋骨。同蜜煎服壯陽道令有子。酒和服治嘔吐男女傷中絶脉筋急咳逆。鹿髓煎治肺痿咳嗽傷中絶脉鹿髓生地汁各七合酥蜜各一兩杏仁桃仁去皮各三兩酒一升全搗桃杏泥先煎減半入地黃汁熬再下三味煎如稀餳每蒸下一匙、

腦 入面脂令人悅澤、刺入肉不出以腦敷燥則易、自出

精 補虛羸勞損、功同人參、力倍鹿茸。韓悉云醫書稱鹿茸角血髓大有補益而以鹿衃丸則入神矣其法用初生牡鹿三五隻苑圃馴養每日以參煎湯同一切補藥任其食飲久之以硫黃細末和入從少至多燥則漸減周而復始約三年內一旦毛脫筋露氣盛陽極以牝鹿隔苑誘之欲交不得則精洩於外或令其交即設法取其精

瓦器收之香粘如飴是爲鹼也和鹿角霜一味爲丸、
空心鹽酒下大起胎羸虛瘵危疾凡人補藥服皆妙
血　益精血起陰痿、大補虛損、止腰痛、鼻衄損傷、狂犬傷、解痘
毒藥毒。和酒服、治肺痿吐血、及崩中帶下、諸氣痛欲危者飲之
立愈。陰陽、二血丸、治小兒痘未出服稀、已出服減、鹿血兔血、磁
盛置灰上晒干乳香沒藥各一兩雄黃黃連各五錢硃砂
射香各一錢爲末蜜丸菉豆大每酒下十丸空心服
小兒減之〇鼻血時作鹿血炒枯酒醉半盃和服、
乳　茯補　甘平、塡衝任、益精血、補勞損、虛羸、起痘瘡頂陷、治勞傷
咳嗽、肺痿吐血、白濁遺精、骨蒸虛汗、女子崩中帶下、胎漏胎墜
與血同功、其補益挍勝、茯接鹿乳、係血所化、補益之功挍勝於血起發痘瘡效比鹿茸而無燥熱之患
屢驗附之並取乳法、採鹿夜宿處其母鹿早晨乳小鹿即出打
良置鹿宿處夜居候其鹿出將小鹿捉住破肚其乳結腹內成

塊而嫩草不濕取出攤紙上曬干須以午時取則有至午後則腐化矣

腎　甘平補中安五臟壯陽氣補腎氣作酒及煮粥食之腎虛耳聾用鹿腎一對切以豉汁入粳米二合煮粥食亦作羹○膽　苦寒消腫散毒

筋　治勞損續絕沙塵眯目嚼爛挼入目中則粘出○骨鯁目中鹿筋漬軟搓索令緊大如彈丸持筋端吞至鯁處徐徐引之鯁着筋出○按此統言筋非路肉上筋本草故不載治筋脚痛

靨　治氣癭以酒漬炙干再浸酒中含嚥汁味盡易十具愈

皮　治一切漏瘡燒灰和猪脂納之。

糞　主治經日不產取干濕各三錢研末姜湯服立產。

胎糞　解諸毒以其食藥草其胎糞可療毒。

麋茸、甘溫純陰，滋陰益腎，治筋骨腰膝酸痛，陰虛勞損，一切血病。◎謹按鹿屬陽，夏至角解，補督脈，暖丹田，益丈夫陰氣；麋屬陰，冬至角解，暖衝氣，填血海，補婦人子宮，令人有子。

角、甘熱，酒服補虛勞，暖腰膝，益血脈，療風痺，添精益髓，滋陰養血，功與茸同。壯陽悅色，止血，療風氣。刮屑熬香，酒服大益人。作粉霜常服，治丈夫冷氣，諸風筋骨疼痛，昔卒心痛，一服立瘥。漿水磨，洗塗面，令人光華如玉。鹿麋相似而用殊，鹿屬陽精氣不足者宜之，宜乎男子；麋屬陰，陰液不充者宜之，利於婦人。時珍日：鹿麋同類，麋雖似鹿而色青，大如小牛，肉蹄下有二竅，爲夜目。牡者有角，牝無角，牡少牝多。鹿喜山居而屬陽，麋喜澤性而屬陰，今獵人多不分別，通目爲鹿矣。造粉霜法：麋角水浸七日，刮去皮，錯屑，以盛牛乳浸一日，乳耗加至不耗乃止，用油紙罌封瓶口，以大麥鋪釜中三寸，上安瓶，再以大麥四圍填滿，入水浸一伏時，不住火煮，水耗漸加，待角軟如泥，取焙研成霜用。其麋角，二至等光查綱目全卷便知

脂　辛，温。通腠理，柔皮膚，治癰腫惡瘡、死肌、寒熱、風寒濕痺、四肢拘攣不收、頭風腫風，塗少年氣盛面生瘡皰。不可近陰，令痿。弘景曰：麋性淫，一牡能交十餘牝。又云：不可近陰，令陰不痿

肉　甘，温。益氣補中，治腰脚弱，補五臟不足氣。多食令人弱房事，發脚氣，妊婦食，令子目疾。

骨　治虛勞最良，煮汁釀酒飲，令人肥白，美顏色。

皮　作靴襪，除脚氣

麂　肉、甘平、治五痔病、爆熟、以姜醋和食、大有效。

皮　作靴襪、除濕氣脚痺。　頭骨　辛平、燒灰服、治飛尸。

麞　肉、甘温、益氣力、補益五臟、悅澤人面、釀酒飲、有祛風之功。詵曰、八月至十一月、食之勝羊肉、十二月至七月、食之動氣、令人消渴發痼疾。時珍曰、麞胆白、性怯、飲水見形輙奔。通乳汁、麞肉煮食、勿令婦知。消癧、麞肉剖如厚脯、炙熱搨之、可四炙四易、出膿、癧不消、再用肉炙之。

髓腦　益氣力、悅澤人面、治虛風。千金治暗風薯蕷煎、治虛損天門冬煎、俱並用之。

骨　甘温、益精髓、悅顔色、治虛損洩精。

心肝　曝末酒服、便即小胆。藏器曰、人心粗豪者、以其心肝一具、曝干為末、温酒服一錢、日二服。完、傾仰小胆、若素胆怯者、食之則轉怯、不知所為。

麝香麝臍香、辛溫香竄鎭心安神通諸竅開經絡透肌骨解酒毒消瓜菓食積殺鬼精物、止小便利、去三虫蠱毒、辟諸凶邪鬼氣惡氣、治中風中氣中惡痰厥心腹暴痛脹急痞滿積聚癥瘕溫瘧驚癇久服除邪不夢寤魘寐、去風毒除面䵟退目中膚臀通鼻窒不聞香臭吐風痰解瘧疾療一切虛損惡病、婦人產難墮胎小兒驚癇客忤殺臓腑虫蝕癰瘡膿水納子宮暖水臓止冷帶下佩之及置枕間、辟惡夢尸疰鬼氣又療蛇毒及蚕咬沙蝨溪瘴毒除百病一切惡氣驚怖恍惚李杲曰射香入脾治內病凡病在骨髓者宜用使風邪得出若在肌肉內用反引風入骨如油入麪不能出矣朱震亨曰五臓之風不可用射香以瀉衛氣又口臭出血乃陰盛陽虛有升無陰當補陽抑陰亦勿用婦人血海虛而寒熱盜汗者宜補養之亦勿用時珍曰凡云常用不可用俱非通論蓋射香走竄能通竅之不利開經絡之壅遏若諸風諸氣諸痛驚癇癥瘕諸壅閉孔竅不利安得不用爲引導以開通之不可用但不可過耳○中惡客忤項強欲死射香少許乳汁調少許入口小效○諸菓成積傷脾作脹氣急射香一錢桂末一兩飯丸菉豆大大人十五丸小兒七丸每日白湯下○口內肉毬有根如綫五寸餘如釵股吐出復食物捻之則痛徹心射香一錢水服日三自消○催生易産治人弱難産射香一錢鹽豉一兩以舊青布裹之燒紅爲末以秤錘燒淬酒服二錢即下凡婦人難産橫生逆生乃兒枕破而敗血裹子之故服此逐其敗血自然易産下矣○死胎不下射香三分肉桂末二錢溫酒下○鼠咬成瘡射香封之

肉 甘溫治腹中癥病小兒癥病射肉二兩切焙川椒三百粒炒末雞子白丸豆大每湯下五丸

猫

肉 甘酸溫作羹食治勞疰鼠瘻蠱毒預防蠱毒凡人自少食猫肉則蠱不能害

頭骨、甘溫、治鬼疰蠱毒、心腹痛、殺蟲療疳、及痘瘡變黑、心下鼈瘕、油調塗瘰癧鼠瘻惡瘡、被鼠咬瘡、多年瘰癧、猫頭蝙蝠各一枚、倶撒上黑豆燒灰末、塗、干用油調、內服五香連翹飲。○收斂瘡疳、猫頭一個煅末、以雞子黃煮熟十個、煎油入白臘少許、熔化調末、傅膏搽。○心下鼈瘕、猫頭一枚、燒灰酒服一匙、日二。○痰喘、猫頭骨燒灰酒服二錢卽止。○猫鬼野道病歌哭不自由、臘月死猫頭燒灰水服一匙。○走馬牙疳、猫頭燒灰酒服一匙、對口惡瘡仝方酒服三錢。○小兒陰瘡、猫頭燒灰傅之卽愈。○鼠咬瘡痛、猫頭燒灰油調傅之

腦紙上陰干、治瘰癧鼠瘻潰爛、同莽草等分末、納孔中、

眼睛、治瘰癧鼠瘻、燒灰、井華水服一匙

牙、治小兒痘瘡倒靨欲死、同人牙猪牙犬牙、燒灰等分末、蜜

水服一字即便起發

舌 治瘰癧、鼠瘻、生晒研敷 涎 治瘰癧、刺破塗之、

肝 治勞瘵殺蟲、黑猫肝一具、生晒末、每朔望五更酒服

胞衣 治反胃吐食、燒灰入珠砂末少許、壓舌下效

皮毛 治瘰癧諸瘻、乳癰、潰爛 乳癰潰爛見肉者、猫腹下毛煅炭、入輕粉少許、末油調傳○瘰癧鼠瘻、石菖蒲生研盒之、破、以猫皮連毛燒灰、香油調傳、內服白斂末、酒下、日二服、仍以生白斂搗爛、入酒少許傳○頸邊生癧、猫頭上毛、猪頸上毛各一把、鼠屎一粒、全煅末、油調傳之○鼻瘵破傷、猫頭上毛剪碎、唾粘傳之○鼠咬成瘡、猫毛燒灰、入射香少許、唾和敷、猫髮亦可○鬼舐頭瘡、猫毛燒膏和傳

尿 治蜒蚰、諸蟲入耳、滴入即出 以姜或蒜擦牙鼻、或生姜絍鼻中、即尿出、

屎　治痘瘡倒陷不發、瘰癧潰爛、惡瘡蠱疰、蠍螫鼠咬燒灰水服治寒熱鬼瘧、發無期度者極驗、小兒癖疾、鳥猫屎一錢桃仁七粒煎服○鬼舐頭瘡猫屎燒臘猪脂和塗○齁哮痰咳猫屎燒沙糖湯服一錢○瘰癧潰爛臘月猫屎瓦鑵盛鹽泥固濟煅末油調搽○鼠咬成瘡猫屎搽之即愈○蠱疰腹痛雄猫屎燒灰水服○蠍螫猫屎塗即愈

貍

肉　甘平補中益氣去遊風、瘰諸疰溫鬼毒氣、皮中如針刺作聲膿治痔、及鼠瘻三頭瘻、反蒸蘆時珍曰貍有數種大小如狐、毛雜黄黑有斑如猫善竊雞鴨其氣臭、肉不可食、有斑如貙虎、食蟲鼠菓食其肉不臭可食俱入藥有白面而尾似牛名牛尾貍又名白面貍專上樹食百菓冬月極肥食蔬極美又一種似猫貍而絶小黄斑色居澤中食蟲鼠及草根名黄狐俱不入藥○腸風痔瘻下血年深如聖散臘月野貍一枚蠏在鑵內紅棗只殼各半斤甘草四兩猪牙皂角二兩全入鑵內鹽泥固濟煅取出末每鹽湯下二錢○風

命下血臍肚疼痛野貍一枚瓶盛泥固濟煅取出人射香二錢共末每食前服二錢米飲下

膏　治鼷鼠咬人成瘡用此摩之并食貍肉

肝　治鬼瘧鬼瘧經久或發或止貍肝一具瓶盛熱猪血浸之封口懸下去血取肝研末猢猻頭骨虎頭骨狗頭骨各一兩射香一分共末臘糊丸芡子大發時手把一丸嗅之仍以絳帛包一丸繫中指上

陰莖　治男子陰癩女人月水不通燒灰東流水服

骨頭骨尤良　甘溫殺蟲治疳瘡瘰癧及風疰尸疰鬼疰毒氣在皮中淫濯如針刺著心腹痛走無常處炒末服治噎病不通飲食燒灰酒服治一切遊風及鼠瘻惡瘡水服治食野鳥肉中毒頭骨燒灰酒服二錢治尸疰邪氣腹痛及痔瘻十服效

瘰癧腫痛久不瘥，貍頭蹄骨塗酥炙黄末，每空心米飲下一錢。若已潰，貍頭燒灰研末傅。

屎五月收干燒灰水服，治鬼瘧寒熱；臘猪脂調塗小兒鬼舐頭瘡。

狐

肉 甘温。作膾生食，暖中去風，補虛勞；煮炙食，補虛損及五臟邪氣，患蠱毒寒熱者宜多食之；同腸作臛食，治瘡疥久不瘥。詵曰：有小毒。禮記云：食狐去首，爲害人也。○狐肉羹治驚癇恍惚，語言錯謬，歌笑無度，及五臟積冷，蠱毒寒熱。狐肉及五臟治凈，豉汁煮熟，和五味作羹或煮粥食。

五臟及腸肚 苦微寒，有小毒。生食治狐魅；作羹臛治大人見鬼，蠱毒寒熱，小兒驚癇；補虛勞，隨臟而補；治惡瘡疥。

肝 燒灰治風癇及破傷風口噤搐强，中惡蠱毒。臘月狐膽燒末服，亦治牛病疫疾。○

鬼瘧寒熱狐肝胆各一具新瓦內陰干阿魏一錢末醋糊丸芡子大發時男左女右把一丸嗅仍以帛包一丸繫手中指○勞瘧瘴瘧野狐肝一具陰干粳米粉作丸芡子大發時每以一丸繫手中指

胆 臘月收干 辟邪瘧、解酒毒、人卒暴亡取雄狐胆、溫水化開灌之入喉即活移時無及矣、狐胆丸治邪瘧發作無時、狐胆一枚研砒霜各半兩阿魏射香黃丹菉豆粉各一錢午日午時樓子尖和丸梧子大空心及發前冷醋湯服二丸忌熱物、

陰莖 甘微寒有小毒治女子絕產、陰中痒及陰脫小兒陰㿉卵腫、炙末、空心酒服

頭 燒之、辟邪同貍頭燒灰、傅瘰癧

目 治破傷中風、臘月收取陰乾臨用燒末、酒服神效

鼻 治狐魅病、同豹鼻煮食。 皮 辟邪疫、
唇 治惡刺入肉、杵爛入鹽封之。
尾 燒灰辟惡、又治牛疫、水調灌之。
口中涎液 入媚藥。嘉謨曰、取涎法、以小瓶盛猪肉置狐常行處、狐雖爪、徘徊於上、涎入瓶中、收之。
四足 治痔瘻下血。治痔瘻翻花瀉血者、狐手足一副、陰干、山甲、猬皮各三兩、黄明膠、白附、五靈脂、川烏、川芎、乳香各二兩、入砂罐固濟煅、未大木香末一兩勻、莞須煎酒調下二錢、日三。
雄狐屎 燒之辟惡、去瘟疫氣、治肝氣心痛、顏色蒼蒼如死灰、喉如喘息者、以二升燒灰、和姜黄三兩末、每空腹酒下一匙、日再甚效。恭曰、其屎在竹木及石上尖頭者是也。鬼瘧寒熱、雄狐屎蝙蝠屎等分末、醋糊丸彈大、發時男左女右手把一

丸嗅之。一切惡瘻中有冷瘜
肉者用正月狐屎干末服一錢

猪獾 貒 肉甘酸平煮食長肌肉治上氣虛乏欬逆勞熱及服丹石動熱下痢赤白瘵水脹久不瘥垂死者作羹食下水效

膏 治蜣蜋蠱毒腹中嘎噎咻咻如蟲行咳血以酒和服或下或吐或自消也

胞 治蠱毒臘月乾者湯摩如雞子大許空腹服之

骨 治上氣咳嗽炙研酒一合日二取瘥

豺狗 貛 肉酸熱有毒 集註俗名豺狗其形似狗而頗白前矮後高而長尾體細瘦而健猛其毛黃褐色牙如錐噬物群行虎亦畏之聲如犬世傳狗爲豺舅見狗輒跪其肉多食損精神消脂肉令人瘦

皮 熱、治諸疳痢、腹中諸瘡、煮汁飲、或燒灰酒服、研末、傅䘌齒瘡、治冷痺軟脚氣、蒸熱以纏裹病處、即瘥。小兒夜啼、同狼屎中骨燒灰、等分、水服少許、即定。

狼 毛狗 肉鹹熱、補益五臟、厚腸胃、塡骨髓、腹有冷積者、宜之。
時珍曰、狼豺屬、處處有比方尤多、形如犬、居有穴、脫頭尖喙、白頰駢脇、高前廣後、脚不高、能食雞鴨鼠物、其色雜黃、亦有蒼灰色、其聲能大小、能作兒啼、魅人、冬鳴、腸直則糞爲烽烟直上、頬曰狽足前短、知食所在、狼足後短、負而行、故曰狼狽

膏 補中益氣、潤燥澤皺、塗諸惡瘡。

牙 佩之、辟邪惡。刮末水服、治猘犬傷。燒水服、治食牛中毒。

喉靨 治噎病、日干爲末、每以半錢、和入飯內食之

皮　暖人辟邪惡氣葆按楚軍云軍中夜臥用此覆有警其毛刺人須逐數日鑷箝毛盡拔外甚驗

嗉下皮　搓作絛勒頭能去風止痛

尾　繫馬胸前辟邪氣令馬不驚葆驗小兒佩辟邪惡其皮暖冬間置袖內令手不冷

屎　燒灰水服下骨哽油調傅瘰癧

屎中骨　治小兒夜啼燒灰水服二黍米大即定又能斷酒破傷風用狼穿腸骨四錢炙黃桑皮蟬蛻各二錢末每米湯下一錢若口干者不治

兔

肉　辛平補中益氣止渴健脾涼血解熱毒利大腸治消渴痺炙食壓丹石毒臘月作醬食主小兒豌豆瘡妊婦忌之宗奭曰兔者明月之精得金器全惟白毛者佳入藥時珍曰兔至冬齕木皮已得金器內實故味美至春食草麥而金器衰故不美或謂

兎無雄中秋望月以孕乃不經之說今雄兎有二卵古樂府云雄兎脚撲速雌兎眼迷離可破其疑也○消渴羸瘦兎一隻皮五臟水煎稠去滓澄定渴即飲之極重者不過二兎

血 鹹寒、涼血活血解胎中熱毒催生易產蘇宮丸治小兒胎毒遇風寒則發及痘疹服此亦稀兒二隻、臘月八日刺血於漆器內以麪炒熟和丸菉豆大每菉豆湯下三十丸經驗方如珠砂三錢○兎血和丸小兒服之不出痘或出亦稀兎一隻臘月八日刺血和蕎麥麪少加雄黃四五分候干丸菉豆大初生小兒以乳送三丸遍身發出紅點為驗○催生丹治產難臘月兎血以蒸餅研末調紙裹陰干末每乳香湯下二錢○心氣痛臘月取兎血和茶末四兩乳香末二兩搗丸芡子大每溫醋化服一丸

腦 催生滑胎、塗凍瘡、同髓滴耳聾。催生丹臘月取兎腦髓一個攤摺上夾勻陰干入乳香二兩同研令勻於臘日前夜安棹上露星月下設茶菓齋戒焚香望北拜告曰大道弟子某修合救世上藥生婦人藥願降

威靈佑取此藥逕令生産禱畢以紙包藥露一夜天未明時以猪肉擣丸芡實大用袋盛懸透風處每服一丸溫醋湯下未下更用冷酒下一丸即産乃仙方也○催生散臘月取兎腦髓一個攤紙上夾勻陰干剪作符條面上書生字一個候母痛極時用釵股夾定燈上燒灰煎丁香酒調下○發腦發背及癰疽熱癤惡瘡用臘月兎頭擣爛入瓶內密封愈久佳每用塗帛上厚封之熱痛定如冰涼頻換瘥

○手足皸裂兎腦髓生擣塗

骨　煮汁服治熱中消渴止霍亂吐利塗鬼疰瘡疥刺風

頭骨　臘月收干甘酸平煮汁服消消渴不止連皮毛燒灰米飲服治頭眩痛癲疾天行嘔吐不止水服治小兒疳痢酒服治產難下胎及產後餘血不下燒末傅產後陰脫癰疽惡瘡預解痘毒十二月取兎頭煎湯浴小兒清熱去毒令出痘稀○產後腹痛兎頭煎熱摩之即定

肝　明目補勞治頭旋眼眩、切洗生食如羊肝法治丹石毒發上衝目暗、不見物風熱目暗肝腎氣虛風熱上攻目腫暗用兔肝一具米三合和豉汁煮粥食

皮毛臘月收干合燒灰酒服治產難及胞衣不出、餘血搶心脹刺欲死極驗煎湯洗豌豆瘡

頭皮　燒灰主鼠瘻及鬼疰毒氣在皮中如針刺者、

毛　燒灰治小便不利灸瘡不瘥、餘見敗筆下

皮灰　治婦人帶下燒灰酒服一錢、婦人帶下兔皮燒烟盡為末酒服一錢以瘥為度○火燒成瘡兔腹下白毛貼之候毛落即瘥

屎望月砂明月砂殺蟲解毒治目中浮翳、勞瘵五疳、疳瘡痔瘻

明月丹治勞瘵追蟲兎屎硇砂等分末生蜜丸梧子大初十前以水浸甘草一夜五更初取汁送下七丸當有蟲出急鉗入油鍋內煎死三日不下再服○五痔下䘌炒兎屎一兩干蝦蟆一枚燒末棉裹如蓮子大納下部日三易○痔瘡下蟲炒兎屎二錢乳香五分共末空心酒下○月蝕耳瘡望夜取兎屎納蝦蟆腹中燒灰傅○痘瘡入目生瞖兎屎日干末每茶服一錢○大小便閉兎屎末一匙安臍中冷水滴之令透內有通

敗筆 獨取兎毫他毛不用 微寒、燒灰水服、療小便不通及數而難、淋瀝、陰腫脫肛中惡、治男子交婚之夕莖萎、及婦人產難、俱酒服二錢、咽喉痛不下飲食、漿飲服二錢 心痛不止敗筆三個燒灰無根水服立效○小便不通數而澁、腫疼久筆頭一枚燒水服○難產催生敗筆頭一枚燒灰末生藕汁一盞調下立產

山獺 陰莖、甘熱 治陽虛陰痿、精寒而清者、酒磨少許服、療人爲

補助要藥。時珍曰、山獺出廣之宜州嵠峒、及南丹州、其性淫、山中有此物、牡獸皆避去、無偶則抱木枯死、淫女春時成羣入山、獺聞婦人聲必躍來抱之、次骨而入牢不可脫、因抱殺之、負歸取陰莖一枚直金一兩、若枯木死者尤奇貴、猺人甚珍重、亦不常有、方士以鼠璞猴胎僞之、試法令婦人摩手極熱、取置掌心、以氣呵之、即趯然動者眞也

骨 解藥箭毒、研少許敷之立消。

水獺 肉、甘鹹寒、煮汁服、治疫氣溫病、牛馬時行瘟疫、水氣脹滿、熱毒風、骨蒸勞熱、血脉不行、營衛虛滿、女子經絡不通、血熱大小腸閉、消男子陽氣、勿多食。熱毒風水虛脹、水獺一頭去皮連五臟及骨頭尾、炙乾末、水服一匙、日二十日瘥、冷氣虛脹無益。○折傷、水獺一頭、支解入罐煅末、以黃米煮粥、鋪患處、摻獺末粥上、布裹任痛

肝 甘溫、殺勞蟲、除鬼魅、止久嗽、解蠱毒、消魚骨鯁、治尸疰鬼

瘵傳尸，勞極上氣，咳嗽虛汗，客熱虛勞，嗽病，四肢寒瘧，及疰孿。○葛洪曰：瘵病一門悉患，而尸乃五尸之一，挾諸鬼邪爲害，使勞人寒熱，沉沉默默，不知病苦，而無處不惡，積月累年而死，死後傳人，乃至滅門。惟以獺肝一具，陰干末，水服一匙，日三，以瘥爲度。頌曰：諸畜肝葉有定數，惟獺肝一月一葉，其間照月增減，十二月取者，則有十二葉，其間又有退葉。正月取者，則一葉，以此驗真僞。○痔血，獺肝燒末，水服。

腎　甘鹹寒，煮食，益男子。

胆　苦寒，治眼翳黑花，飛蠅上下，視物不明，入點藥中佳。月水不通，獺胆丸：干獺胆一枚，干狗胆、硇砂、川椒去汗、與狗胆等分，水蛭炒黃十枚，末，醋糊丸菉豆大，每當歸湯下五丸。

髓　去瘢痕。○異記云：吳主鄧夫人爲如意傷頰，血流啼叫，太醫以白獺髓雜玉屑、琥珀末傅之，血止無痕。

骨　含之，下魚骨鯁，煮汁服，治嘔噦不止。

足　煮汁服、治魚骨鯁、以瓜爬喉下、塗手足皴裂、酒服亦可。
爲末酒服、殺勞瘵蟲。
皮毛　煮汁服、治水陰病、亦作褥、及履屜着、產婦帶之易產。
屎　治下痢、燒末清旦飲服。魚臍瘡、研末和水敷、膿出病止

膃肭臍 海狗腎　甘鹹大熱、補中益腎氣、暖腰膝、助陽氣、破癥結、治驚狂癇疾、五勞七傷、男子宿癥氣塊、積冷勞氣、陰痿少力、背膊勞悶、腎精衰損、面黑精冷、多色勞悴、鬼氣尸疰、夢與鬼交、鬼魅狐魅、心腹疼痛、中惡邪氣、宿血結塊、痃癖羸瘦。時珍曰、以川椒樟腦同收藏不壞。斆曰、用之酒浸一日、紙裹炙香剉擣、或銀器中酒煮熟合藥。臍海志云、出東海水中、狀若鹿形、似狗長尾、每日出即浮在水面、崑

崙家以弓矢射之取外腎陰干一統志云出女直及三佛齊國其毛形似鹿似狐其足似狗其尾似魚入藥用外腎而曰臍者連臍取之也𣪠曰膃肭臍多偽海中有獸名水烏龍海人取其腎以充偽其物自別眞者有一對則兩重薄皮裹丸核其皮上自有肉黃毛一穴三莖收之器中年年濕潤如新置睡犬頭上犬驚跳若狂者眞

牡鼠牝鼠不入藥　甘微温療踒折續筋骨生擣傅之三日一易○猪脂煎膏治打僕折傷凍瘡湯火傷及諸瘡瘻○煎油治小兒驚癇○臘月五日取未出毛鼠同石灰擣末傅金瘡神效臘月燒之辟惡氣○葆按此是鼠之全身用也○鼠瘻潰爛鼠一枚亂髮雞子大臘猪脂煎令消盡以半傅之以半酒服亦塗滅瘢痕○破傷風痙角弓反張牙噤肢強鼠一枚燒灰臘猪脂和傅○婦人狐瘕因經水來時或悲驚或受風濕致成狐瘕精神恍惚月水不通腹脇腰背痛引陰中小便難嗜食欲嘔如有妊狀其瘕手足成者殺人未成可治鼠一枚新絮裹之黃泥包固入地坎中桑柴燒

其上一日夜取出去絮入桂心末六銖研勻每酒服一錢數服
當白下〇湯火傷瘡小鼠泥包燒研菜油調塗〇杖瘡腫痛未
出毛鼠同桑椹子入麻油浸釀臨時取
塗甚效〇竝骨刺入肉用死鼠燒灰傅之
鼠肉牝鼠不用甘熱治小兒哺露大腹、炙熱諸疳、俱炙食之小兒疳
疾、腹大貪食者、黃泥裹肉煨熟、去骨、和豉汁作羹食、若食骨瘦
人又主治骨蒸勞極、四肢勞瘦、殺蟲、及小兒疳瘦、酒熬入藥〇水
石水腹脹身腫、牡鼠肉、取肉一枚、煮粥空心食之頓愈〇小兒
癥瘕老鼠肉煮汁和粳米作粥食〇乳汁不通乳肉作羹食勿
令婦知〇箭鏃入肉大雄鼠肉
焙研每熱酒服二錢瘡痒即止
肝　箭鏃不出擣塗聤耳出汁用棗核大乘熱塞之能引虫。
胆　點目治目暗及青盲雀目不見物滴耳治聾時珍曰癸位在子氣通於

腎開竅於耳注精於瞳其標為齒鼠亦屬子宮癸水其目夜明
在卦屬艮其精在胆故其胆治目盲耳聾时後方云能治三十
年老耳聾若卒聾三度愈令患人側卧瀝胆入耳盡胆一個須
叟汁從下耳出初益聾旬日後瘥鼠肝有七葉胆在肝之短葉
大如黃豆白色貼而不垂○老聾透關散活鼠一隻繫定熱湯
浸死破喉取胆紅色者是也川烏細辛各二錢胆凡半錢末以
胆汁匀焙研入射香半分匀鵞管吹入耳中口含茶水日二次
十日效○青盲不見雄鼠胆鯉魚胆各一枚和匀點目效蔴按
鼠死則胆自破難得一法取活鼠入冷水中浸死溺上取出入
香附研末和匀作棗核大棉裹塞耳中日左夜右無倒熊法塞
老聾半月愈卒聾三日愈神效
鼠印腎（即外腎）封乾公鷄臂上令人媚悅治小兒初生開口焙末水服
可免臍風（蔡元履驗有生兒七日內及三七素患臍風難育者教服無不效驗）
脂滴耳聾塗湯火傷（耳聾鼠脂半合青鹽半錢蚯蚓一條和化以棉蘸捻滴耳中塞之）

腦　鍼棘竹木諸刺在肉中，搗爛塗即出、箭鏑鍼刃在咽喉胸膈諸隱處，同肝擣塗之，塗小兒解顱、綿裹塞耳治聾。

頭　燒灰傅瘻瘡、鼻渣、湯火傷瘡。鼻渣膿血，正月取鼠頭燒灰，以臘猪脂調敷之○湯火灼傷，鼠頭以臘猪脂煎令消盡，傅則不作瘢○斷酒不飲，臘月鼠頭燒灰、柳花末等分，每睡時酒調服一盃

目　明目、能夜讀書、術家用之。目澁好睡，取一目燒研，和魚膏點目眥，以絳囊盛兩目佩、

涎　有毒、墜落食物內，人食之生鼠瘻、瘰癧、發黃。

脊骨　治齒折多年不生、研末日日揩之。牙齒疼痛，老鼠一個去皮，以硇砂擦上三日，肉爛化盡取骨，瓦焙末，入蟾酥二分、樟腦一錢，每用少許點牙根上立止

四足及尾　治婦人墮胎易出、燒服催生。

皮、燒灰、封癰疽口冷不合者。生剝、貼附骨疽、即追膿出。

糞（牡鼠屎 兩頭尖）甘微寒。入足厥陰經血分。明目、療癇疾。煎服、治傷寒勞復發熱、男子陰易腹痛、通女子月經、下死胎。又主血淋溺閉、少腹脹痛。（葆元）用蔥豉煎服、治時行勞復。小兒疳疾大腹、焙研酒服。治吹奶乳癰、初起解、食馬肝毒。研末傳鼠瘻潰壞。水調塗毒蛇傷、螫。燒末豬油調、傳折傷疔腫諸瘡及狂犬猫馬咬瘡。○傷寒勞傷、猳鼠屎二十枚、豉五合、水煎服。若勞復發熱、雄鼠屎二七枚、卮子十四枚、只殼三枚、為粗末、蔥白三寸、豉三十粒、煎分三服。○男子陰易及勞復、兩頭尖十四枚、韭根大把、水煎湯、服得汗愈。○大小便閉、雄鼠屎敷臍中、立通。○室女經閉、雄鼠屎一兩、炒、空心溫酒下。○子死腹中、雄鼠屎二七枚、煮沐作羹食。○血淋溺閉、葆治驗。由秋闈落第、回路受風濕、年少婦家、不戒房事、血淋濁閉管內痛極點滴脉弦少腹苦脹予曰此濕鬱乘虛肝火作蟲雄鼠屎二七枚韭根莖三錢杜牛膝二錢側柏葉三錢藕節一兩水煎四服愈○中馬肝毒雄鼠屎三七粒和水研服○産後虛脫以溫水洗淨鼠屎燒烟熏之○婦人吹奶鼠屎紅棗肉各七枚包屎燒灰入射香少許溫酒服○乳癰已成鼠屎黃連大黃等分末以粟米粥清和塗四邊即散○鼠瘻潰壞鼠屎百粒收瓷器中浸兩月砒傅○疔瘡惡腫鼠屎亂髮等分燒灰針破瘡頭納入○毒蛇螫野鼠屎末水調傅之○馬咬踏瘡腫痛作熱鼠屎二七枚故馬鞘五寸和燒末猪脂調塗

鼴鼠 田鼠 肉 鹹寒、久食去風、主瘡疥痔瘻。治風熱久積、血脉不行、結成癰疽可消、小兒食之殺蛔虫、燔之療癰疽痔瘻惡瘡陰䘌爛瘡。頌曰、鼴鼠處處田隴有之、形類鼠而肥多膏、歲爲田害、月令田鼠化鴽、即此、鴽乃鶉類

糞 治蛇咬螫傷腫痛、研末猪脂調塗　**膏** 摩諸瘡效。

鼫鼠 碩鼠 肚、甘寒、治咽喉痺痛、一切熱氣、研末含嚥之、時珍曰鼫鼠處處有之、居土穴樹孔中、形大於鼠、頭似兔、尾有毛、能人立、交前兩足而舞、好食粟豆、與鼢鼠俱爲田害、稼按人家亦豢養

貂鼠 肉、甘平、毛皮、治塵沙眯目、以裘袖拭之即去。許慎說文貂鼠大而黃黑色、出丁零國、今遼東高麗及女直皆有其鼠、大如獺而尾粗、其毛深寸許、紫黑色、蔚而不耀、用皮爲裘帽風領、寒月服之得風更暖、着水不濡、得雪即消、拂面如焰、拭眯即出、亦奇物也、惟近火毛易脫

鼬鼠 黃鼠狼 肉、甘臭溫、有小毒、煎油塗瘡疥、殺虫。時珍曰鼬鼠處處有之、狀如鼠而身長尾大、黃色帶赤、其氣極臊臭、健於捕鼠及禽畜、又能制蛇虺、其毫與毛可作筆、嚴冬用之不拆

心肝 臭、微毒、殺蟲、治心腹痛。心腹痛、黃鼠心肝肺各一具、陰下瓦焙、入乳香、沒藥、兒茶、血竭各五分、共末、每服一錢、燒酒下、

刺猬 皮苦平、治腸風瀉血、痔痛有頭、多年不瘥、炙末飲服。又治五痔、陰蝕、下血赤白五色、血汁不止、陰腫痛引腰背、酒煮殺之。腹痛疝積、燒灰酒服、燒灰吹鼻、止衄血、解一切藥力。

五痔下血、猬皮山甲等分燒炭、入肉豆蔻減半、共末、空心熱米飲下一錢。○腸痔有虫、猬皮燒油和塗。○腸風下血、猬皮一枚銚內煿焦去皮、用刺木賊半兩、炒焦為末、每熱酒調服二錢。○大腸脫肛、猬皮一斤燒、磁石煅五錢、桂心五錢、共末、每米飲服二錢。○塞鼻止衄、猬皮燒炭末半錢、綿裹塞之。○鼻中瘜肉、猬皮炙末、綿裹塞、日三。○眼睫倒刺、猬刺、棗鍼、白芷、青黛等分末隨左右搐鼻中、口含冷水。○反胃吐食、猬皮燒灰酒服。○猘犬傷人、猬皮、亂髮等分燒灰、水服。

肉 甘平、炙食、肥下焦、理胃氣、令人能食、治反胃、炙黄食之、亦煮汁飲、又主瘻。

脂　煮五金八石，伏雄黃，柔鐵。煮食，治腸風瀉血。溶滴耳中，治聾。塗禿瘡疥癬、殺蟲。塗虎爪傷人，刺猬脂日日塗，內服香油。　腦　治狼瘻。

心肝　治蟻瘻、蜂瘻、瘰癧、惡瘡，燒灰酒服一錢。

胆　點目止淚，化水塗痔瘡，治䘌食病。痘後風眼，發則兩瞼紅爛眵淚，用刺猬胆汁，用簪點入，痒不可當，二三次愈，尤勝烏鴉胆。

獮猴　肉　酸平。治諸風勞，釀酒彌佳。作脯食，治久瘧，辟瘴疫。

頭骨　燒灰酒服，治瘴瘧鬼瘧。作湯浴小兒驚癇、鬼魅寒熱。

手　治小兒驚癇口噤。

屎　治小兒臍風撮口及急驚風，和生蜜少許服。塗蜘蛛咬。

皮 治馬疫氣。馬經言馬廐畜母猴辟馬瘟疫逐月
有天癸流草上馬食之永無疫病

猩猩 肉 鹹溫食之不昧不饑令人善走窮年無厭可以辟穀。時珍
曰猩猩出哀牢夷及交趾封溪縣山谷中狀如狗及獼猴黃毛
如猿白耳如豕人面人足長髮頭顏端正聲如兒啼亦如犬吠
成羣伏行封溪俾人以酒及草屐置道側猩猩見即呼人祖先
姓名罵之而去頃復相與嘗酒著屐因而被擒檻而養之將烹
則推其肥者泣而遣之西湖取其血染毛
則不黯刺血必唾而問其數至一二斗而已

狒狒 人熊 肉 作脯連脂薄割炙熟貼癬疥瘡能引蟲出頻易瘥。藏器
曰狒狒出西南夷如人披髮迅走食人山海經云狒狒人面長
唇黑身有毛反踵見人則笑笑則上唇掩目郭璞云交廣及南
康郡山中亦有此物大者長丈餘俗呼為山都宋建武中獠人
進雌雄兩頭帝問士人丁鑾曰其面似人紅赤色毛似獼猴有
尾能人言如鳥聲善知人死力負千鈞反踵無膝睡則倚物獲
人則先笑而後食獵人用以竹筒貫臂誘之俟其笑時抽手出

以錐釘其唇着額俟死而取之髮極長可爲頭髮血拌染革及拌飲之使人見鬼也

本草綱目易知録目録

人部

髮髲　亂髮　頭垢　耳垢
膝頭垢　爪甲　牙齒　人屎
糞清　人中黃　小兒胎屎　人尿
人中白　秋石　淋石　乳汁
婦人月水月經衣　人血　人精　口津唾
人齒垽　人汗　人淚　人氣
人魄　陰毛　胞衣　胞衣水

初生臍帶　人膽

水部

立春日雨水　梅雨水　液雨水　潦水

露水　百草頭上秋露百花上露凌霄花上露柏葉上露菖蒲上露韭葉上露

甘露　甘露蜜　明水　冬霜

臘雪　夏冰　神水　半天河

屋漏水　千里水東流水甘爛水逆流水

井華水新汲水立春清明二節水寒露冬至小寒大寒四節及臘日水立秋五更井華水端午午時水小滿芒種白露三節

水

醴泉　玉井泉　乳穴泉　溫泉
鹽鹵水　阿井水　山巖泉水　車轍中水
地漿　熱湯　陰陽湯　齏水
漿水　甑氣水　磨刀水　浸藍水
豬槽中水　市門溺坑水　洗兒湯　諸水有毒

火部

桑柴火　炭火　白炭　蘆火竹火
艾火　神針火　火針　燈火
燈花　燭燼

土部

白土　赤土　黄土　鑄鐘黄土

鑄鏵鉏孔中黄土　東壁土

道中熱土　十字道上土　車輦土　市門土

戶限門下土　鞋底下土　柱下土　牀脚下土

桑根下土　燕窠土　百舌窠中土　土蜂窠

蜣螂轉丸　鼠壤土　蟻蛭土　白蟻泥

蚯蚓泥　螺螄泥　猪槽上垢土　犬尿泥

尿坑泥　糞坑底泥　簷溜下泥　田中泥

井底泥　兒茶　伏龍肝　土墼

甘鍋　沙鍋　白瓷器　烏古瓦

古磚　烟膠　墨　釜臍墨

百草霜　梁上塵　門臼塵　香爐灰

煆竈灰　冬灰　石鹼

金部

金屑　銀屑（生銀）　銀膏　赤銅屑

自然銅　銅綠　鉛（黑錫）灰　鉛霜

鉛粉　黃丹　陀僧　錫

古鏡　錫銅鏡鼻（鏡鏽）　古文錢（大青錢）　銅弩牙

諸銅器（古銅器熨斗　秤錘匙柄）　熟鐵（勞鐵　生鐵）　鋼鐵（鐵粉　鍼砂）

鐵落　鐵精　鐵華粉　鐵鏽

鐵熱　鐵漿

鐵藥杵（鐵秤錘　鐵銃　鐵斧　鐵刀　磨刀水　大刀環　剪刀股　鐵鋸　布針　蒺藜　鐵[illegible]　鐵鎖　鑰匙　鐵釘　鐵鏃　犁鑱尖　車轄　馬御　馬鐙）

石部

玉屑（玉泉）　珊瑚　瑪瑙　寶石

玻璃　水精　琉璃　雲母

白石英　紫石英　丹砂　水銀

輕粉　粉霜　銀砂　靈砂
雄黃　石膏　寒水石　滑石 益元散
白石脂　赤石脂　爐甘石　無名異
石鍾乳　孔公孽　殷孽　石花
土殷孽　煤炭　石灰 古墓中石灰 艌缸油石灰
海石　陽起石　慈石 慈石毛　代赭石
禹餘糧　空青　膽礬　礜石
砒石 土黃　金星石　礞石　花乳石
金剛石　越砥石 蝸石磨刀　薑石　麥飯石

水中白石　河沙　石燕　石蟹

蛇含石　霹靂碪　食鹽　青鹽

玄精石　朴硝 風化硝 馬牙硝　玄明粉　凝水石

火硝 生硝　硇砂　硼砂　石硫黃

石亭脂　礬石　青礬

本草綱目易知錄卷七

和州鮑孝光伯熙甫　仝校刊
蕭山任玉琛筱園甫
婺源心田戴葆元編輯

人部

髮髲 一 被 苦溫止血悶血運金瘡傷風血痢五癃關格不通利小便水道治小兒驚大人痓仍自還神化入藥燒存性用合鷄子黃煎化爲水療小兒驚熱百病同煎膏長肉消瘀血

時珍曰髮髲乃剪髢下髮也亂髮乃梳櫛下髮也雷斅曰髮髲乃二十男子頂心剪下髮是也○胎衣不下將自頭髮撩結口中葆驗案囑產婦勿驚慌用草履牽住胞帶勿使斷縮將自已髮口中咬使作嘔即下○小兒客忤因見生人所致取其人頭

上髮十莖斷兒衣帶少許令燒末和乳飲卽愈○瘰癧惡瘡生
髮灰米湯服二錢外以生髮灰三分角刺灰二分白芨末一分
和勻乾摻或猪胆汁調○石淋痛澁髮髲燒末
井水服一錢○傷寒黃病髮髲燒灰水服一錢

亂髮　苦微溫髮者血之餘入足少陰陽明經煆用補陰甚捷去
心竅之血而消瘀血治欬嗽五淋二便不通小兒驚癇止鼻血
燒灰吹之療轉胞小便不通赤白痢哽噎及癰腫狐尿刺瘡尸
疰疔腫骨疽雜瘡孩子熱瘧亂髮一團鷄子十枚煮熟去白用黃同髮入銚內熬液出置盞中搽瘡上苦參
粉傅○小兒斷臍以清油調髮灰傅○小兒吻瘡髮灰和猪脂
塗○鼻血眩運欲死者亂髮燒灰水服若不止吹之或加人中
白減半射香少許末嗜鼻效若孩兒出鼻血男用母髮女用父
髮○肌膚出血胎髮燒灰傅卽止或吹入鼻中○諸竅出血亂
髮敗棕蓮蓬俱燒灰等分木香湯下三錢○上下諸血或吐血
或血衄或舌上出血如簪孔或內崩或鼻衄或尿血並用亂髮

灰水服○無故遺血亂髮爪甲燒灰酒服○月水不通童男童女髮各三兩燒灰班蝥二十一枚糯米炒黃射香一錢末每服一錢食前麥蘗下○大便瀉血亂髮半兩燒淨鷄冠花柏葉各一兩末臨時酒服二錢○破傷中風亂髮燒炭酒一盞沃之入首烏末二錢灌之○擲落耳鼻乘熱以亂髮灰綴定袜帛縛住勿令動自生合○聤耳出膿亂髮裹杏仁塞之○吞髮在喉取自乱髮燒灰水服一錢○疔瘡惡腫乱髮鼠屎燒灰針刺瘡口納入瘡內○大風癘疾用新竹筒十個內裝黑豆一層頭髮一層至滿以稻糠火盆內煨之候汁滴出以盞接承搽瘡上數日愈○下疳溼瘡髮灰一錢棗核燒七箇研勻先洗後搽○婦人陰吹金匱云胃氣下泄不走後而出前陰正喧此穀氣之實猪膏髮煎服亂髮鷄子大三枚猪膏半斤煎髮消盡取起分再服病從小便中出矣○女勞黃疸因大熱大勞交接後入水所致身面俱黃發熱惡寒小腹滿急小便難同上方○女人漏血亂髮燒研空心酒服一錢○血淋痛乱髮灰二錢入射香少許米飲服○小兒重舌乱髮灰調舌下時傳

頭垢名百齒霜梳篦上者鹹苦溫有毒治淋閉不通噎疾勞復酸漿煎服解

中蠱毒蕈毒菜毒脯毒自死肉毒米飲或酒下取吐爲度

婦人吹乳頭垢丸梧子大每食後服三丸屋上倒流水下隨左右服臥亦可或以胡椒七粒研和頭垢丸熱酒下取汗愈○婦人乳癰頭垢丸豆大酒下五丸即消○菜毒脯毒凡野菜諸脯肉馬汗馬肉毒以頭垢丸棗核大含之嚥汁能起死人或白湯下取吐自死肉毒同方○猘犬毒人頭垢猬皮等分燒灰水服一盃口噤者灌之重者以頭垢納瘡上熱牛屎封之○諸蛇毒人梳頭垢一團尿和傳仍炙梳出汗熨之○小兒緊唇頭垢塗之○下疳濕瘡蠶繭盛頭垢再以一繭合定煅研搽○蜂蠆虫蟻咬頭垢塗之○蜈蚣蠆頭垢苦參末等分酒調傳○婦人足瘡經年不愈名裙風瘡男子頭垢桐油調作隔紙膏貼之效○竹木刺肉不出頭垢塗即出○飛絲入目頭上白屑少許揩之即出

耳垢　耳塞　鹹苦溫有毒治顛狂鬼神及嗜酒塗蛇虫蜈蚣螫、

破傷中風手足指甲刮末用病本人者及耳中膜垢唾調塗瘡口立效○小兒夜啼驚熱耳垢石蓮子心人參各五分乳香二

分灯花一字丹砂一分末每薄荷湯下五分○疔瘡惡瘡耳垢塩等分研匀蒲公英煎膏作調餅封

膝頭垢　治騎馬癰以棉裹燒研傅之

爪甲 筋腿　治鼻衄細刮甲末嗜之立止衆人甲亦可催生下胞衣利小便治尿血去目翳及陰陽易病破傷中風破傷中風手足十指甲香油炒研熱酒調呷服出汗便好普濟方破傷風手足顫掉搐搦不已用手足指甲燒炭六錢南星姜制獨活丹參各二錢末酒下分二服○陰陽易病手足爪甲二十片衣補一片燒灰溫酒下男用女女用男○小便尿血指甲半片頭髮二錢燒灰每酒下一錢○胞衣不下取本婦手足爪甲燒灰酒服即令有力婦人抱起將竹筒於胸中趕下○諸痔腫痛蠶繭納入男子指甲令滿童子頭髮纏裹燒炭末蜜調傅仍日日吞牛胆製槐子神效○針刺入肉凡針折入肉及竹木刺剖人指甲末用酸棗擣爛和塗次日定出○飛絲入目刮爪甲末和津液点之其絲自聚拔出○鼻出衄血刀刮指甲研細末吹之即止○目生珠管手指

甲燒灰貝齒煆龍骨各半兩爲細末日点二三次○一切目疾以木賊草搽取指甲末硃砂等分共研細以露水搜丸芥子大每用一粒点入目內

牙齒　甘鹹熱有毒治乳癰未潰痘瘡倒靨除勞治瘧蠱毒氣入藥燒用　痘瘡倒靨人牙煆半錢射香少許溫酒服半錢○聤耳出膿血水人牙煆射香少許末吹之○漏瘡惡瘡乾水生肌人牙灰髮灰雄鷄內金灰等分末入射香輕粉少許油調傳○陰疽不發頭凹沉黯不疼無熱服內補散藥不起必用人牙煆山甲炙各一錢共末分兩服用當歸麻黃煎酒下姜汁和藥傳

人屎　苦寒治骨蒸勞復時行大熱狂走癰疽發背瘡漏痘瘡不起解諸毒乾者擣末湯沃服之傷寒熱毒水漬服之新者封疔腫一日根爛

糞清　苦寒治天行熱狂熱疾中毒蕈毒惡瘡熱毒溼毒大解五
臟實熱飯和作丸清痰消食積降陰火

人中黃濱補　甘淡而寒入手足陽明經降胃中伏火解三焦實熱
治天行熱疾大熱發狂溫邪彌漫神昏譫語煩躁不眠便閉自
汗鼻衄斑黃消渴欬嘔吐及痘瘡血熱毒盛黑陷不起癰疽惡瘡
疔腫發背一切實熱之證功同糞清得甘草之甘而不妨胃氣
然盡寒亦慎用　六明日臘月截淡竹筒去青皮留兩節浸廁缸
中令滲入取汁名糞清注机曰用棕皮綿紙上鋪黃土淋糞汁入土上濾取汁入新甕內蓋定埋土中一年取
出清若泉水全無穢氣年久彌佳比竹筒法更妙霞亭曰入中
黃以竹筒入甘草末於竹內用木塞兩頭冬月浸糞缸中立春
取出水浸洗懸風處陰干破竹取甘草晒干用棣按糞清與

人中黃主治雖同然意度之性稍有別糞清出於糞又經埋土中雖無人中黃性屬純陰體實者固宜稍涉虛者有妨胃沆伏之患而人中黃須經糞浸得甘草之甘冬浸春取濁陰未久經風又賜陰中化陽体實固宜稍涉慮者無寒胃之患本草未分別故補之以備博考○勞復食復人屎燒炭酒服○熱病發狂奔走如顛如見鬼神久不得汗不知人事人中黃入鑵內泥固濟煆半日末新汲水服三錢○大熱狂渴干陳久人屎末於陰地掘黃土中作五六寸小坑用末三兩匙於坑中以新汲水調勻良久澄清細細與飲即瘥○勞極骨蒸人屎小便各一升新漿米飯五升六月六日麴半餅瓶盛封密室中三七日並消亦無惡氣每旦服一合日再○嘔血吐痰心煩骨蒸人中黃末每服二錢茜草汁竹瀝薑汁和勻服○鼻衄不止人屎末燒炭水服二錢並吹鼻中○噎膈反胃諸藥不效阿魏一錢野外干人屎三錢共末五更姜汁蘸食○噎食不下人屎入蘿芐內火煆三炷香取研每酒下三分○痘瘡不起或倒靨及灰白下陷童子糞干者新瓦煆過每一兩入腦片一分研勻每服半錢或一錢蜜水下○發背欲死人屎燒灰醋和傳○疔腫初起割破以熱屎傳乾即易數易根自出○疳蝕口鼻唇頰穿者擒婁人屎貼

[illegible]〇小兒陰瘡人屎燒灰傅之〇金瘡[illegible]出乾人屎

[illegible]入〇蠍蛇咬螫人屎厚封之即消〇解藥箭毒箭

[illegible]交廣夷人用焦銅作箭鏃嶺北以毒蛇螫物汁著筒中

[illegible]此二種纔傷皮肉便沸爛而死又一種用射罔煎塗箭

鏃見血立死俱飲糞汁解并塗之〇野葛芋毒山中毒菌鴉片烟

毒並灌之可解〇丸補有虫干人屎干牛屎隔棉貼之虫聞氣

則出痒即易虫盡乃止〇產後陰脫人屎炒赤末

酒服一錢〇心腹痛急欲死人屎和蜜水調服

小兒胎屎　塗惡瘡鏡瘡胬肉除面印字一月即瘥治小兒鬼舐頭

瘡燒灰和猪脂塗之〇

人屎輪迴酒還元湯　性温不寒飲之入胃隨脾之氣上歸於肺通調水道

下輸膀胱故治肺病引熱下行從膀胱舊路而出是以滋陰降

火甚速止勞渴潤心肺澤肌膚利大腸解毒殺虫明目益聲清

賜治瘧疾寒熱頭痛溫氣咽痛入咳肺痿上氣失聲鬼氣疰病
癥瘕腹滿止吐衄齒血皮膚皴裂血悶熱狂撲損瘀血在內運、
絕產難胞衣不下蛇犬咬傷俱乘熱飲稍冷和熱湯服能推陳
致新凡產後血運及敗血入肺、陰虛火動、熱蒸如燎、惟此可以
治之童便良、十歲以下者俱佳、頭痛至極童便一盞豆豉半合仝煎服○久嗽涕唾及肺痿時
時寒熱頰赤氣急童便去頭尾甘草四寸四破浸之露一夜去
甘草平日頻服一日一服○吐血鼻紅童便薑汁和勻服○桃
腸痧症童便溫服○下痢休息杏仁去皮麩炒豬肝一具切片
去血質淨鍋中一重肝一重杏仁鋪盡以童便二升仝煮干放
冷任意食○中惡不醒令人尿其面上即甦○中暑昏悶夏月
人在途中熱劫急於陰處就掬道上熱土擁臍上作窩令人溺
滿暖氣透臍即甦乃服地漿蒜水等味○折傷撲損或有瘀
血或發熱躁渴惟以童便飲之勝於他藥○火燒悶絕不省人

專熱尿須服二三升○人咬手指瓶盛熱尿浸一宿即愈○齒
縫出血童便熱含之立止○瘀積滿腹諸藥不效人尿服一升
下血片塊半日愈○打傷瘀血攻心人尿服一升日三○
蛇犬咬傷以熱尿淋患處○蛇纏人足就令尿之便解
人中白溺白垽鹹平降相火消瘀血瀉肝經及三焦火由膀胱小便
出煅用治傳尸熱勞肺痿心膈熱羸瘦渴疾咽喉口舌生瘡鼻
瘜牙疳疳䘌諸竅出血肌膚汗血鼻衄不止湯火灼瘡及惡瘡
大衄久衄及諸竅出血人中白四兩綿五兩煅末水服二錢○
血竅不止及膚出汗血五七日不住者人中白新瓦焙乾射香
少許末溫酒服二錢○偏正頭痛人中白地龍炒等分末羊胆
汁丸芥子大每新汲水化一丸注鼻中喑之名一滴金○脚氣
成漏跟有一孔深半寸痛甚人中白煅有水出滴入於口○
鼻中息肉人中白煅每湯服一錢○口舌生瘡人中白一錢枯
凡三分末搽有涎拭去○小兒口瘡人中白煅黃柏蜜炙等分
水片少許共末有涎拭之搽效○走馬牙疳以小便桶內白屑

取下煆末一錢，入麝香半分，末摻。又方加銅綠三分。

秋石　鹹，溫。滋腎水，養丹田，返本還元，歸根復命，安五臟，潤三焦，消痰咳，退骨蒸，軟堅塊，明目清心，延年益壽。治虛勞冷疾，小便遺數，漏精白濁，噎食反胃，膈脹病。以此代鹽，爲滋陰降火藥。劑若煎鍊失道，或藉服此壯陽，反生燥渴之患。嘉謨曰：秋石須秋月取童子溺，每缸入石膏末七錢，桑條攪，澄定傾去清液，如此二三次，乃入秋露水一桶攪澄，如此數次，滓穢滌淨，鹹味減除，以重紙鋪灰上曬乾，完全取起，輕清在上者爲秋石，重濁在下者刮去。男用童女溺，女用童男溺，亦陰陽之道。今市不取秋時，雜收人溺，但以皂莢水澄曬爲陰煉，煆爲陽煉，盡失於道，安能治病？況乎火煆性却變溫耶。○直指秋石丸：治濁氣干清，精散而成膏淋，黃白赤黯，如肥膏蜜油之狀。秋石、鹿膠炒、桑螵蛸炙各半兩，茯苓一兩，白共末，糕糊丸梧子大，每黨參湯下五十丸。○秋石交感丸：治白濁遺精秋石一兩茯苓兔絲子各五錢末水糊丸豆大每鹽湯下五十丸○秋石四精丸治思慮色欲過度損傷心氣遺精小便數秋石茯苓各四兩蓮肉芡實各二兩末棗肉丸梧子大空心鹽湯酒下三十丸○赤白帶秋石末棗肉擣丸空心醋湯下六十丸○腫脹忌鹽以秋石代得腫消後食鹽須要火煅過少食

淋石　鹹温治石淋水磨服之當化石隨溺出噎食吐飜名噎飯病亦服之○藏器曰此是患石淋人溺中所出者正如小豆收干用

乳汁　甘鹹平補五藏益心氣止消渴治瘦悴悦皮膚潤毛髮益氣補髓令人肥白悦澤療目赤痛多淚解獨肝牛肉毒合濃豉汁服之神○雀屎點目中努肉然性寒滑臟寒胃弱人不宜色白而稠者佳若赤黃亦清而腥穢如涎者勿服有孕之乳名忌奶

小兒飲之吐瀉成疳魃之病、時珍曰人乳無定性其人和平飲食冲淡其乳平其人暴躁飲酒食辛或有火病乳必熱凡服乳須熱飲若入藥曬爲粉佳○中風不語舌根强硬三年陳醬五合乳汁五合勻布絞汁少少隨時與服良久當語○卒不得語人乳和酒日服○失音不語人乳竹瀝各二合溫服○眼熱赤腫人乳半合古銅錢十箇入銅器中磨之变色稀稠或煎瓶收日點數次或乳浸黃連蒸熟點之○初生不尿人乳一合葱白一寸煎服○嗽蛇牛毒凡牛嗽蛇毛髮向後食其肉殺人飲乳效○臁脛生瘡人乳桐油等分勻鵞翎掃塗

婦人月水天癸紅鉛鹹平解毒箭并女勞復

月經衣 治金瘡血湧出、炙熱慰之、療虎狼傷、及箭鏃入腹、時珍曰女人月水及月經衣腥穢故君子遠之爲其不潔凡煎諸藥出痘皆避忌近有方士邪術鼓弄愚人以法取童女初行經水多方配台與參同服謂之先天紅鉛愚人信之吞咽穢滓以爲秘方往往發出丹瘮癆疾深爲嘆息蓧誌之令人醒悟○

熱病勞復丈夫熱病後交接復發忽卵縮入腸腹痛欲死女人月經赤衣燒末熱水服○女勞黃疸氣短聲沉女人月經和血衣燒灰酒服○男女陰瘡因不忌房事行房陰物潰爛用室女血衲衣瓦上煅末麻油調傅○解藥箭毒交州夷人以焦銅爲毒箭以毒藥塗鏃鋒中人骨毒死以月水屎汁解

○箭鏃入腹中有聚血婦人月經衣燒灰酒服

人血 鹹平有毒刺人之血補我羸瘦仁者不爲能有益乎治金瘡吐衄產乳血暈俱取其所出之血燒末服勿令本人知

葆按神農本草人部惟髮一物餘俱後醫補入茲本草載人血治羸瘦病其人皮肉乾枯身起麩皮刺人血飲之但此忍心害理非仁者所爲是以人骨天靈蓋俱不載意謂舍此數味則不救人耶而先受殘賊之害也○吐血不止就用吐出血塊炒焦末每麥冬湯服三分益血不歸元則積而上逆以血導血使其歸元則止矣○衄血不止用白紙一張接衄血令滿於燈上燒火水服勿令知之○產乳血運醋和產婦血如棗大服之

人精　甘溫、和鷹屎、傅滅瘢痕、塗金瘡出血、湯火傷灼、身面粉瘢人精一合、青竹筒盛、於火上燒、以器承取汁塗、封器中塗效、

津唾　甘鹹平、治瘡腫疥癬皶皰、以五更未語者唾、頻塗擦之、又明目退翳、消腫解毒、辟邪、粉水銀、時珍曰、唾津乃人之精氣所化、每旦漱口擦齒、以津洗目、常時以舌舐拇指甲、揩目、久令光明不昏、又能退翳、凡人魘死、切勿呼叫火照、但痛咬脚跟及拇指甲際、多唾其面、徐徐喚之自省、日抄云、定伯夜遇鬼、問其所惡、曰惡唾耳、急持之、化為羊、恐變化、因大唾之、賣羊得千錢而歸、

人齒垽　齒垢　居鹹溫、和黑豆研塗、出箭頭及惡刺、破癰腫、塗蜂螫、竹木刺肉、針撥不盡者、以齒垢封之、即不爛○毒蛇螫傷、先以小便洗去、再以齒垢封護、不腫痛效、

人汗　味鹹有毒、人飲食食之、令人生疔毒、

人淚　鹹、有毒。凡母哭泣墜入子目、令子傷睛生瞖。

人氣　下元虛冷、日令童男童女、時隔衣進氣臍中。凡身體骨節痺痛、令人更互呵熨、久久經絡通。鼻衄金瘡、嘘之令血斷。

人魄　鎮心安神魄、定驚悸癲狂、磨水服。時珍曰、此是縊死人、其下有物如麩炭、即時掘取、稍遲則深入不掘則必有再縊之禍

陰毛　男子陰毛、治蛇咬、口含二十莖嚥汁、令毒不入腹。橫生逆產、用夫陰毛二七莖燒研、豬膏作丸吞之。　婦人陰毛、治五淋、及陰陽易病。陰陽易病、病後交接、卵腫或縮絞痛欲死、取婦人陰毛燒灰飲服、仍以洗陰水飲之

胞衣紫河車　甘鹹溫、安心養血、益氣補精、治血氣羸瘦、男女一切虛

損勞極、大小癲癇、失志恍惚、婦人勞損、面䵟皮黑、腹內諸病、形體瘦治淨以五味和如鎚餠法與食、勿令婦知。吳球曰取初胎或健壯無病者佳否則有毒害崔行功云凡藏胞衣宜安天德月德方深埋土中令兒長壽若棄污穢之地或被猪狗禽鳥所食令此兒多凶況經炮炙乎仁者當舍此勿食必不得已要用惟洗漂蒸熟晒干方入藥服蓀按近見世俗取鮮者洗淨用銀簪挑撥紫血長流水漂過入甘草花椒水泡洗淨和諸精肉作餛飩食皆謂功比參茸大補精血無分初殘始不寄本婦強弱向穩婆買治食乎見其受益者少受害者多醫相食且人惡之況人食人肉乎凡草木精英血氣有情補人諸物多矣何必藉此流俗之見以其價廉而功劾大蓀藥嘗育年從赤教人生食則乾者亦少用故誌之。大小癲疾初生胞衣一具長流水洗淨仍倒水浸春三夏一秋五冬七焙末羌活天麻防風各半兩姜蠶白芷各一兩南星二兩川烏一個炮全蠍二十一枚共末糊丸硃砂為衣每酒服五十丸。解諸蠱毒不問草蠱蛇蠱蜣蜋蠱其狀入咽刺痛欲死取胞衣一具洗淨焙末每熱水服一錢。大造丸紫河車一具男用女胎女用男胎洗淨焙末或淡酒蒸擣爛末龜板童便酒酥炙一兩黃栢去皮鹽酒浸炒一兩半牛膝酒浸一兩二錢大生地二兩砂仁六錢茯苓二兩絹袋盛瓦鑵酒煮半日去茯苓砂仁不用杵地黃爲膏听用天冬麥冬去心人参各一兩二錢夏月加五味七錢勿犯鉄器爲末用地黃膏入酒米糊丸如小豆大每空心鹽酒下七十丸女人去龜板加當歸男子遺精女白帶並加牡蠣一兩

胞衣水　辛涼治小兒丹毒諸熱毒發寒熱不歇狂言亂語頭上無辜髮豎虛痞等症天行熱病飲之立效。反胃久病飲一鍾當有虫出。藏器曰此是胞衣埋地中化水南人以胞衣入甘草升麻全甑盛埋土中三年後掘出取爲藥

初生臍帶　燒末飲服止瘧解胎毒傳臍瘡。臍汁不乾搭臍帶燒研當歸末一錢射香一字勻傳之。解胎毒初生小兒十三日以本身臍帶燒灰或入硃砂少許乳汁調服可免痘患

人膽　苦涼，有毒。治鬼氣、尸疰、伏連、久瘧、噎食、傳金瘡。時珍曰：北虜戰場中，多取人膽汁傅金瘡，救、但不可用他藥，必傷爛。葉間髮逆剖入腹取膽，登時入紋銀錢許，內自化，封干用之，可比熊膽。然若勇健膽壯，此逆所爲，非仁者所敢用也，姑識之。而時珍集註乃戰場中救急法，無傷於天理也。

水部

立春日雨水　夫妻各飲一盃，還房當護時有子，取其資始發育萬物，宜煎發散及補中益氣藥，亦取春生升發之氣。

梅雨水　洗瘡疥、滅瘢痕、入醬易熟。又名黴雨。芒種後逢壬爲入梅，小暑後逢壬爲出梅。

液雨水　殺百虫，宜煎殺虫、消積藥。立冬後十日爲入液，至小雪爲出液，得雨謂之液雨。

潦水　甘平。煎調理脾胃、去濕熱之藥。時珍曰：降注雨水謂潦，又淫雨爲潦，謂無根源

露水　甘平、秋露繁時以盤收取煎如飴服令人延年不饑、禀肅殺之氣宜煎潤肺殺祟藥及調疥癬虫癩諸散。

百草頭上秋露　未晞時收取愈百疾止消渴令人身輕不饑悅澤、別有化雲母作粉服法。八月朔日收取摩墨點太陽穴止頭痛、點膏肓穴治勞瘵謂之天灸。

百花上露　令人好顏色　凌霄花上露　入目損目。

柏葉上露　菖蒲上露　並能明目旦旦洗之

韭葉上露　旦旦塗之去白癜風。

甘露　甘大寒、食之潤五臟、長年不饑、神仙瑞應圖云甘露美露也神靈之精仁瑞之澤其凝如脂其甘如飴晉中興書云王者敬養耆老則降於松柏尊賢容衆則降於竹葦杜鎬云甘露非瑞也乃草木將枯精華頓發於外謂之雀餳此理甚通

甘露蜜 甘平明目止渴治胸膈諸熱方國志云大食國秋時收露朝陽曝之即成糖霜則此物也一統志云撒馬兒罕地在西番有小草叢生葉細如藍秋露凝其上味如蜜甘可熬如餳

明水 水方諸 甘寒明目定心止渴去小兒煩熱藏器曰方諸大蚌也熟摩令熱向月取之得水二三合亦如朝露

冬霜 甘寒食之解酒熱傷寒鼻塞寒熱瘧疾及酒後諸熱面赤者和蚌粉傳暑月痱瘡及腋下赤腫皆瘥收霜以雞羽掃瓶盛密封不壞

臘雪 甘冷解一切毒治天行時疾溫疫小兒熱癇狂啼大人丹

石發動酒後暴熱黃胆溫服洗目退赤煎茶煮粥解熱止渴宜煎傷寒火暍藥抹痱亦良時珍曰雪洗也洗除瘴癘虫蝗也冬至後第三戊爲臘臘前三雪大宜菜麥又殺虫蝗蜜封陰處念年不壞水浸五穀種耐旱不生虫酒几席蠅自去淹藏菓食不蛀蠹春雪無用

夏冰　甘冷去熱煩感人服乳石發熱腫解煩渴消暑毒傷寒陽毒熱盛昏迷以冰一塊置膻中亦解燒酒毒頴曰今人冬月藏水於窨登之以鹽是也淮南萬畢術有發水石作水非真也藏器曰夏月用冰止可隱映飲食令氣涼忌食雖快當時久皆成疾

神水　甘冷飲之清熱化痰定驚安神治心腹積聚及虫病和獺肝爲丸服端午日午時有雨急伐竹竿中必有神水瀝取爲藥

半天河水上池水　甘微寒飲之辟時疫主蠱毒殺鬼精恍惚妄語與飲

勿令知之治鬼疰狂邪氣惡毒洗諸瘡　槐樹間者主諸瘡惡
瘡風瘙疥癢弘景曰此竹籬頭水及空樹穴中水戰國策云長桑君飲扁鵲以上池之水能洞見臟腑注云上池水牛天河水也然則有法∴身體白駁取樹木孔中水洗之研桂末唾和傅日再上
屋漏水　辛苦有毒洗犬咬瘡更以水澆屋簷取滴下土傅之效
塗疣目傅丹毒李廷飛曰水滴脯肉食之生惡瘡結瘕又簷下雨滴菜亦有毒不可食
千里水、東流水　甘爛水俱甘平主五勞七傷腎虛脾弱陽盛
陰虛目不得瞑及霍亂吐瀉傷寒後欲作奔豚病後虛弱揚之
萬遍煮藥禁呪最驗、
逆流水　治中風卒厥頭風瘧疾、咽喉諸病宜吐痰飲藏器曰千[illegible]水

東流水二水皆堪蕩滌邪穢煎煮湯藥禁咒神鬼潢汚行潦尚可荐之王公況其靈長哉本經云東流水爲雲母石所畏鍊雲母石用之思邈曰江水流泉遠涉順勢歸海不逆上流用以治頭必歸於下故治五勞七傷羸弱之病煎藥宜陳蘆勞水取其水不强火不盛無江水則以千里水東流水代時珍曰勞水則揚泛水張仲景謂之甘爛水以流水置盆中用杓高揚之千遍有沸珠相逐乃水性本鹹而體重勞之則甘而輕取其不助腎氣而益脾胃醫學正傳云甘爛水甘溫而性柔故烹傷寒陰証等藥順流水性順而下流故治下焦腰膝之症及通大小便之藥急流水湍上峻急其性急速而下達故通二便風痺之藥逆流水洄瀾之水其性逆而倒上故煎發吐痰飲之藥取其回旋流止上而不下名倒流水

井華水　甘平療酒後熱痢洗目中膚瞖治人大驚九竅四肢指岐間出血以水噀其面和硃砂服令人好顏色鎮心安神治口鼻瑰鍊熬諸藥石投酒醋令不腐宜煎補陰一切痰火氣血藥

頌曰井水新汲療病利人平旦第一汲爲井華水其功頗與諸水不同凡井水有遠從脉而來爲上有從近處江河滲來次其城市近溝渠污水雜滲入者成鹼用須煎滾停一時候鹼澄用否則氣味俱惡不堪煎藥食茶酒也

新汲水　治消渴反胃熱痢熱淋小便赤澁卻邪調中下熱氣並宜飲之射癰腫令散洗漆瘡治墜損腸出令噴其面則腸自入解閉口椒毒下魚骨哽解馬刀毒及砒石、烏喙、燒酒、煤炭毒

又治熱悶昏瞀煩渴　衄血不止新汲水隨左右洗足即止又冷浸火紙數層貼顋上以熨斗熨之立止又冷水一瓶淋射頂上亦止。犬咬血出新汲水洗至血止綿裹之。魚骨哽咽新汲水一大盞令口向水張口取水氣哽當自下。中此石毒多飲新汲水得吐利解煤炭烟毒烏喙毒方同。燒酒醉死急以新汲水浸其髮外以故帛浸貼其胸膈仍細細灌之。眼睛突出一二寸者以新汲水灌漬睛中數易自入

○厭禳瘟疫蝕且除夜以小豆川椒各四十九粒投井中勿合

人知○疔毒疽瘡凡手指及諸處瘡起發痒寒熱或麻木此極毒重瘡用針刺去惡血口噙井凉水吮之水温再投吮至痛痒俱住愈

神效方

立春、清明二節取水盛、謂之神水、宜浸造諸風藥、并脾胃虛損、諸丹丸散、及藥酒、久留不壞、

寒露、冬至、小寒、大寒四節、及臘日水、宜浸造滋補五臟、及痰火積聚、虫毒、諸丹丸、并煮釀藥酒、與雪水同功

立秋日五更井華水、長幼各飲一盃、能却瘧痢、百病、

端午日午時水、宜造瘧痢、瘡瘍、金瘡、百虫、蠱毒、諸丹丸

小滿、芒種、白露三節水、並有毒、造藥、釀酒醋、一應食物、皆必敗

壞入飲之亦生脾胃病、

醴泉 甘泉 甘平 治心腹痛疰忤鬼氣邪穢之屬、並就泉空腹飲之、又止熱消渴及反胃霍亂、亦以新汲水佳 應圖云醴泉井之精也味甘如醴流之所及草木皆茂飲之令人多壽除痼疾

玉井泉 甘平久服神仙令人體潤毛髮不白 太華山有玉水溜下人得服之多長生今人近山多壽者豈非飲玉石津液之功乎

乳穴水 甘溫久服肥健人能食體潤不老與鐘乳同功效 藏器曰近乳穴處流出之泉人多取水釀酒大有益其水濃稱之重於他水煎之上有鹽花者此真乳流也

溫湯 溫泉 辛熱微毒治諸風筋骨攣縮及肌皮頑痺手足不遂無

眉鬓、疥癬諸疾在皮膚骨節者、入浴效、浴訖當大虛憊、隨病與藥服及飲食補養、非此等病人、不宜輕入。○此泉下有硫黃時令水熱頴曰廬山有溫泉方士教患疥癬風癩楊梅者飲食入池久浴汗出乃止旬日自愈服藥調養

鹽膽水　鹹苦有大毒、治蝕騐、疥癬瘻疾、虫咬及牛馬為虫蝕毒虫入肉生子、六畜飲一合、當時死、人亦然、凡瘡有血者不可塗、痰厥不省、少少灌之取吐良。○時珍曰鹽不滲水不堪食今人用此收豆腐

阿井泉　甘鹹平下膈疏痰止吐。○時珍曰阿井在今兗州陽穀縣即古東阿縣也沈括筆談云古說濟水伏流地中今歷下凡發地下皆是流水東阿亦濟水所經取井水煮膠謂之阿膠其性趣下清而且重用攪濁水則清故治瘀濁及逆上之痰又青州范公泉亦濟水所注其水用造白附子能利膈化痰

山巖泉水　甘平。治霍乱煩悶，嘔吐腹空，轉筋恐入腹，宜多服之，名曰洗腸，勿令腹空，空則更服。人多懼此，然嘗試有效。但身冷力弱者，防臟寒，當以意消息之。時珍曰：此山岩石間所出泉流溪澗者，其泉源遠清冷，或山有玉石美草者為良，其山有黑土毒石惡草勿用。又大雨洗出山谷中，有蛇虫毒殺人。

車轍水　轍乃車之行跡。治癧腸風。端午日取洗之，牛蹄跡中水洗亦可。

地漿　甘寒。治乾霍乱及中暍卒死，飲一升效。解中毒煩悶，熱渴及魚肉果菜藥物諸菌砒霜毒。弘景曰：此掘黄土地作坎，深三尺，新汲水沃入攪濁，少頃取清用，名地漿，又名土漿。○干霍乱病，不吐不痢，脹痛欲死，地漿三五盞服愈，大忌米湯。○閉口椒毒，吐白沫，身冷欲死，地漿飲之解。○中野芋毒，土漿飲之。○解砒霜毒，地漿調鉛粉服立瘥。○黄鱔魚毒，食此魚犯荊芥殺人，地漿解之。

熱湯（百沸湯 麻沸湯）甘平。助陽氣，行經絡。治霍乱轉筋入腹及客忤死。時珍曰：有患風疾數年，掘坑坐坑內，解衣以熱湯淋之，良久以薦蓋之，汗出而愈。珍推此法，治寒濕用艾，治風虛用五枝或五加皮煎湯淋洗效。○傷寒初起，熱湯飲，候吐則止。○忤惡卒死，銅器或瓦器盛熱湯熨腹上，冷則易。○火眼赤爛，緊閉目，熱湯沃，或薄荷、防風、荊芥煎熱湯沃之。○虵纏不解，熱湯淋之即脫。

生熟湯（陰陽水）甘鹹。調中消食。凡痰瘧及宿食毒惡之物，臚脹欲作霍乱者，取水以鹽投中，進數升，令吐盡痰食便愈。又霍乱及嘔吐不能納食及藥，勢危急者，飲數口即定。時珍曰：新汲水、百沸湯合一盞和勻，故曰生熟。今名陰陽水。三焦失道，二氣淆乱，濁陰不降，清陽不升，發為霍乱嘔吐。飲此湯輒定，分陰陽得平也。

虀水 酸鹹。吐諸痰飲宿食，取其酸苦涌泄為陰。此是作黃虀菜中水。

漿水（酢漿水）　甘酸微溫調中引氣宜和強力通關開胃止渴治霍亂瀉痢消宿食宜作粥薄暮啜之　解煩去睡調理臟腑煎令酸止嘔噦利小便、下骨哽洗面黑子　白令人膚體如繒帛　○嘉謨曰漿酢也炊粟米熟投冷水中浸五日味酢生白花色類漿故名若浸敗者害人○滑胎易産酸漿和水少許服○霍乱吐下酸漿水煎姜屑呷之○骨哽在咽磁石煆醋淬橘紅焙多年漿水腳炒下等分末別以漿水腳和丸芡子大每含嚥一丸○手指腫痛漿水入少鹽熱漬之冷卽易○面上黑子每夜煖漿水洗面以布揩赤檀香磨汁塗之

甑氣水　以器承取沐頭長髮令黑潤朝朝用梳蘸水摩小兒頭久覺有益　鏊口角破爛饊餜元○小兒諸瘡遍身或面上生瘡爛成孔如大人楊梅瘡用蒸糯米時甑蓬四邊滴下氣水以盤承取掃瘡上不數日卽愈神效

磨刀水　鹹寒利小便消熱腫、小便不通磨刀交股水一盞服〇肛門腫痛欲作痔瘡取屠刀磨水服〇耳中卒痛磨刀鉄漿滴入即愈〇蛇咬毒攻入腹以兩刀於水中相磨飲其汁〇盤腸生産腸乾不上者以磨刀水潤腸煎好磁石一盃温服自然收上

浸藍水　辛苦寒除熱解毒、殺虫、治悮吞水蛭成積脹痛黄瘦、飲之取下愈〇染布水治咽喉痛及噎疾温服一鍾良〇

猪槽中水　服一盞治蠱毒蛇咬瘡浸之良葆驗手指腫痛猪槽内宿渣數立消

市門溺坑水　止消渴重者服小盞、勿令知三度瘥〇葆按市中溺坑每多抛死鼠穢物等件恐污濁有害本草治渴擬是有水通行者

洗兒湯　治胞衣不下服一盞勿令知之〇

諸水有毒

水府龍宮不可觸犯。藏器曰水之怪溫嶠然犀照水爲神所怒 水中有赤脉不可斷之。井中沸溢不可飲 時珍曰但於三十步內取青石一塊投之即止 。古井眢井不可入有毒殺人 時珍曰夏月陰氣在下尤忌之但以雞毛投之盤旋而舞不下者必有毒也以熱醋數斗投之則可入矣古塚亦然 。古井不可塞令人盲聾。陰地流泉有毒二八月行人飲之發瘧瘴損脚力。澤中停水五六月有魚鱉精人飲之成瘕病。沙河中水飲之令人瘖。兩山夾水其人多癭。又流水有聲其人多癭。花瓶水飲之殺人臘梅尤甚。炊湯洗面令人無顏色洗體令人發癬洗脚令人疼痛生瘡。銅器上汗入食中令人生疽發惡瘡。冷水沐頭及熱泔沐頭並成頭風女人尤忌之。水經宿面上有五色者有毒不可洗手。時病後浴冷水損心胞。盛暑浴冷水成傷寒。汗後浴冷水成骨痺時珍曰顧閔遠行汗後渡水遂成骨痺痿躄數年而死。産後洗浴成痙風多死。酒中飲冷水成手顫。酒後飲茶水成酒癖。飲水便睡成水癖。小兒就瓢及瓶飲水令語訥。夏月遠行勿以冷水濯足。冬月遠行勿以熱湯濯足。

火部

桑柴火　治癰疽發背不起瘀肉不腐及陰瘡瘰癧流注臁瘡頑瘡燃火吹滅日炙二三次未潰拔毒止痛已潰補接陽氣去腐生

肌凡一切補藥諸藥宜此火炙之但不可點艾傷肌
時珍曰桑乃箕星之精能助藥力除風寒
痺諸痛藏器曰桑柴火灸蛇則蛇足見矣

炭火　櫟炭火煅鍊一切金石藥、浮炭火烹煎焙炙百藥丸散。

白炭　治悞吞金銀銅鐵在腹燒紅爲末煎湯呷之甚則刮末三
錢、井水調服、未效再服又解水銀輕粉毒、帶火炭納水底能取
水銀出也上立炭帶之辟邪惡鬼氣除夜立之戶內辟邪惡、
卒然咽塞炭末蜜丸含嚥。白虎風痛日夜走注百節如齧炭
灰五升蚯蚓屎一升紅花七撚和熬以醋拌之用故布包二包
更互熨痛處。久近腸風下血緊炭三錢枳殼燒存性五錢爲
末五更米飲服三錢天明再服即愈忌油膩毒物。陰囊濕痒
麩炭紫蘇共末撲之。湯火灼瘡炭末香油
調傳。白癩頭瘡白炭燒紅投沸湯中洗之、

蘆火竹火　宜煎一切滋補藥。時珍曰、用陳蘆柴枯竹燒炭取其不強不損藥力、用桑柴火取其能助藥力、烰炭取其力慢、櫟炭取其力緊、溫養用糠及馬屎牛屎、取其暖使藥力勻徧。

艾火　灸百病、灸諸風冷疾、入硫黃末少許尤良。

神鍼火　治心腹冷痛、風寒濕痺、附骨陰疽、凡在筋骨隱痛者、鍼之火氣直達病所甚效。時珍曰、神鍼火者、五月五日、取東引桃枝削爲木鍼、如鷄子大、長五六寸、乾之用時、以棉帋三五層襯患處、將針蘸麻油点着、吹滅、乘熱針之。又雷火神針法、熟蘄艾末二兩、乳香、沒藥、山甲炒、硫黃、雄黃、草烏、川烏、桃樹皮各一錢、射香五分、共末、拌艾勻、以厚帋裁成条、鋪藥艾於內、卷如拇指大、長三四寸、收藏瓶內、埋地中七七日、取出用時、於灯上點着、吹滅、隔紙十層、乘熱針於患處、熱氣直入病處、其效更速、並忌冷水。

火鍼　即燔針、燒針　治風寒筋急攣引痺痛、或癱緩不仁者、針下疾出、急按孔穴則疼止不按則疼甚癥塊結積冷病者針下慢出仍轉動以發出污濁癰疽發背有膿無頭者針令膿潰勿按孔穴凡用火鍼太深則傷經絡太淺則不能去病要在消息得中鍼後發熱惡寒此爲中病凡面上及夏月溼熱在兩脚時皆不可用此

時珍曰其針須用火筋鐵造麻油滿盞灯草二七莖點灯將針頻塗麻油灯上燒令通赤用之不赤或冷則反損人且不能去病所針之處必先點穴墨記明白差則無效又凡肝虛目昏多淚目赤生瞖瞙頑厚並宜熨烙法蓋氣血得溫則宣流得寒則凝澁其法用平頭針如瞖大小燒赤輕輕當瞖中烙之烙後瞖破即用退瞖藥點

燈火 治小兒驚風昏迷搐搦竄視諸病又治頭風脹痛視頭額太陽絡脉盛處以灯心蘸麻油點灯焠之外痔腫痛亦焠之油

能去風解毒、火能通經也、小兒初生因冒寒氣、散絕者、切勿斷臍、急烘絮包之、將胎衣烘熱、用灯炷於臍下往來燎之、煖氣入腹內、氣回自甦、又燒銅匙柄、熨烙眼弦內、去風退赤甚妙、攪腸痧痛陰陽腹痛、手足冷、但身上有紅点、以灯草蘸油点火焠於点上○小兒諸驚、仰向後者、灯草焠其顖門、兩眉齊之上下、眼翻不下者、焠其臍之上下、不省人事者、焠其手足心之上下、手拳不開、口往上者、焠其頂心、兩手心、撮口出白沫者、焠其口上下、手足心○楊梅毒瘡、鉛水銀各二錢、入鍋內結砂、銀珠二錢、白花蛇一錢、末、作紙撚七條、初日用三條、自後一日用一條、麻油点灯於烘炉中、放被內蓋臥、勿透風、須食飽、口含椒茶、熱則吐去再含、又神灯熏法、銀硃二錢、兒茶、龍掛香、皂角子、各一錢、末、以紙捲作灯心大、長三寸、每用一條、安灯盞內、麻油浸点、置水桶中以被圍坐、用鼻吸烟嚥之、口含冷茶、熱則吐去、日熏兩次、三日後口破、以陳醬水漱之、又神灯照法、治楊梅瘡、年久破爛坑陷者、銀硃、水銀、線香各三錢、乳香、沒藥各五分、片腦二分、末、以紙捲作撚浸油点灯照，縂日三次，七日見效。須先服防風通聖散數点，臨時口含椒茶，防毒入齒。○年深疥癬延蔓遍身，硫黃、艾葉研勻，作撚浸油点灯，被中熏，油塗口鼻耳目，露之。

燈花 治小兒邪熱在心，夜啼不止，以二三顆，燈心湯調乳上，令兒吮之。研傳金瘡，止血生肉。

燭燼 治疔腫，同胡麻、鍼砂等分為末，和醋傳之。治九漏，同陰乾馬齒莧等分為末，泔水洗淨，和臘猪脂傳之，日三上。時珍曰：燭有蜜臘烛、柏油烛、虫脂烛、牛脂燭，惟蜜燭、柏油者燈可入藥。

土部

白土 白堊土 白善土 苦溫。治鼻洪吐血，痔漏泄精，男子水臟冷，澁腸止痢女子子宮冷血結寒熱癥瘕月閉積聚陰腫痛漏下無子合王瓜等分末湯服二錢治頭痛衄血不止白土末五錢井華水調服○水瀉日夜不止白土煅醋淬炮姜各一兩生楮葉二兩末糊丸菉豆大米飲下二十丸○風赤爛眼倒睫拳毛白土一兩銅青一錢共末每用半錢泡湯洗○小兒熱丹白土一兩寒水石半兩末新汲水調塗○代指腫痛豬膏和白蘩土調傅

赤土 甘溫治湯火傷研末塗之○牙宣疳䘌赤土荊芥等分研揩之○風疹瘙痒甚不能忍赤土研末空心溫酒服一錢○身面印文刺破以醋調赤土傅乾即易以中滅爲度

黃土 甘平治瀉痢冷熱赤白腹內熱毒絞結痛下血取乾者水煮數沸去滓煖服解諸藥毒及牛馬諸肉毒合口椒毒野菌毒小兒喫土干黃土一塊末黃連煎湯服○烏紗驚風小兒驚風遍身烏者急推向下將黃土一盌末入醋一鍾炒熱包定熨之

引下至足刺下效○卒患心痛畫地作王字撮取中央土水和服○目卒無見黄土攪水中澄清洗之○牛馬肉毒及牛肝毒黄土三升水煮澄清一升服又方入頭髮寸截和服髮皆出而出○丙痔瘡腫黄土黄連皮硝各一兩豬肝汁同研爲丸每日納入肛門過一夜隨大便而出內服烏梅黄連二味丸藥○攧撲欲死一切損傷從高墜下及木石所迮落馬撲車瘀血凝滯氣絕欲死者亦活用淨黄土五升蒸熱以故布重裹作二包更互熨之勿大熱恐破肉痛止則已神效○杖瘡未破乾黄土末童尿鷄子清調刷上乾即以熱水洗去後刷復洗數十次以紫轉紅爲度仍刷兩胯以防血攻陰○蜈蚣螫傷畫地作王字內取土摻之○張司空言三尺以上曰糞三尺以下曰土凡用當去上惡物

鑄鍾黄土　治卒心痛疰忤惡氣溫酒服一錢

鑄鏵鉏孔中黄土　治丈夫陰囊濕痒及陰汗細末撲之

東壁土　甘溫取太陽先見所照能引真火生發之氣而補土勝

濕止瀉痢霍亂煩悶温瘧疫下部瘡脱紅小兒風臍摩乾濕二癬點自去曾同蜆爲末傳豌豆瘡解川烏草烏六畜肉毒湯泡服之弘景曰此屋之東壁上土也常先見日又可除油垢衣勝石灰滑石宗奭曰東壁先得太陽真火烘照日初出少火之氣壯及當午則壯火氣衰故不用南壁而用東壁○急心痛五十年陳壁土枯礬等分蜜丸艾湯服二錢○脱肛門凸出故屋東壁土末以長皂莢挹末粉之仍炙皂莢更互熨之○瘡破經年膿水不絶用百年茅屋厨中壁土末入輕粉少許摻傳○耳瘡脣瘡東壁土和鉛粉調傳○痱子瘙痒壁土傳隨手愈○六畜肉毒東壁土水服一錢即安○解烏頭毒不拘川烏草烏毒陳壁土泡湯服冷水亦可○霍亂悶亂向陽壁土煮汁服藥毒煩悶同方

道中熱土　夏月暍死以土積心口少冷即易氣通則甦亦可以熱土圍臍旁令人尿臍中仍用熱土大蒜等分搗水去滓灌之

卽活○十字道上土　治頭面黄爛瘡同灶心土等分傳

車轍土　治熱瘡出黄汁取蓋車邊脂角上土塗之、行人踏死取車輪土五錢水調澄清服卽甦小兒初生無膚因母受胎未得土氣也取車輦土研傳之三日後生膚、

市門土　治婦人易產八個月帶之、產時酒服一錢日中爲市處門地也

戸限下土　治產後腹痛熱酒服一錢又治吹奶和雄雀屎暖酒服一匙、時珍曰限卽門閾也

鞋底下土　治適他方不伏水土刮下和水服卽安

柱下土　治腹痛暴卒水服一匙胞衣不下取宅中柱下土研末

鷄子清和服。

牀脚下土　治猘犬咬和水傅之灸七壯。

桑根下土　治中惡風惡水而肉腫者水和傅之灸二三十壯熱氣透入則平。

燕窩土　同屎作湯浴小兒去驚邪治風瘙癮癬及惡刺瘡浸淫瘑瘡遍身至心者死水和傅三日瘥及傅口吻白禿諸瘡時毒頭項腫○蔡元○口角爛瘡燕窩泥研傅○白禿頭瘡燕窩泥土月蜂窠等分研剃頭後麻油調傅○瘰癧惡瘡着手足肩背累累如赤豆大剝痂米泔和醋洗淨燕窩土和百日小兒屎傅○小兒丹毒向陽燕窩土末鷄子白和傅○蔡驗治時邪項外腫飲食難下頃刻殺人燕窩土一兩枯凡雄黃各三錢共末燒酒調稀時掃項外至咽門出火毒

百舌窠中土　治蚯蚓及諸惡虫咬瘡醋調傅之

土蜂窠 蠮螉窠即細腰蜂窠 甘平、治癰腫頭風婦人難產煎服。小兒霍乱吐瀉、痰研乳汁服一錢、點乳蛾、消疔腫、爲末醋調塗腫毒及蜘蛛咬蜂蠆毒。疔瘡腫痛、蜘蛛窠蝦蟆皮燒等分酒服一錢○女人難產土蜂窠水泡湯飲之、取時逢單是男雙是女效驗○咽喉乳蛾土蜂窠一個末、先用楮葉擦破病人舌、令血出、以醋和末用翎點之、令痰涎出数後用竹根搗水服○手足發指毒痛不可忍壁間泥土蜂窠末入乳香少許勻醋調傅乾即以醋潤之

蜣蜋轉丸　鹹苦大寒湯淋絞汁服療傷寒時氣黃疸煩熱及霍乱吐瀉燒灰酒服治項癧塗一切瘻瘡。藏器曰此蜣蜋所作丸也藏在土中掘地得之正圓如人捻作成彌久者佳、

鼠壤土　治中風筋骨不隨、冷痹骨節痛、手足拘急、風掣痛、偏枯死肌、多收曝乾、蒸熟、袋盛更互熨效。和小兒尿塗疔腫。

蟻蛭土　治死胎在腹及胞衣不下、炒三升袋盛搨心下、自出。醋調塗狐刺瘡。時珍曰、蛭音迭、高起也、封聚土也。

白蟻泥　治惡瘡腫毒、取松木上者、同黃丹炒焦、末、麻油調塗。

蚯蚓泥　甘、酸、寒。治赤白久熱痢、取一升炒煙盡、沃汁半升、濾淨飲之。小兒陰囊忽虛熱腫痛、以甘草汁入輕粉末調塗。小兒卵腫、薄荷汁調塗。以鹽研傅瘡、去熱毒及蛇犬傷。又治狂犬傷、出犬毛神效。斷截熱瘧、端午日午時取蚯蚓糞麪和丸豆大、硃砂爲衣、每發日早一時水服三丸、或加菖蒲、獨蒜和丸。

○婦人吹乳韭菜地中蚯蚓屎研末醋調傅乾則換愈○脚心腫痛因久行久立者水調蚯蚓泥傅一切丹毒同方○耳後月蝕蚯蚓糞燒淡猪脂調塗○聤耳出水成瘡蚯蚓糞末傅并吹入○齒齦宣露蚯蚓泥燒煆末臘猪脂調傅○解射罔毒蚯蚓屎末井水服二錢○反胃轉食蚯蚓糞一兩木香三錢大黃七錢共末水服五錢忌煎炒酒醋椒薑熱物○外腎生瘡蚯蚓糞二錢綠豆粉一錢水研塗乾又○時行腮腫栢葉搗汁調蚯蚓糞塗之○小便不通蚯蚓糞朴硝等分水和傅臍下即通○蜈蚣螫傷蚯蚓糞塗之效

螺螄泥　性涼、治反胃吐食、取螺螄一斗水浸取泥晒乾每服一錢、火酒調下○

猪槽上垢土　治難產取一合和麵半升烏豆二十粒煎汁服又治火燄丹毒、赤黑色、取槽下泥傅乾即易○

天尿泥　治妊娠傷寒令子不落、取塗腹上、乾卽愈。

尿坑泥　治蜂蠍諸虫咬、取塗之。

糞坑底泥　治發背諸惡瘡、陰乾為末、新汲水調傳、卽止痛。疔腫惡瘡、糞下土、蟬蛻、全蠍等分、搗作餅、香油煎滚、傳瘡四圍、疔根自出。

簷溜下泥　治猪咬、蜂蠆、蟻叮、蛇傷、並取塗之、又和羊脂塗腫毒、丹毒、蠍螫蜂叮、蠍有雌雄、雌者痛在一處、井底泥封之、雄者痛牽諸處、瓦溝下泥封之、無雨以水從屋上淋取。

田中泥　治馬蝗入人耳、取一盆枕耳邊、蝗聞其氣自出。悞吞馬蝗入腹者、酒和一二升、服當利出。

井底泥　治妊娠熱病、取傳心下、及丹田、可護胎氣。塗湯火瘡。

胎衣不下，井底泥一鷄子大，井華水服即下。○卧忽不寤，勿以火照，但痛齧其踵及足指甲際，而多唾其面，以井底泥塗其目，令人垂頭入井中，呼其姓名，便甦也。○小兒熱癤，井底泥傅其四圍。

孩兒茶 烏爹泥 烏壘泥　苦濇平。化痰生津，清上膈熱，塗金瘡、一切諸瘡，生肌生痛，止血收濕。○時珍曰：兒茶出南番暹羅諸國，今雲南造之，云是細茶末入竹筒中，堅塞兩頭，埋污泥溝中，日久取出，搗汁熬制而成。○鼻淵流水，兒茶研末吹之。○牙疳口瘡，兒茶、硼砂等分，末，搽。若走馬牙疳，加雄黃、貝母等分，先米泔洗淨，搽。○下疳陰瘡，兒茶、胡黃連各一錢，纂奇方加真珠一分，龍腦半分，勻傅。○痔瘡腫痛，兒茶二錢，射香半分，末，唾津調傅。○脫肛氣熱，兒茶二分，熊胆五分，片腦一分，末，入乳調搽肛上，熱汁下，肛自收，亦治痔瘡。

伏龍肝 灶心土　辛微溫。止咳逆吐血、鼻衄、腸風尿血、泄精，心痛狂顛，風邪蠱毒，反胃，中惡中風，口噤魘寐縊絕，婦人血漏、妊娠熱病、護胎下胞、小兒夜啼風噤、重舌臍瘡。醋調傅癰腫諸毒。宏景曰此灶中對釜月下黃土也。○卒中惡氣，伏龍肝一鷄子大，末，水服取吐。○吐血衄血，伏龍肝半斤，泡汁，澄和蜜服。○吐血瀉血，心腹痛，伏龍肝、地墻土、多年烟壁土等分，每用五錢，水煎，澄清，空心服。○中風口噤不語，心煩恍惚，手足不隨，或腹痛滿，或時絶而復甦，伏龍肝末五升，水八升，攪，澄清，灌之。○魘寐暴絶，灶心對鍋底土研末，水服二錢，更吹入鼻，切忌火照。○婦人血漏，伏龍肝半兩，阿膠、蠶紗炒，各一兩，末，每空心酒服三錢。○赤白帶下，日久黃瘁，脈濇，伏龍肝、棕櫚、梁上塵俱炒烟盡，等分，入龍腦、射香少許，末，每服三錢，温酒淡醋湯下。一年者半月可愈。○妊娠熱病，伏龍肝一鷄子大，水調服之，仍以和土塗母臍，乾又上。○横生逆產，灶心土、對鍋底土，服一錢，仍以酒調搽母臍中，自順。胞衣不出丞存。○狂顚謬亂不識人，伏龍肝，水服三錢。○小兒夜啼，伏龍肝二錢，硃砂一錢，射香少許，末，蜜丸豆大，每服五丸，桃符湯下。○小兒重舌，伏龍肝醋和塗。○重舌腫木，伏龍肝末，牛蒡汁調塗。○小兒丹毒，灶心土末，鷄子白塗，或麻油冷水調俱可。○子死腹中，母氣欲絶，伏龍肝三錢，水調下。○小兒臍瘡，伏龍

肝末傳之

土墼卜急煤赭治婦人癰疽及頭上諸瘡、凡人生痰核、如指大紅腫者、為末、以菜油調搽、其腫即消、或出膿、以膏藥貼之時珍曰此是燒石灰窰中、流結出渣、輕虛而色赭者○白禿肚裂、土墼四兩、百草霜、雄黃各一兩、胆凡六錢、榆皮三錢、輕粉一錢、為末、猪胆汁調、剃頭後搽之、百發百中、神方也、

甘鍋銷金銀鍋治偏墜疝氣、研末、熱酒服二錢、癩煉肩瘡、湯火瘡、久輕粉少許、研末傳之、吳人收磁器屑、碓舂為末、篩澄取粉、呼為滓粉、用膠水和劑、作鍋、以銷金銀者

沙鍋沙土燒成消積塊黃腫、取年久者、研末、水飛作丸、每酒服五錢、

白瓷器味平治婦人帶下白崩、止嘔吐、破血、止血、水摩塗瘡滅

癜研末傳癧臟可代鍼點目去翳鼻衄不止白瓷細末吹少許立止○吐血不止白瓷器末二錢皂莢子七煎湯下三服愈○小便淋痛白瓷器煅研二兩生熟地黃各一兩末每木通湯服二錢○目生翳膜細料白瓷大火煅研末篩過加雄黃少許勻早晚點少許久多以牛角簪撥出翳膜若紅用人指甲末點少許四角愈○赤黑丹疥或痒或爆不急治延偏身即死白瓷末猪脂調塗○湯火傷青瓷器末過篩水飛過桐油調傳

烏古瓦桀始以泥燒瓦甘寒水煎漬汁飲止消渴解心中大熱止小便取屋上年深者良研末油調塗湯火傷療折傷接骨折傷筋骨神效散治跌扑傷損骨折骨碎筋斷痛不可忍路上牆腳下往來人便溺處碎瓦洗淨火煅醋淬五次黃色爲度刀刮細末每服三錢酒調下此方祕傳忽以輕易賤之○唇吻生瘡新瓦爲末麻油調塗○瘢痕凸起熱瓦頻熨之

古磚治噦氣煮汁服久下白痢虛寒者秋月少腹多冷者並燒

熱以布裹坐之使熱氣入腹良婦人五色帶下、以麪作煎餅七個安燒赤磚上以黄栝樓傅麪餅上安布兩重令患者坐之使藥氣入腹熏之當有虫出如蠶子者不過數度良[醫生濕瘡日以新磚坐去濕氣夜○寒濕脚氣磚燒紅以陳臭米泔水淬之乘熱布包三塊用膝夾住棉被覆之數次愈]

烟膠 治頭瘡白秃疥瘡風癬痒痛流水研末麻油調塗或加輕粉少許[時珍曰此乃熏牛皮灶上及燒瓦窑上黑土也○牛皮血癬烟膠寒水石白凡各三錢花椒一錢半為末胑猪脂調塗○消渴引飲瓦窑突上黑煤乾似鉄屎者半斤末生姜四兩同搗絹袋盛水五升浸汁每飲五合]

墨 辛温利小便通月經療癰腫止血生肌膚合金瘡治産後血暈婦人崩中卒下血醋磨服之又止血痢小兒客忤初生臍日

乂磨濃水點瞇目物芒飛絲入目點磨瞳子上自出吐血不止陳金墨汁同萊菔汁飲或生地汁。衄血不止茲暈欲死濃磨墨汁滴鼻中。熱病衄血出數升者好墨末雞子白丸梧子大生地汁下一二十丸少頃又服仍以韭汁或葱汁磨墨點滴鼻內即止。墮胎血崩不止墨三兩火燒醋淬三次出火毒沒藥一兩末每醋湯下二錢。婦人難產墨一寸末水服亦下死胎及胞衣不出用服。客忤中惡多於道間門外得之令人心腹絞痛脹痛氣衝心胸不治殺人搗墨二錢水服。產後血暈心悶氣絕以丈夫小便研濃服。飛絲塵物入目磨濃墨點之即出。大小便血好墨細末二錢阿膠化湯調服熱多最宜

釜臍墨鍋底燒 辛溫治中惡蠱毒吐血血運消食積舌腫喉痺口瘡陽毒發狂以酒或水調服二錢塗金瘡止血生肌卒心氣痛釜底墨二錢熱小便調下。中惡心痛釜底煤五錢鹽一錢勻熱水調服。轉筋入腹釜底煤酒服一錢。霍亂吐下釜底煤灶頭上煤各半

錢白湯調一盞急撥千下以蛋殼盛灌口服立止○吐血咯血鼻衄
底煤炒過研井華水服二錢○婦人逆產以手中指取釜下墨
交畫兒足下即順○舌卒腫大如猪脬狀滿口不治殺人釜底
煤和酒塗○小兒口瘡釜底煤頻塗之效○鼻氣壅塞釜底墨
水服一錢鼻中息肉仝方

百草霜 灶額墨 灶突墨 辛溫消化積滯入下食藥中用之止上下諸血婦
人崩中帶下胎前產後諸病治傷寒陽毒發狂黃疸瘧痢噎膈
咽喉口舌一切諸瘡 時珍曰此乃灶額及烟爐中墨烟也其質輕細故謂之霜○衄血不止百草霜吹之
立止○齒縫出血百草霜末摻之立止○胎動下血或胎已死
百草霜二錢棕灰一錢伏龍肝一錢共末每服二錢白湯入酒
及童便調下○胎前產後虛損或月經不調崩中及逆生橫生
等症百草霜白芷等分末每服二錢童便醋各少許調勻熱湯
化服○婦人白帶百草霜一兩金墨半兩末猪肝一葉批開入
末二錢紮緊煮熟細嚼溫酒送之○臟毒下血百草霜五

鍊米湯調露一夜次早空心服〇陽毒發狂黑奴丸百草霜釜底煤梁上倒掛塵麻黄大黄等分攻解三焦結熱兼取火化〇小兒積痢駐車丸百草霜二錢巴豆仁煨去油一錢研飛羅麵丸豆大每服三丸七赤痢甘草湯白痢米飲下〇咽中結塊不通飲食欲死百草霜蜜丸芡大新汲水送一丸甚者不過二丸〇婦人崩中百草霜二錢狗膽汁拌勻分二服當歸酒下〇尸厥不醒脈動如故灶突墨取彈丸大漿水服仍針百會穴足大拇指甲側〇瘧疾出汗着手足胸背累累如米粒壯寒竈灶屋塵釜下土等分煮汁洗日三〇魘寐卒死鍋底墨水調灌之并吹入鼻皂火照〇一切痢下初起一服如神名鐵刷丸百草霜三錢金墨一錢半夏七分巴豆煮十四粒研勻黄蠟三錢同鎔油化開和藥丸菉豆大煎沸湯下一二十丸效〇鼻瘡膿臭百草霜冷水調服

梁上塵 烏龍尾 倒掛塵 辛苦微寒治腹痛噎膈中惡食積婦人胎動横生逆産酒和傳小兒軟癤止鼻衂金瘡齒斷出血 斅曰凡梁上塵須去烟火大遠

高堂殿上拂下燒令烟盡研篩入藥○霍亂吐痢取屋上塵湯泡澄清服○小便不通梁上塵泡水服○喉痒乳蛾烏龍尾枯凡精牙皂炭鹽炒黃等分爲末或吹點皆妙○夜卧魘死切忌火照急取梁上塵納鼻中即活○卒自縊死取梁上塵如豆大各納一筒中四人同時將筒極力吹兩耳兩鼻中即活○絕血不止梁上塵炭荆芥炭等分茶下二錢○大腸脫肛梁上塵同鼠屎燒烟於桶內坐上熏之數次上不脫○婦人胎動十月未足梁上塵竈突墨等分酒服○婦人妬乳梁上塵醋調塗○横生逆産梁上塵酒服○石癧不腫梁上塵灰葵根莖灰等分醋傳○赤丹梁上塵油調傳

門日塵 俗名門斗灰 止金瘡出血治諸般毒瘡切蒜醮擦出汗即消

香爐灰 治跌撲金刃傷損罨之止血生肌

鍛竈灰 去邪惡氣治癥瘕堅積 宏景曰此鍛鐵灶中灰得鐵力故也○産後陰脫鐵炉中紫塵 羊脂二味和勻布裹炙熱推納上

冬灰　辛微溫有毒去黑子肬息肉疽蝕疥瘙煮豆食大下水腫、醋和熱灰熨心腹冷氣痛及血氣絞痛冷即易治犬咬熱灰傅及溺死凍死蝕諸癰疽惡肉、時珍曰冬灰乃冬月灶中所燒薪柴之灰取其曉夕燒灼性燥烈冬者體益重也○人溺水死用灶中灰一石埋之從頭至足惟露七孔良久即甦蓋灰性暖而能拔水也○墮水凍死只有微氣者勿以火炙用布袋盛熱灰放在心頭冷即換待眼開以溫酒與飲○陰冷疼悶冷氣入腹腸痛殺人醋調熱灰熨之○湯火傷灼餅爐中灰麻油調傅○犬咬傷人醋和熱灰傅或熱湯和

石鹼灰鹼凝結以石　辛苦溫微毒去濕熱止心痛、消痰磨積塊化食滯洗滌垢膩、殺齒蟲去目瞖、治噎膈反胃審虛實用過服損人同石灰爛肌肉潰癰疽瘰癧去瘀肉點痣靨疣贅、痔核神效

消積破氣石鹼三錢山查三兩阿魏五錢半夏用皂莢水煮
過一兩焙末阿魏醋化煮糊丸量病服□拳毛倒睫用刀微劃
動以石鹼石灰各一錢醋和塗之睫自起也□痣靨疣贅石鹼
礦石灰以小麥稈灰汁煎二味令乾等分末針刺患處水調點
之三日三上即去須新合者□蟲牙痛石鹼塡立止□
一切目疾白礆一塊帋包七層掛風處七七日研末點

金部

金屑　辛平有毒鎮心安魂魄定心志壯精神、堅骨髓通利五臟
邪氣治癲癇風熱上氣咳嗽傷寒肺損吐血骨蒸勞極作渴小
兒驚傷五臟風癇失志恍惚並以造薄入丸散服破冷氣除風
珣曰生者有毒熟者無毒宗奭曰不直曰金而加屑字必須鍊
煆屑爲薄方可入藥中其毒惟鷓鴣肉可解數月凡藥使金銀
銅鐵只可頓安在藥中借氣生藥力而已勿入藥末服能消人
脂□感服爛痃金環燒紅掠上下瞼內日數次效□輕粉破口

凡水銀、輕粉、口瘡、蝕爛、金部煮汁頻含漱能殺輕粉毒○水銀入耳蝕人腦以金器枕耳邊自出○水銀入肉令人筋攣以金物熨水銀當出蝕金候金白色是也頻用取效○牙齒風痛火燒金釵針之立止

銀屑 熟銀 辛平有毒堅骨鎮心明目定志破冷除風安五臟定心神止驚悸除邪氣定癲癇去風熱療小兒癲疾狂走妊婦腰痛胎動造薄入丸散用 時珍曰本草言銀屑有毒生銀無毒釋解者俱非原生銀初煎出如縵理乃其天真故無毒鍊者投以少銅則成絲文金花入銅多則反敗銀去銅則復還銀其初入少銅終不能出作僞者又制以藥石鉛錫且古法煎銷銀薄用水銀成泥入藥所以銀屑有毒銀本無毒其毒則諸物鍊之毒也

生銀 辛寒無毒明目鎮心安神定志治熱狂驚悸發癇恍惚夜臥不安讝語邪氣鬼祟小兒中惡熱毒煩悶及諸熱丹毒並

以水磨服之，功勝紫雪。煎水入液　白粳米作粥食，治胎動不安
漏血。妊娠腰痛如折，銀一兩，煎汁服。○胎動欲墜，痛不可忍，銀五
兩，苧根二兩，酒水各一盞，煎汁溫服。○胎熱橫悶，銀五
兩，葱白五寸，阿膠炒半兩，入糯米作粥食，煎服亦可。○風牙痛，
銀一兩，燒紅淬燒酒一盞，熱漱飲之，立止。○口鼻疳蝕，穿唇透
頰，銀一兩，水三升，銅器煎二升，日洗三四
次。○身面赤疵，常以銀揩令熱，久久自消

銀膏　辛大寒，有毒。治熱風心虛，驚悸恍惚狂走，膈上熱，頭面熱風
衝心上下，安神定志，鎮心明目，利水道，治人心風健忘，亦補牙
齒缺落。恭曰：其法用白錫和銀薄及水銀合成之，凝硬如銀，合
煉有法。時珍曰：今方士家有銀脆，恐即此也。䆲按：近有
以此作生銀騙人者，當預煎鍊成銀，貪心墜術，或云
買藥煎鍊，多方誘騙，傾家蕩產，故誌之，免受其害

赤銅屑　苦平微毒，治賊風反折，敷極熱，投酒中服五合，或以五

斛燒赤，納二斗酒中，百遍服。又治腋臭，以醋和麥飯，袋盛，先刺
腋下脈去血，封之效。明目，治風眼，能接骨銲齒，療女人血氣及
心痛，同五倍子染鬚髮。朝野僉載云：定州崔務墜馬折足，醫者
取銅末和酒服之，遂瘥。亡後十年改葬，
脛骨折處猶有銅束之。○腋下狐臭，清水洗淨，又
用酸漿水再洗，微揩破，取銅屑，醋和熱揩，甚驗。

自然銅　辛，甘，安心，止驚悸，消瘀血，排膿，破積聚，化項癭，治折傷
撲損，能續筋骨，散血止痛，療産後血邪，火鍊醋淬七次，研水飛
用。時珍曰：自然銅接骨，功同赤銅，骨不可誣也。骨接後不可常
服，便理氣活血。○心氣刺痛，自然銅煆醋淬九次，末，醋和服
五分，痛止。○項下氣癭，自然銅安水甕中，日飲食皆用此水，癭
自消。或置火燒烟，久吸亦消。○暑濕癱瘓，四肢難動，自然銅煆
酒浸一夜，川烏炮、靈脂、蒼朮酒浸各一兩，當歸二
錢，末，酒糊丸，梧子大，每酒服七丸，覺四肢麻即止。

銅綠 銅青 酸平微毒。乃銅之液氣所結，能入肝經，吐利風痰，明目、殺疳虫，治婦人血氣心痛，合金瘡，止血，去膚赤息肉，塗爛弦風眼淚出、惡瘡疳瘡。藏器曰：銅青則是銅器上綠色者，淘洗用之。時珍曰：近時人以醋制銅生綠，取生晒乾貨之。○風痰卒中，碧林丹治痰涎潮盛，卒中不語，及一身風癱。生銅綠二兩，研細，水化去石，慢火熬乾，取辰日辰時修合，入射香一分，研勻，糯米粉糊丸彈子大，陰乾，密藏。凡卒中，每丸作二服，薄荷酒下，餘風硃砂酒下，使吐青涎，瀉下惡物效。○爛弦風眼，銅綠研末，水調塗盌內，以艾燒烟熏乾，刮下塗眼弦。○走馬牙疳，銅綠、滑石、杏仁等分末，擦之。○口鼻疳瘡，銅綠、枯礬等分，研傅。又方，入中白一錢，銅綠三分，研傅。○臁瘡頑瘡，銅綠七分，研末，入黃蠟一兩化熬，以厚帋拖過，表裏別以帋隔貼之，出水妙。亦治楊梅瘡及虫咬。○面黶黑痣，以草劌皮，銅綠末傅，三日勿洗水，自落。

鉛 鈆、黑錫 甘寒。鎮心安神，固牙明目，殺虫，墜痰，療風癇，烏髭髮，治傷

寒毒氣噎膈消渴反胃嘔噦、消瘰癧癭瘤癰疽疰忤、作條絍穿

女耳作挺開女陰實、解砒霜硫黄金石藥毒蛇蠍咬、灸熱熨之

○黑錫灰治積聚殺虫、同檳榔等分末五更米飲下　時珍曰鉛稟癸水之

氣體重性濡色黑内通於腎故局方黑錫丹補真丹得汞交感

治陰陽混淆上實下虚氣升不降發噫吐眩運噎膈反胃危篤

之疾所謂鎮墜之劑有反正之功其性又能入肉故女子以鉛

珠絍耳即能自穿室女陰無竅者以鉛作挺逐日絍之久久自

開但性陰毒多服傷人心胃耳○風癇吐沫反目抽掣久患者

黑鉛水銀結砂南星泡各一兩末糯飯丸綠豆大一歲一丸乳

汁下○寸白虫先食猪肉一片乃以砂糖調鉛灰四錢五更服

之虫盡下食白粥一日○瘰癧結核未破鉛二兩鐵器炒取黑

灰醋和塗故帛貼之頻換去惡汁如此半月不破不硬内消爲

水愈○解砒霜毒煩躁如狂心腹痛肢冷命危黑鉛四兩磨水

一盌灌之○解硫黄毒黑鉛煎湯服即解○癰疽發背鉛一斤

甘草三兩微炙瓶盛酒三斗浸甘草以鉛溶化投酒中如此九

夾飲酒醉臥愈○水瘇浮滿鉛五兩皂莢一挺炙酒二斗煮沸頻飲至小便出二三升即消○小便不通鉛末一兩生姜半兩灯心一握井水煎服先以炒葱貼臍○取輕粉毒鉛五斤打壺一把盛燒酒十五斤納土茯苓半斤乳香三錢封固重湯煮一日夜埋土中出火毒每日早晚任性飲數盃後用瓦盆接小便自有輕粉出爲驗須服至筋骨不痛乃止○腎臟氣發攻心面黑欲死及諸氣奔豚鉛二兩石亭脂二兩木香一兩麝香一錢先溶鉛炒干入亭脂急燄起以醋噴之傾入坑內覆住待冷末粟飯丸芡子大每用二丸熱酒化服取汗或下或通氣即愈如大便不通再服一丸入元明粉五分服婦人血氣冷痛攻心方同葆按黑錫灰即溶鉛鑊內之灰、

鉛霜　甘酸冷消痰鎮驚去怯止渴治咳逆止驚悸、解酒毒、黑鬚髮、去胸膈煩悶、中風痰實化、膈熱涎塞　時珍曰造法以鉛打成錢穿成串瓦盆盛醋以串橫盆中離醋三寸仍以瓦盆覆之、置陰處候生霜刷下仍合住再生再刮用○小兒驚熱心肺積熱夜臥多驚鉛霜牛黄各半分，鉛粉一分，研，每服一字，竹瀝下。○驚風癇疾，喉閉牙緊，鉛霜一字，蟾酥少許，烏梅蘸藥於齦上揩之，仍吹通關藥，良久自開。○喉痺腫痛，鉛霜、甘草各半兩，青黛一兩，末，醋糊丸芡子大，每含嚥一丸，效。○懸癰腫痛，鉛霜、甘草半生半炙，末，各等分，匀棉裹一分含嚥。○口疳齦爛，氣臭血出，不拘大小，鉛霜、銅綠各二錢，白凡豆許，共末，掃之。○痔瘡腫痛，鉛霜、氷片，等分，酒調塗，隨手效。○室女經閉，恍惚煩熱，鉛霜半兩，生地汁一合，調下，日三。○衄血不止，鉛霜末，新汲水服一字。○消渴煩熱，鉛霜、枯凡等分，末，蜜丸芡子大，棉裹含化嚥汁。

鉛粉　辛寒、殺三虫、去鱉瘕、療惡瘡，黑鬚髮，止瀉痢及久積痢、墮胎，墮痰消積、止小便利，治食復、勞復、積聚不消，嘔逆癥瘕，小兒疳氣、炒焦，止小兒疳痢、瘰疬癬、胡臭、癰腫瘻爛。鉛粉，又名粉錫、解錫、鉛華、胡粉、定粉、瓦粉、光粉、白粉、水粉、官粉，葢因各方列別名，故詳之。時珍曰：鉛粉入酒中，去酸味，收蟹不沙。○小兒脾瀉不止，紅棗二十

個去核、每個入鉛粉內、以瓦焙干、去棗研、每服三分、米湯下。○小
赤白下痢、腸痛、鉛粉一兩、雞子清調、炙焦、末、冷水服一錢。○小
兒無辜疳、下痢赤白、鉛粉蒸熟炒變色、飲服半錢。○婦人心痛
急者、鉛粉、葱汁丸豆大、每酒下七丸即止。○寸白虫、鉛粉炒五
分、入肉臛中、空心服。○鼻衄不止、鉛粉炒焦、醋服一錢即止。○
腹中鱉瘕、鉛粉一錢、粟米泔汁服。○接骨續筋、止痛活血、鉛粉、
當歸各一錢、硼砂一錢半、末、蘇木湯下一錢。○杖瘡腫痛、鉛粉
一兩、生赤石脂一錢、水銀五分、以麻油杵成膏、攤油紙貼之、肉
消者、填滿緊縛。○抓傷面皮、香油調鉛粉搽之、一夜愈。○腋下
胡臭、取淨牛脂煎、調鉛粉傳。○乾濕癬瘡及陰股常濕、鉛粉塗
之。○小兒斑瘡、鉛粉、猪脂調傳。○小兒耳瘡月蝕、鉛粉、灶心土
等分塗。○反花惡瘡、鉛粉、蠟脂等分、末、塩湯洗淨傳、日五。○齒
縫出血、胡粉半兩、射香二分、末、臥時揩牙。○痘瘡瘢痕或凸或
凹、鉛粉一兩、輕粉一錢、末、猪脂調傳。○妬精陰瘡、鉛粉二錢、銀
杏肉七個、銅銚內炒至銀杏黃、去之、用鉛粉、出火毒、研傳。

黃丹 鉛丹 朱粉 辛、微寒、體重、性沉、味兼塩礬、而走血分、鎮心安神、墜痰

去怯、消積殺虫、除熱下氣、止痢明目。治吐逆反胃、温瘧消渴、驚癇癲疾、驚悸狂走、止小便、吐血及嗽、除忤惡毒熱、臍瘻金瘡、血溢、傳瘡、長肉、及湯火瘡、染鬚。煎膏用、止痛生肌。小兒吐逆、燒鍼丸、黃丹棗肉丸芡子大、每以一丸鍼簪灯上燒過、末、乳汁送一、加硃砂、枯凡等分。妊娠下痢、烏雞蛋一箇、去白留黃、入黃丹五錢、調勻、泥裹煨干、研末、每米飲服二錢、一服愈是男、兩服愈是女。風癇發此、驅風散、黃丹、白凡各二兩、末、用三角磚相閗、以十層紙舖磚上、鋪丹於帋上、礬鋪丹上、以槲木柴十斤燒過爲度、取研、每溫酒服二錢。小兒重舌、黃丹一豆大、安舌下。小兒口瘡、黃丹一錢、生蜜一兩、和蒸黑、每以雞翎蘸搽。赤白下痢、黃丹、黃連等分、炒末、糊丸麻子大、每服五十丸、生姜甘草湯下。婦人逆產、黃丹塗兒足下、即順。眼生珠管、黃丹半兩、猪胆汁和、如膏、日點三次。

蜜陀僧 炉底

鹹辛、有小毒、其性重墜下沉、直走下焦、鎮心墜痰、止吐止血消痰殺虫、治驚癇咳嗽嘔逆吐痰反胃消渴瘧疾下痢。五痔金瘡補五臟治諸瘡消腫毒除胡臭、染髭髮去面上瘢䵟、面膏藥用之制狠毒夷堅志云驚氣入心絡瘖不能語蜜陀僧末一匙茶調服即愈昔有人伐薪爲狠所逐而得是疾授此方而愈。腸風痔瘻銅綠陀屋各一錢射香少許末、津唾調塗。小兒初生遍身如魚脬又如水晶破則水流陀星末擦之、內服蘇合香丸。鼻內生瘡陀星、白芷等分末相油蠟燭調塗。鼻皶赤皰陀星二兩末、人乳調夜塗旦洗痘瘡瘢黶䵟黯瘢點方同。小兒口瘡不能吮乳陀星末、醋調塗足心瘡愈洗去。夏月汗斑如疹陀星八錢雄黃四錢先以姜片揩破仍以姜片蘸藥擦次日即愈。陰汗濕痒陀星蛇床子等分末傅。骨疽不時出細骨乃母受胎未一月與六親交合感其精氣故此有多骨名陀星末、桐油調攤貼愈。腋下胡臭漿水洗淨油調陀星末塗外以一錢用熱蒸餅切開摻末挾之時珍曰、陀星原取銀冶者、今難得、乃取煎銷銀炉底用之錫鉐賀甘寒微毒、治惡瘡風瘡。○土宿本草云、錫受太陰之氣而生、二百年不動成砒、砒成二百年、而錫始生、錫禀陰氣、故其質柔、過二百年、不動遇太陰之氣、乃成銀、今人置酒於新錫器、浸漬久、或殺人者、以砒化錫、歲月尚近、其中有蘊毒故也。○楊梅毒瘡、黑鉛、廣錫各二錢、結砂、蜈蚣二条、共為末、紙捲作小撚、麻油浸一夜、點灯、日照瘡二次、七日見效。○解砒霜毒、錫器於粗石上磨水、服之。

古鏡　辛平、治驚癇邪氣、小兒諸惡、及疝氣腫硬、煮汁服、或和諸藥煎服、彌古有文字者佳、辟一切邪魅、女人鬼交、飛尸蠱毒、催生。治暴心痛、燒淬酒服。○百虫入耳、鼻中、將鏡就敲即出。

錫銅鏡鼻　酸平、治女子血閉癥瘕、伏陽絶妊、伏尸邪氣、産後餘瘀刺痛、取七枚、投醋中熬、呷之、亦可入當歸、芍藥煎服。志曰凡鑄鏡銅錫相和，不爾則不光明，是名錫銅鏡鼻，今廣東鑄者佳。○小兒客忤，面青驚痛，銅鏡鼻燒赤，酒淬與兒飲。

鏡鏽 治腋臭，又療下疳，同五倍子末等分，米泔洗後傳之。

此即鏡上綠也，俗名楊妃垢。

古文錢 辛平，有毒。明目，點瞖障，療風赤眼，鹽鹵浸用。治婦人生產橫逆，心腹痛，月隔，五淋，燒赤醋淬用。大青錢煮汁服，通五淋。以錢刮姜汁，點赤目腫痛。磨入自點青障膚赤。和薏苡根煎服，止心腹痛。○葆按：干霍乱，欲吐不吐，欲瀉不瀉，腹中絞痛，取大青錢七個，蘆穄一盃，淨鍋內同炒焦，入鹽少許，煎汁服，得吐瀉則安，屢驗。○急心痛，古文錢一個，杵碎，胡桃肉三枚，同炒，入醋一盃沖服。○唇腫黑，痛痒不可忍，青錢數枚，於石上磨猪脂調塗。○眼赤生瘡，久不愈，古錢一個，生姜石一個，洗淨，以錢於石上磨蜜，取濃汁三四滴在盞，覆瓦上，以艾灸瓦內七牡蠆取点之效○目卒不見以錢於石上磨汁注背中○目生珠管及膚瞖銅錢青一兩細墨半兩爲末醋丸白豆大每以一丸乳汁新汲水各少許浸化點之○霍乱轉筋大青錢四十九箇木瓜一兩烏梅炒五枚煎服○跌撲損傷半兩錢五箇煅醋淬四十九次甜瓜子五錢真珠二錢研末每服一字好酒隨上下食前後服○悞吞銅錢古銅錢十箇白梅肉十箇淹過即爛搗丸綠豆大每服一丸流水吞下即吐出

銅弩牙　平微毒治婦人難産血閉月水不通陰陽隔塞俱燒赤納酒中飲汁時珍曰黄帝始作弩其柄曰臂似人臂也鈎絃曰牙似人牙也治難産者以機發而不括因其用而爲使也○悞吞珠錢哽在咽中銅弩牙燒赤納水中冷飲汁立愈

諸銅器　有毒治霍乱轉筋腎虚及臍下疰痛並炙器熱隔衣熨臍腹腎堂○古銅器畜之辟邪祟時珍曰銅器盛飲食茶酒經夜有毒煎湯飲損人聲銅器

上汗有毒悞入食令人發惡瘡內疽

銅熨斗 鈷𨥥 治折損接骨擣末研如飛麪和少酒服不過二匙

又盛灰火熨臍腹冷痛

銅秤錘 治難產橫生燒赤淬酒服

銅匙柄 治風眼赤爛及風熱赤眼瞖膜燒熱烙之頻用妙

熟鐵 柔鉄 辛平有毒堅肌耐痛。勞鐵療賊風燒赤投酒中飲

本經註云柔鉄即熟鉄經用辛苦曰勞鉄

生鐵 辛微寒微毒煮汁飲鎮心安五臟治癎疾散瘀血黑鬚髮消丹毒療下部及脫肛浙瘡惡瘡被蜘蛛咬蒜磨生油調傅

之須曰初鍊去礦用以鑄瀉器物者名生鐵再三銷拍可以作鍱者名熟鐵亦謂鑐鐵以生熟鐵和用相雜以作刀劍鋒刄者名鋼鐵鍊家燒赤立砧上打下細皮屑者名鐵落灶戸飛出如塵紫色而輕虛可以塋磨銅器者名鐵精作鍼家磨鑢細末者名鍼砂取諸鐵於水中水浸之經久色青沫出可以染皂者名鐵漿以鐵拍作片段置醋糟中積久衣生刮取者名鐵華粉入火飛鍊者名鐵粉及馬銜秤錘及鏵杵刀斧並俗用有效。脫肛歷年不收入者生鐵二斤水一斗煮汁洗日再效。○熱甚耳聾燒鐵赤投酒中飲之仍以磁石塞耳日用夜去之。○打撲瘀血在骨節及脇外不去以生鐵一斤酒三升煮汁飲。○熊虎傷毒生鐵煮令有味洗之

鋼鐵　甘平治金瘡煩滿熱中胸膈氣塞食不化

鐵粉　鹹平化痰鎮心抑肝邪療驚癇安心神堅骨髓潤肌膚除百病令人不老體健能食久服令人身重肥黑。恭曰鐵粉乃鋼鐵飛鍊而

成人多取雜鉄作屑飛之，其體重不堪用。氣急涎潮壯熱悶乱，鉄粉二錢，硃砂一錢，末，每服一分，薄荷湯下。傷寒陽毒，狂言妄語，乱走，毒氣在臟，鉄粉二兩，胆草一兩，末，磨刀水調服一錢。風熱脱肛，鉄粉、白斂等分，末，傳上按入。雄雌疔瘡，鉄粉一兩，蔓菁根三兩，擣封之，日二。

。驚癇發熱，鉄粉水調少許服。

鍼砂　功同鐵粉，平肝氣，散項癭，消積聚腫滿，黄疸，和没食子染鬚髪。葆按，凡用鍼砂，器盛火煆，醋淬，又煆淬，計七次，水漂研澄乾，再研如飛麪，否則損人脂。脾勞黄病，針砂四兩醋炒七次，干漆燒赤，香附各三錢，平胃散五錢，共末，蒸餅丸梧子大，湯送五十丸。水腫尿少，針砂醋煮炒乾，猪苓、地龍各三錢，末，葱涎和傳臍中，約一寸厚，縛之，待小便多為度，日三易之。甘遂更妙。虚寒下痢，腸滑不禁，針砂七錢半，官桂、枯凡各二錢，末，以冷水調攤貼臍上下，帛縛之，當覺大熱，以水潤之，可用三四次，名玉胞肚。項下氣癭，針砂入水缸中浸之，飲食皆用此水，十日一換，砂半年自消散。染白鬚髪，針砂醋炒七次，一兩，柯子、白及各四錢，百藥煎六錢，綠凡二錢，為末，用熱醋調塗能鬚茶葉包住，炊早酸漿水洗去，不復發，亦不作紅。

鐵落　辛平。平肝去怯，止煩下氣，消食及冷氣，去黑子，可以染皂。治善怒發狂，驚邪癲癇，小兒客忤，除胸膈中熱氣，不下食，風熱惡瘡瘍疽瘡痂疥氣在皮膚中，立煎服之，療鬼打鬼疰，邪氣水漬袪出澄清。暖服一二盃，瘥；炒熱投酒中飲，療賊風痙；又裹以熨腋下，療胡臭；小兒丹毒，煅研末，豬脂和傅。

鐵精　鐵花　平，微溫。明目化銅，定心氣，療驚悸，治小兒風癇，陰癀脫肛。弘景曰：鐵精，鐵之精華，出煅竈中，如塵，紫色，輕者佳，摩瑩銅器亦用。○食中有蟲，腹內緊痛，面目青黄，淋露骨立，病變無常：鐵精研末，雞肝丸梧子大，食前酒下五丸，十日愈。○疔腫拔根：鐵精一兩，輕粉一錢，麝香少許，末，針劃十字口，點藥入內，醋

調塗傳之。○蛇骨刺人，毒痛，鐵精粉少許，研入瘡內。○男子
陰腫，鐵精粉傳之。○女人陰脫，鐵精粉、羊脂調，以布裹炙熱熨
推之

鐵華粉　鹹平。安心神，堅骨髓，強志力，除風邪，鎮五藏，養血氣，止
驚悸虛癎，治健忘，冷氣心痛，痃癖癥結，脫肛痔瘻，化宿食，去惡
氣，百病隨所冷熱，和諸藥用之良，及傳竹木刺入肉。○志曰：作鐵華粉法：取
鋼鍛作葉，如笏，磨錯令光，以鹽洒之，於醋甕中陰處埋百日，鋼
上生衣，則可成粉，刮取細搗篩，入乳鉢研如飛麪，功效勝於
鐵粉。○婦人陰挺，鐵華粉二錢，龍腦半錢，末，水調刷產門

鐵鏽　鐵衣　性沉重，煎水和諸藥服，平肝墮熱，開結消瘡腫，口舌瘡，
醋磨塗蜈蚣咬，惡瘡疥癬，和油塗蜘蛛咬，毒蟲磨塗之

湯火傷瘡，鐵鏽末，青竹燒瀝調搽。○疔腫初起，鐵鏽煅醋淬，刮下鏽末，每用少許，入乳和，刺破傅之，仍炒二錢研，以齏水煎沸，待冷調服。○脚腿紅腫熱如火燒，俗名赤遊風，鐵鏽水調塗。○婦人難産，雜草燒鐵鏽，白芷等分末，每服半錢，童便米醋調服。○重舌腫脹，鐵鏽鎖燒紅，打下鏽，水調二錢，含嚥。○小兒口瘡，鐵鏽末，水調傅之。

鐵爇 刀烟 刀油 治惡瘡蝕䘌，金瘡毒物傷皮肉，止風水不入，入水不爛，手足皸折，瘡根結筋，瘰癧毒腫，染髭髮令黑，及熱未凝時塗之，少頃當乾硬，用之須防水，又殺虫立效。時珍曰：以竹木爇火於刀斧上燒之，津出如漆是也。○項邊癧子，以桃核於刀上燒烟熏之。

鐵漿 鹹寒，鎮心明目，主癲癇發熱，急黃狂走，及六畜顛狂，人爲蛇犬虎狼毒刺惡虫等嚙，服之毒不入內，兼解諸毒入腹，消丼腫。洗漆瘡。承曰、鉄漿是以生鉄漬水服餌者、旋入新水、日久鉄上生黃膏、則力愈勝。開氏謂水浸經久背沫出、只堪染皂、其味苦臭澁不可近、何服食乎。○一切疔腫、鉄漿日飲一升。○漆瘡作痒、鉄漿頻洗自愈。

鐵蘗杵　以下、諸鉄器物。治婦人横產胞衣不下、燒赤淬酒服自順。

鐵秤錘　辛、温。治賊風、遍喉痺熱塞、止產後血瘕腹痛、燒赤淬酒服。治男子疝痛、女人心腹痛、妊娠腹滿漏胎、卒下血。喉痺腫痛、菖蒲搗汁、燒秤錘淬一盃飲。○舌腫咽痛、咽生息肉舌腫、秤錘燒赤淬醋一盃嚥下。○悞吞竹木、秤錘燒紅淬酒飲之。○便毒初起、極力提起令有聲、以鉄秤錘摩之、一夜散。

鐵銃　催生、燒赤淋酒、入內孔中流出、乘熱飲之即產。舊銃尤良。屢驗。

鐵斧　治婦人産難横逆及胞衣不出燒赤淬酒服亦治産後血瘕腰腹痛時珍曰轉女爲男法懷妊三月名始胎血脉未流象形而變是時宜服藥用斧置床底繫刃向下勿令本婦知恐不信以雞試則所抱一窠皆雄凡人身有弩肉懸入家釘稍木下斧聲時便手速摻二七遍自消

鐵刀　治蛇咬毒入腹取兩刀水中相摩飲其汁可解百虫入耳以兩刀於耳門上摩敲作聲自出

磨刀水　服之利小便塗脫肛痔核産腸不上耳中卒痛

大刀環　治産難數日不出燒赤淬酒一盃頓服

剪刀股　治小兒驚風錢氏剪刀股丸剪刀環頭研和藥服

鐵鋸　治誤吞竹木入咽燒故鋸令赤漬酒熱服

布鍼　治婦人橫產取二七枚燒赤淬酒七遍服眼生偷針用布針一枚對井呪視已而折為兩段投井中勿令人見

鐵鏃　治胃熱呃逆用七十二個煎湯啜之

鐵甲　治憂鬱結滯善怒狂易入藥煎服

鐵鎖　治鼻絶不聞香臭用鎖磨上取末和猪脂綿裹塞之經日肉腐出瘥

鑰匙　治婦人血噤失音衝惡以生薑醋小便同煎服

鐵釘　治酒醉齒漏出血不止燒赤注孔中即止

鐵錘鉄鎚　治心虛風邪精神恍惚健忘以久使者取四斤燒赤

投醋中七次打成塊水二斗浸二七日每食後飲一盞

鐵犁鑱尖 得水制朱砂水銀石亭脂毒

車轄 治喉痺及喉中熱塞燒赤投酒中熱飲小兒大便下血燒赤淬水服、車轄即車軸鉄鎋鐵一名車缸口赤 注氣痛車缸燒赤黒布裹熨病上

馬銜馬勒口鉄 治小兒癇婦人難產臨時持之并煮汁服一盞治馬喉痺腫連頰吐血氣嗽煎水服、

馬鐙 田野燐火人血所化或出或沒來逼奪人精氣但以馬鐙相戛作聲即滅、張華云金葉振遊光歛色

石部

玉屑　甘平。潤心肺，滋毛髮，助聲喉，滋養五臟，止煩躁，久服長年。除胃中熱，喘息煩滿，止渴。屑如麻豆大，宜共金銀麥冬等同煎服有益。弘景曰：玉屑是以玉爲屑，非引一物。仙經服穀玉有擣如米粒，乃以苦酒輩消令如泥，亦有合爲漿者。凡服玉皆不得用已成器物及塚中玉璞。恭曰：餌玉當以消作水者爲佳。屑如麻豆服，取其精潤臟腑，滓穢當完出。爲粉服，使人淋壅。屑豆者，其義深。化水法在淮南三十六水法中。○小兒驚啼，白玉二錢半，寒水石五錢，爲末，水調塗心下。○面身瘢痕，眞玉日日磨之，久則自滅。

玉泉 玉漿 瓊漿　甘平。柔筋強骨，益氣延年，安魂魄，明耳目，長肌肉，利血脈，治血塊，除氣癃，療五臟百病，及婦人帶下。久服耐寒暑，不饑渴，人臨死服五斤，三年色不變。宗奭曰：泉字乃漿字之誤。道藏經有金飯玉漿之文，李[illegible]

髓有璚漿未歛結成水是采玉爲漿斷無疑矣青霞子玉漿法玉屑一升地榆草一升稻米一升取白露二升銅器中煮米熟絞汁玉屑化爲水以藥納入所謂神仙玉漿也

珊瑚　甘平明目鎮心消宿食止驚癇去目中瞖吹鼻止鼻衄點眼去飛絲恭曰珊瑚生南海又從波斯及獅子國來頌曰今廣州亦有云生海底作枝柯狀明潤如紅玉中多有孔亦有無孔者枝柯多者更難得海中經云取珊瑚先作鐵網沉水底珊瑚貫中而生歲高二三尺有枝無葉因絞網出之皆摧折在網中故難得完好者○小兒㽲瞖未堅勿妄用藥珊瑚研如粉日少點之

瑪瑙　辛寒辟惡熨目赤爛治目生障瞖爲末日點焦註瑪瑙生西國玉石間來中國皆以爲器入日本國用研木不熱爲上熱者非真也又紫雲瑪瑙出和州土瑪瑙出山東沂州亦有紅色雲頭纏絲胡桃花者竹葉瑪瑙出淮右花如竹葉可作卓面屏風金陵雨花臺瑪瑙止可充玩好耳

寶石　去翳明目入點藥用之灰塵入目以珠拭拂即去　時珍曰寶石出西番回鶻地方諸坑井內雲南遼東亦有之有紅綠碧紫數色紅者名剌子碧者名靛子翠者名馬價珠黃者名木難珠紫者名蠟子碧者唐人謂瑟瑟宋人謂靺鞨今通呼爲石以鑲首飾器物大者如指頭小者如豆粒皆研成珠狀

玻璃　辛寒治驚悸心熱安心明目去赤眼熨熱腫摩障翳　時珍曰玻璃出南番有酒色紫色白色瑩澈與水精相似研開有兩點花者真用藥燒造者有氣眼而輕令充玩不入藥

水精　水晶　辛散熨目除熱淚亦入點目藥中穿串吞咽喉中諸哽物　時珍曰水精亦玻璃之屬有黑白二色倭國水精爲第一南水精白北水晶黑信州武昌水精濁性堅而脆刀刮不動色澈如泉瑩水中無瑕不見珠者真古語云水化謂言也藥燒成者有氣眼謂之硝子

琉璃　治身熱目赤以水浸冷熨之　魏略云大秦國出金銀琉璃有赤白黃黑青綠縹紺紅紫

十種此乃自然之物滑潤光彩踰於衆玉可入藥今俗所用皆治石汁以衆藥灌而爲之虛脆不真不可入藥用

雲母 甘平屬金色白主肺下氣止痢堅肌續絕補中明目益子精安五臟補腎冷除邪氣治身皮死肌中風寒熱如在車船上治五勞七傷虛損少氣下痢腸澼久服耐寒暑延年荆南志云華容方臺山出雲母土人候雲母出之處於下掘取無不大獲有長五六尺可爲屏風者但掘時忌作聲也據此石乃雲母之根故得雲母之名而雲母之根即陽起石別錄云雲母生太山山谷齊山廬山琅琊北定山石間二月采胡演丹藥秘訣云八九月間取雲母以礬石拌勻入瓦罐內封固三伏時暇則自柔軟去礬次日取百草頭上露水漬之百日韋囊挺以爲粉時珍日道藏云白湯煮雲母可爲粉又雲母一斤白鹽一斗漬之銅器中蒸一日中搗成粉又雲母一斤白鹽一升同搗細入重布袋挼之沃令鹽味盡懸高處風吹自然成粉□小兒下痢赤白及水痢雲母粉半兩煮白粥調食□婦人帶下雲母粉溫水和服二錢小

便[illegible]疾方同〇婦人難產經日不生雲母粉半兩溫酒調服即產不順者亦順〇粉滓面䵟雲母粉杏仁等分爲末牛乳拌畧蒸每夜塗旦洗

白石英　甘微溫、手足太陰、陽明氣分藥、濕可去枯、潤以化燥、補五臟、止消渴、利小便、實大腸、治陰痿不足、欬逆胸膈久寒、益氣、除風濕痺、肺痿下氣、肺癰吐膿、咳逆上氣、疸黃、石水、但係石類、勿久服、火煆酒淬用、石水腹堅脹滿白石英十兩搥豆大瓷瓶盛好酒三斗浸之以泥重封及糠火燒令小沸從卯至午住火次日飲一盞日三度酒盡可再入酒照此燒煮〇驚悸善忘心臟不安上膈風熱化痰安神白石英煆硃砂各一兩爲末每服半錢食後金銀器煎湯下〇風虛冷痺及腎虛耳聾益精保神白石英三兩瓦罐內火煆酒淬三次瓶盛密封每早溫酒服一鍾以少飯壓之又法加磁石等分以絹袋盛酒浸溫飲

紫石英　甘溫、入手少陰足厥陰血分。上能鎮心、重以去怯。下能益肝、濕以去枯。安魂魄、定驚悸、填下焦、養肺氣、止消渴、散癰腫、令人悅澤。補心氣不足、除胃中久寒、療上氣心腹痛、欬逆寒熱結氣、驚癇邪氣。其性溫暖、故心神不安、肝血不足、及女子血海虛寒、子宮絕孕無子宜之。時珍曰、凡服火煅醋淬、計七次、水飛晒乾用。○風熱瘈瘲、風引湯、並治驚癇。紫石英、白石英、寒水石、石膏、乾薑、大黃、龍齒、牡蠣、甘草、滑石等分、水煎溫服。

丹砂　硃砂　生則性寒無毒、煅則性熱有毒殺人。色赤屬火、體陽性陰、鎮心益氣、定驚明目、潤心肺、養精神、安魂魄、殺精鬼邪惡鬼、通血脈、止煩滿消渴。主尸疰抽風、瘀身體五臟百病、除中惡腹

本草綱目易知錄　卷七

痛毒氣塗瘡疥息肉解胎毒瘧瘴癲癇狂乱驅邪癖能發汗下死胎。同遠志、龍骨養心氣。同當歸、丹參養心血。同枸杞、地黄養腎。和南星、川烏祛風。研細水飛生用。急驚搐搦丹砂半兩南星一個酡一兩重浸製酒浸全蝎二箇末每服一字薄荷湯下○驚忤不語或打撲血入心竅硃砂末雄猪心血丸麻子大每早湯下七丸○癲病狂乱歸神丹治驚憂思慮心虛多忘續猪心二箇切入硃砂二兩灯心三兩在內麻扎入磁瓦器煮一伏時取朱砂用人参茯神二両爲水酒糊丸梧子大每服十丸至二十丸麥冬湯下甚者乳香人参湯下○産後癲狂敗血及邪氣入心如見鬼物硃砂二錢研水飛乳汁調濕以紫頂地龍一条入砂內滚三滚刮淨砂去地龍每酒下四分○離魂異病凡人自覺身作兩人並行並臥不分真假人參茯苓朱砂各煎濃汁飲真者氣爽假者自化○心腹宿癥朱砂研拌飯以雄雞一隻餓三日以此飯餵之收糞燒末温服一匙日三蓋照制服愈乃止○妊婦胎動硃砂末一錢雞子白三枚攪匀頓熱服胎死即出未死即安○面上野䵟雞

子一枚去黃，朱砂末二兩，和入雞子殼內，封固，入伏雞下，抱至
雞出，取塗面即去，數度面白如玉。○產後舌出不收，朱砂傅之，
暗擲盆墮地聲驚之，自收。○男婦心痛，朱砂、枯凡等分，末，沸
湯服五分。○夜多惡夢不寐，取朱砂如箭鏃者，絳囊盛，臨睡安
髻中
即安

水銀，辛寒有毒。鎮心安神，除風殺虫，利水道，去熱毒，鎮墜痰逆
胎，天行熱狂、嘔逆反胃，小兒驚熱涎潮，催生下死胎。殺皮膚中
虱，傅疥瘻惡瘡、白禿瘑疥，殺金銀銅錫毒，鎔化還復為汁，能倒
陰陽，墮胎絕孕。以傅男子陰，陰消無氣。其性至陰，沉着火煆煉、
則飛騰靈變，得人氣熏蒸則鑽筋入骨，入耳食人腦至盡，入肉、
令百節攣縮。頭瘡忌用，恐入經絡而緩筋骨，百藥難治。外用傅

瘖，仍嫌攣重，偏廢，肉，悞信劑服成仙，無不傷軀殞命，養生者戒之。時珍曰：水銀但不可服食，而其治病之功不可掩也。同黑鉛結砂則鎮墜痰涎，同硫黃結砂則極救危篤，此乃應變之兵，非久服成仙之比也。○精魅鬼病，水銀一兩，漿水一升，炭灰煎減三分，取水銀一豆許，融待發吞之，晚又照服。○反胃吐食，水不能停，黑鉛、水銀各一錢半，結砂，硫黃五錢，官桂一錢，末，每服六分，一半溫湯，一半薑汁調作一處服。○消渴煩熱，水銀、鉛各一兩，結砂，皂莢一挺，酥炙，射香一錢，末，每白湯下半錢。○臟熱衄衊，血上妄行，水銀、朱砂、射香等分，末，每服半錢，新汲水下。○血汗不止，同方。○妊婦胎動，母欲死，子倘在，以此下之救母：水銀、硃砂各半兩，研膏，牛膝半兩，煎汁，入蜜調服半匙。○婦人斷產，水銀以麻油煎一日，空心服棗大一丸，永斷，不損人。○楊梅瘡毒，水銀、黑鉛各一錢，結砂，黃丹一錢，乳香、沒藥各五分，末，紙一捲作小撚，浸油點燈，日照三次，七日見效。○痘後生翳，水銀一錢，血丹五錢，研作六丸，罐盛糊定，煨一日，取出，薄棉裹之，左翳塞右耳，右翳塞左耳，自然墜落。

輕粉（水銀粉 汞粉 膩粉）温躁有毒，治痰涎積滯，水腫鼓脹，通大小腸，療小兒疳痺瘰癧，殺瘡疥癬虫，塗鼻上酒皶，風瘡瘙疥，其性善竄經絡，不可多服，黄連、土茯、黑鉛、鐵漿、陳醬俱可制其毒。（初生鎖肚，由胎中熱）毒結於肛門，兒生後大便閉不通三日，急令婦人吮兒前後心手足心并臍七處四五次，以輕粉半錢，蜜少許，拌滾水化開，時時與少許，以通為度。○小兒嗜吃泥土，輕粉一錢，砂糖丸麻子大，空心米飲下一丸，瀉出泥土瘥。○大小便閉，脹悶欲死，二三日殺人，輕粉一錢，麻油一合和，空心服。○水氣腫滿，輕粉一錢，烏雞子一箇，去黄，盛粉，蒸餅包，蒸熟，葶藶炒一錢，同蒸餅杵丸綠豆大，每食前湯下五丸。○抓破面皮，姜汁調輕粉末搽之，後無痕跡。○小兒耳爛，輕粉、棗子灰等分，研，油調搽。○楊梅毒瘡，輕粉一錢，雄黄、朱砂各二錢半，槐米、龜板炙各一兩，為末，糊丸梧子大，每早晚冷茶送一錢。○楊梅瘡癬，輕粉、大楓子肉等分塗。又方：輕粉二錢，杏仁四十九粒，去皮研，洗瘡拭搽乾，以鵞胆汁調。

粉霜（水銀霜）辛温有毒，下痰涎，消積滯，與輕粉同功。時珍曰：以輕粉轉升成霜，故名。粉霜升鍊法：真輕粉一兩，入瓦罐內，令勻，以灯盞仰蓋罐口，鹽泥塗縫，先以小炭火鋪罐底四圍，以水濕帋不住手在灯盞內擦，勿令間斷，逐漸加火，冷定取出，即成霜，如白蠟。○小兒急驚搐搦，涎盛，粉霜二錢，白牽牛炒、輕粉各一錢，末，每薄荷湯服一字，吐涎效。○風熱驚狂，神白丹：治傷寒積熱發風生驚，搐或為狂病，諸藥不效，粉霜一兩，白麪六錢，和作餅子，炙熟，同研，輕粉半兩，鉛白霜二錢半，末，水疊丸梧子大，每服十丸，米飲下。○楊梅惡瘡，粉霜一味，末，搽之。

銀硃 辛温有毒，破積滯，刼痰涎，散結胸，消水腫，治疥癬惡瘡，殺虫及蝨，功同粉霜，內服慎用。正水腫病，大便利者，銀朱半兩，硫黃四兩，煅，末，麪糊丸梧子大，每飲下三十丸。○咽喉痛初起，銀硃、海螵蛸等分，末，吹之，取涎。○楊梅毒瘡，銀硃、輕粉各一錢，黃蠟、麻油各一兩，化開，和收油帋攤貼，瘡癧自落。○血風臁瘡，生脚股上，乃濕毒成風，黃蠟一[illegible]，溶入銀朱一兩，攪攤帋上，刺孔貼。○頭上生蝨，[illegible]銀朱[illegible]則[illegible]

煨燒之茶清洗將爲灰人髮內裹之包頭一夜至旦蟲盡死〇癬瘡有虫銀朱牛骨髓桐油調搽

靈砂　甘溫養神益氣明目安魂魄通血脉止煩渴益精神殺精魅惡鬼氣久服通神明令人心靈主上盛下虛痰涎壅盛頭旋吐逆霍乱反胃心腹冷痛能升降陰陽旣濟水火調和五臟補助元氣研末糯粉糊丸棗湯服最能鎮墜真神丹也　胡演秘訣升靈砂法新鍋安鑪上蓋楷鍋底文武火下燒入硫黃二兩溶化投水銀半斤以鐵匙急攪作青砂頭如有焰起噴醋解之待汞不見星取出細研盛入水火鼎內鹽泥固濟下以自然火燒之乾水十二盞爲度取出如束針紋者成矣東坡言此藥治久患反胃及一切吐逆小兒驚吐其效如神有配合陰陽之妙時珍常以陰陽水送之尤妙但不可久服耳〇冷氣心痛靈砂三分五靈脂一分米醋糊丸麻子大每服二十丸菖蒲和姜湯下〇九竅出血因暴怒而得者其脉虛靈砂二十粒人參湯下此症勿錯認作

血得熱則流妄用涼藥誤人○脾疼反胃靈砂蚌粉各一兩合炒公丁香胡椒各四十九粒末薑汁煮半夏糊丸梧子大每薑湯下二十丸○伏熱吐瀉陰陽丸硫黄半兩水銀一錢研不見星薑汁丸豆大三歲服三丸大人服三十丸冷水下諸般吐逆全方○霍亂吐逆不問虛實寒熱水銀硫黄等分末每薑湯下半錢

雄黄　辛温微毒得正陽之氣入肝經氣分搜肝氣瀉肝風消涎積治瘧疾寒熱伏暑瀉痢酒飲成癖頭風眩運癲癇嵐瘴疥癬風邪絕筋破骨百節中大風積聚癖氣中惡腹痛鬼疰邪氣目痛牙疳鼻中息肉化腹中瘀血殺勞虫疳虫瘰鼠瘻惡瘡疽痔死肌殺精物惡鬼邪氣百虫毒諸蛇虺毒一切虫獸傷解藜蘆毒○女人病邪與邪物交通日言悲笑恍惚雄黄一兩松香二兩溶化以虎爪攪之丸如彈子大夜燒籠中令女坐其上以被

攣之○屍頭在外不過三四日自斷仍以雄黃人參防風五味等分末每旦以井水服一匙○轉女爲男婦人覺有妊以雄黃一兩絳囊盛佩養胎取陽精之全於地產也○復瘧疾埋雄黃白凡各一兩末麵糊調膏雞貼之不效再貼○飲酒成癖酒癖丸治飲酒過度頭眩嘔吐係酒停胃間久而成癖雄黃如皂子大六粒巴豆連皮油全蠍各十五箇同研入白麵五兩半滴丸豌豆大將乾入麩內炒香以一箇放水中試浮則取起收之每溫酒服二丸○髮癥飲油數斤則快否則病此髮入胃氣血裹之化爲虫雄黃半兩水調服虫自出○陰腫如斗痛甚雄黃白凡各二兩甘草二尺水煮浸之○眉毛脫落雄黃末醋和塗之○筋肉化虫有虫如蟹走於皮下作聲如兒啼雄黃雷丸各一兩末摻豬肉上炙熟喫盡自安○痔虫蝕臭雄黃葶藶等分末豬膽汁和用桃枝點之○鼻準赤色雄黃硫黃各五錢鉛粉二錢末乳汁調傅數次愈○小兒痘疔雄黃一錢紫草三錢末臙脂汁調先以銀針挑破搽○卒中邪魔雄黃末吹鼻中○鬼擊成病腹中煩滿欲絕雄黃末酒服一匙三服化血爲水○辟禳魘魔以雄黃帶頭上或以棗許繫左腋下終身不魘○家有邪氣雄黃三錢水一盌以東南桃枝咒洒滿屋則絕跡勿令婦女見○

傷寒狐惑虫蝕下部痛痒不止雄黃十兩燒瓶中熏其下部○偏頭風痛雄黃細辛等分末每以一字吹鼻左痛吹右右吹左○脇下痃癖及傷飲食煮黃丸雄黃一兩巴豆一錢去皮研入白麪二兩水盪丸梧子大每服二十四丸漿水煎滚泡冷送下以利爲度○虫毒蠱毒雄黃白凡等分末端午日化蠟丸梧子大每藥七丸念藥王菩薩七遍熱水下○破傷中風雄黃白芷等分末酒煎二錢灌下即甦○癩風惡瘡雄黃一錢半杏仁三十粒去皮輕粉一錢末雄猪胆汁調搽三日愈○蛇纏惡瘡雄黃末醋調傅○牙齒虫痛雄黃末棗肉和丸塞孔中○小兒牙疳雄黃一錢銅綠二錢末貼之○走馬牙疳鼻齆出血雄黃豆大七粒每以棗肉去核包鉄線穿灯上燒紅以少許擦之去涎愈○小兒諸瘡雄黃朱砂等分爲末每服一錢猪心血入虀水下

石膏　甘辛微寒體重而沉入足陽明手太陰少陽經氣分清金降火發汗解肌緩脾益氣生津止渴除胃熱肺熱治傷寒頭痛如裂壯熱如火熱鬱無汗陽明本經頭痛發熱惡寒日晡潮熱

大渴引飲肌肉壯熱煩逆腹脹氣喘咽熱小便赤濇中暑潮熱自汗天行熱狂日乾舌焦頭旋牙疼除腸胃中結氣表三焦大熱瘥乳金瘡散陰邪除邪鬼爲發斑發疹之要藥但用之必則雖見功然能寒胃胃弱血虛人及病邪未入陽明者禁用火煅則不傷胃味薄汁難出入藥先煎納諸藥傷寒發狂踰垣上屋石膏二錢黃連一錢末甘草煎湯調冷服○胃火牙疼煅石膏一兩末入防風荆芥細辛白芷各五分研勻日用揩牙效○鼻衄頭痛心煩石膏牡蠣等分末新汲水每服二錢并滴鼻內○風熱心躁口乾狂言渾身壯熱石膏半斤煅半日安濕地內盆合四面濕土擁經宿取出入甘草末天竺黃各二兩龍腦二分共末糯米糊丸彈子大蜜水論症輕重服解中諸毒全方○風邪眼寒乃風人頭係敗血凝滯不能上下流通故風寒客之而眼寒石膏煅川芎各二兩甘草炙半兩末每茶葱湯調服一錢日二○口瘡咽痛上

膈有熱石膏煆三兩朱砂二錢半片腦半分末摻之

寒水石（方解石） 苦辛大寒通血脈止消渴利小便去蟲毒治胸中留熱結氣黃疸 時珍曰方解石與石膏硬相似光凝如白石英但以敲之段段片碎者爲石膏塊塊方稜者爲方解石其性俱寒治熱之功相同但不能如石膏解肌發汗耳據按石膏產於青州徐州而方解石處處有之又與理石長石有別時珍註辨理石即石膏中長紋細直如絲色帶青者爲長石似方解石雖片橫碎燒煆但不能作方塊耳亦不爛而石膏本草又名寒水石恐相混不明茲見市中所用寒水石形塊即方解石者註詳明令懶者易曉

滑石 甘寒 止渴燥濕分水道實大腸化食毒行積滯逐凝血解燥渴補脾胃降心火利小便上開腠理而發表下走膀胱而行水通九竅六腑津液去留垢蕩胃中積聚寒熱爲足太陽經本

藥治中暑裏熱、嘔吐飽悶、黃疸水腫、癃閉脚氣、水瀉熱痢、吐血衄血、女子乳難、金瘡血出、諸瘡腫毒、爲蕩熱燥濕之劑、偏主石淋爲要藥。白潤者良。研、水飛用。○女勞黃疸、日晡發熱惡寒、小腹急、大便溏黑、額上黑、滑石、石膏等分末、大麦煎汁服一匙、日三、小便利愈。腹滿者不治。○婦人轉胞、因過忍小便所致、滑石末葱湯服二錢。○小便不通、滑石末一升、以車前草汁和塗臍之四畔、方四寸、乾即易、冬用子水和。妊婦子淋、全方。○伏暑吐瀉或瘧、小便赤煩渴、玉液散、滑石燬四兩、藿香、丁香各一錢、共末、每米湯服二錢。霍亂及瘡、全方。○陰下濕痒、滑石一兩、石膏半兩、枯凡一錢、共末摻。脚指縫爛、全方。○熱毒怪病、目赤鼻脹、大喘、渾身出斑、毛髮如鐵、因中熱氣結於下焦、滑石、白凡各一兩、末、水煎不住飲之、作一服。○杖瘡腫痛、滑石、赤石脂、大黃等分爲末、茶湯洗淨摻。

益元散又名天水散、六一散、大白散。治中暑疫痢、飢飽勞傷、七情傳染、汗後遺熱、勞復諸疾、兼解兩感傷寒、百藥酒食邪熱毒氣、五勞七傷、一切虛損、陰痿驚悸、健忘癇痓、煩滿短氣、咳嗽嘔吐、肌肉疼痛、腹脹淋閉、服石石淋、泄瀉腸澼、下痢赤白、胸中積聚、牙疼齒痛、婦人產後損液、血虛陰虛熱甚、催生下乳、治吹乳乳癰、安魂定魄、強志輕身、通九竅六腑、耐勞役飢渴、益精血、壯筋骨、明耳目、除煩熱、消水穀、去留結、乃神驗之仙藥。滑石研細，水飛，日乾，六兩，甘草一兩，末，每服三錢，蜜少許，溫水調下。寶鑑新汲水送。解利，蔥豉湯送。通乳，用猪蹄肉湯、發湯送。催生，香油下。凡難產死胎不下，皆由風熱燥濇結滯緊斂不能舒緩故也。此藥力至則結滯頓開而產矣。葆按：此散後人加漂朱砂一錢，名益元散，取其清心；加薄荷二錢，名雞蘇散，取其散肺；加青黛一錢，名碧玉散，取其涼肝。驗治瘋犬咬方：斑蝥七箇，糯米全炒，米變色去米，用斑蝥去翅，末，和六一散三錢，陰陽水調下，毒物從小便打出。七日一服，三七日服此，病根除，一年忌聞鐘鼓。

白石脂

甘酸平。安心、厚腸、養肺氣、濇大腸、補骨髓、止腹痛。治五臟驚悸不足、心下煩、下利、腸澼、熱濇、便膿血、女子崩中漏下、赤白沃排癰疽瘡痔。小兒水痢形乏不勝湯藥白石脂半兩研粉和白粥空腹食。○小兒滑瀉白龍丸白石脂白龍骨等分末水疊丸黍米大量兒大小服木瓜紫蘇湯下。○兒臍汁出及臍出血赤腫白石脂末炒溫撲之勿揭動日三。○粉滓面䵟白石脂六兩白斂十二兩末雞子白和夜塗旦洗

赤石脂 甘酸辛大溫養心氣補心血手足陽明經藥。明目益精、止血固下厚腸胃除水濕收脫肛生肌肉補五臟虛乏療腹痛腸澼下痢赤白癰疽瘡痔女子崩中漏下、產難胞衣不出久服補髓、益智延年 敩曰凡用石脂研如粉新汲水飛過曬乾時珍曰亦有火煅水飛者五色脂皆手足陽明藥味甘氣溫體重性澁故能收濕止血而固下又能益氣生肌而調中固下者腸澼瀉痢崩帶失精症調中者腸胃肌肉驚悸黃疸諸病雖有青黃赤白黑五種而性味主治亦不甚相遠但云各隨五色補五臟惟赤白二種一入氣分一入血分故時用尚之

○大腸寒滑小便精出赤石脂乾姜各一兩胡椒半兩末醋糊丸梧子大每空心米飲下五十丸○痢後脫肛赤石脂伏龍肝末傳或加白凡少許○經水過多赤石脂破故芷炒等分末每米飲服二錢○小便不禁赤石脂甘蠣煅各二兩青盐一兩末糊丸梧子大盐湯下二十丸○老人氣痢虛冷赤石脂五兩研水飛白麵六兩冲水煮熟入葱醬作臛空心食三四次愈

爐甘石 甘溫陽明經藥故能止血生肌消腫毒受金銀之氣久又能明目去瞖退赤收濕除爛弦風眼一切目疾同龍腦點之

目中諸病不達光明皆治眼中五輪八廓諸症神效甘石半斤取如羊腦鴨頭色者佳以桑柴炭火煅赤末黃連四兩煎汁浸研澄去渣晒乾用鉛粉二定以胡連黃連水浸過炒乾雄黃研末俱聽用每用甘石鉛粉各三分雄黃一分片腦半分研勻點服甚妙○爛弦風眼甘石煅二兩黃連一兩煎水去滓入童尿半盞再熬下朴硝一兩又熬以火煅甘石淬七次洗淨末入盃陀昇末壹兩勻勻收點之蕤核每末三錢加片腦硼砂各一分研勻更妙○聤耳出汁甘石口凡各二錢臙脂粉半錢共末入

射香半分，勻繳淨吹之○下疳陰瘡，甘石煅醋淬一兩，兒茶三錢，共末，麻油調傳愈○陰汗濕痒，甘石煅一錢，蚌粉五分，研末撲之

無名異 甘平，治金瘡、折傷內損，止痛，生肌肉，收濕氣，消腫毒，癰疽，醋摩傳之○脚氣痛楚，無名異末，牛皮膠調塗頻換○打傷腫痛，無名異三錢，末酒服，趕下四肢之末，血皆散矣○損傷接骨，無名異、甜瓜子各二錢，乳香、没藥各一錢，末，每酒調服五錢，小兒減半，服畢，以粟米粥塗紙上，摻牡蠣粉裹之，竹篦夾住○臨杖預服，無名異末三五錢，杖不甚痛，亦不受傷○痔漏腫痛，無名異醋淬七次，末，以溫水洗瘡，棉裹筯頭，填末入漏口，數次愈○股陰瘨癧，無名異二錢，射香半分，研末，午後空服酒半盌調服○拳毛倒睫，無名異末紙捲作撚点灯吹殺熏之睫自起

石鍾乳 甘溫，陽明經氣分藥，強陰，補髓，益氣，延年，明目，益精，通

聲下乳安五臟壯元陽補虛損、益陽事、通百節、利九竅。治五勞七傷、咳逆上氣、腳弱疼冷、下焦傷竭、泄精寒嗽、消渴引飲、須制。鍊服其氣慓疾、令人服之陽氣暴充、若藉肆淫泆、陰汁腈損、孤陽愈熾、發為淋渴癰疽、多至喪身之禍。志曰乳石有三種、石乳者、其山洞純石、以石津相滋、陰陽交備、蟬翼紋成、其性溫、竹乳者、其山洞遍生小竹、以竹津相滋、乳如竹狀、其性平、茅山之乳者、其山之上有土石相雜、遍生茅草、以茅津相滋為乳、乳石稍黑而滑潤、其性微寒、一種之中有上中下、其色皆以光澤為佳、斆曰凡用須要鮮明薄而有光潤者、以鵝翎筒子為上、有長五六寸者、凡修事法、鍾乳八兩、用沉香零陵香、藿香甘松、白茅各一兩、水煮汁、去滓再煮孔石一伏時、漉出以甘草紫背天葵各二兩全煮、漉出拭干、緩火焙之、入臼杵粉篩過、入鉢中、令力壯者數人更換不住手研三日三夜勿歇、然後水澄過、絹籠暴干、入鉢再緩研二萬遍、乃以瓷盒收藏、忌羊血、相感志云服乳石忌參朮、犯者多死〇一切勞嗽胸脇痞滿用生乳石雄黄佛耳草冬花等分末每用一錢安香爐上焚之以筒吸烟入喉中日二次○肺虚喘急連綿不息生鍾乳粉五錢黄蠟二兩化和飯甑內蒸熟研丸梧子大每溫水服二丸○大腸冷滑不止鍾乳粉一兩肉豆蔻半兩末煮棗肉丸梧子大每空心米飲送下七十丸

孔公孽 通石 辛溫利九竅下乳汁主腰冷膝痺毒氣風氣及邪結氣傷食不化常欲眠睡男子陰瘡女人陰蝕能使喉聲圓亮療惡瘡疽瘻痔瘡忌羊血○風氣腳弱孔公孽二斤石斛五兩酒三斗浸服

殷孽 姜石 辛溫下乳汁治爛傷瘀血瀉痢寒熱鼠痔痔瘻癥瘕結氣腳冷疼弱療筋骨弱○宏景曰二孽不堪丸散止可水煮湯並酒浸飲之甚療腳弱及腳氣時珍曰以通石姜石二石推之以附石生而粗者為姜石接姜石而生以漸空通者為通石又接通石而生者為鍾乳姜殷孽如人之乳

根而孔公孼如乳房鍾乳如乳頭也

石花 甘溫、壯筋骨、助陽道、主腰脚風冷、功同殷孼。時珍曰、石花是鍾乳滴於石上逆散、日久積成、散如霜雪、及如花者、煮服、

土殷孼 土乳 鹹平、治婦人陰蝕、大熱乾痂。時珍曰、此即鍾乳之生於山產土中者、南方名山、多有之、人亦掘爲石山貨之充玩、不知其是土鍾乳也

煤炭 石炭 甘辛溫、有毒、治婦人血氣痛、及諸瘡毒、小兒痰癇、止金瘡血。腹中積滯、煤炭三兩、自然銅、醋熬一兩、當歸一兩、大黃蒸便浸晒一兩、共末、每服二錢、紅花酒一盞、童尿半盞、同調食前服、日二、○金瘡出血、急以煤炭研末傅之、瘡深不宜速合者、加滑石、○悞吞金銀及錢在腹中不下者、煤炭一杏核大、硫黃一皂子大、末、酒下、○產後兒枕刺痛、黑白散、煤炭燒以酒淬、七次、寒水石、煅、等分、末、每粥飲服一錢、

石灰　辛溫有毒內服止水瀉血痢白帶白淫瘧疾酒痢老幼暴嗽卒暴吐血悞吞金銀外用消積聚結核收脫肛陰挺白癜癧瘍瘢疵痔瘻瘿贅疣痣疽瘡疥痃婦人粉刺産後陰不能合癩疾死肌墮眉敷偏墜貼口喎蝕惡肉殺痔虫治酒毒解酒酸去黑子息肉療骨髓疽墮胎殺虫散血生肌傳湯火傷灼止金瘡血甚良白帶白淫風化石灰一兩茯苓三兩末糊丸梧子大每日空心服三十丸米飲下水瀉不止至方○血痢十年石灰三斗炒黃色水一斗投澄清分三服○瘧疾或一日發或三日一發石灰二錢頭垢鹽貼各一錢末飯丸皂子大每五更無根水送一丸即止○酒積下痢石灰五兩水和作團黃泥包煨一日夜去泥爲末醋糊丸梧子大每空心姜湯下三十丸○老嗽暴嗽石灰一兩蛤粉四錢末蒸餅丸豌豆大每虀汁下三十丸○悞吞金銀或錢在腹不下石灰硫黃等分末酒服一錢○

產門不閉、或陰脫出、石灰一斗、熬黃、入水一斗、投之澄清熏之
○身面疣目、醋浸石灰六七日、取汁頻點。○面黶疣痣、水調礦
灰一盞、糯米數粒、半插灰內、半在灰外、經宿、米色變爲水晶、取
出、以針微撥動患處、點少許於上、半日汁出、去藥、不得着水、二
日愈。○疣痣瘤贅、石灰一兩、用桑灰淋汁熬膏、剔破點之。○痰
核紅腫寒熱、石灰火煅末、以白果肉同搗、貼、密調亦可。○偏墜
氣痛、石灰五倍子、巵子等分、末、麪和醋調敷之、即消。○中風口
喎、石灰醋炒、調如泥、右喎塗左、左喎塗右、正即止。○止金瘡血
取臘月黃牛胆汁調石灰末、胆中封干、研傳。○湯火灼、陳石灰
麻油調傳。○痄腮腫痛、醋調石灰傳。○產門生合不開、用銅錢
磨利割開、以陳石灰細末傳、即愈。

古墓中石灰、地龍骨 治頑瘡瘻、瘡濃水淋漓、能斂諸瘡口。棺材下者尤佳。

艌船油石灰 水龍骨 止血殺虫、治金瘡跌撲損傷破皮出血、及諸

瘡瘻小兒軟癤、不愈、水龍骨、煅末、麻油調傳。○血風臁瘡、船油
瘡瘻灰煆過研末入輕粉少許勻、先用苦茶洗淨後傳。○下體
癬瘡、艌缸灰、牛糞
燒烟熏之、數次愈、

海石 浮石 水花 鹹寒、乃水沫結成、色白體輕、肺之象也。故入肺、而清上焦痰熱、止咳嗽而軟堅、清金降火而止渴、化老痰、消積塊、去目腎、消癭瘤結核、鹹潤下、又能小氣通淋、治疝氣癰腫、殺野獸毒
消渴引飲、海石、青黛等分、射香少許、湯服一錢。○血淋砂淋、小便澁痛、海石末、每甘草湯送二錢。○頭核腦痺、頭枕後生痰核正者爲腦、側者爲痺、海石煆入輕粉少許、末、麻油調掃塗、勿用手按、則不破、或加焙干牛糞丸、妙。亦治頭癧。○小腸疝氣、莖縮囊腫、海石末、每服二錢、木通、赤苓、麥冬煎湯、下。又海石、香附等分末、姜汁下二錢、丹溪方

陽起石 鹹微溫、達命門、補不足、治下焦虛寒、補腎氣精乏、陰痿

不起、腰疼膝冷、男子莖頭寒、陰下濕痒，女子崩漏、子宮久冷、冷癥寒瘕、破子臟中血、癥瘕結氣、寒熱腹痛、無子、止月水不定、帶下、遏瘀冷氣、除濕痹、消水腫、去臭汗、散諸熱腫、忌羊血、凡用火煆酒淬七次、但係石類、不宜久服。○元氣虛寒、精滑不禁、大便溏瀉、手足厥冷，陽起石煆、鍾乳粉等分，酒煮附子末同麪糊丸梧子大，每空心米飲服五十丸。○陰痿陰汗，陽起石煆末，每服二錢，鹽酒下。○丹毒腫毒，陽起石煆末，新汲水調塗。

慈石　辛寒，色黑屬水，而入腎，故能養腎臟、強骨氣、通關節、收脫肛、益精、除煩、聰耳明目、治風濕周痹、肢節中痛、不可持物、洗洗酸麻、大熱煩滿、五勞七傷、眼花耳聾、筋骨羸弱、男子腎虛腰中不利、風虛身强、小兒驚癇、消癰腫鼠瘻頸核喉痺、止金瘡血。凡小兒悞吞針鉄等、研細以筋肉莫令斷與末同吞下之。凡服煅醋淬水飛用。○耳卒聾閉慈石半錢入病耳內鉄砂末入不病耳內、自然通。○腎虛耳聾慈石、山甲炒等分研末棉裹塞耳內、口含生鉄一塊覺耳內如水雨聲即通。○老人耳聾慈石一斤搗末水淘去赤汁棉裹之猪腎一具切碎水煑慈石汁、入腎下鹽豉作羹食粥食亦可。○眼昏內障慈朱丸治神水寬散昏視空花及物成二體并內障淡緑白色慈石煅醋淬二兩、朱砂研漂一兩、生神麯三兩共末更以生神麯一兩研粉煑糊、加蜜丸梧子大每空心米飲下二十丸。○子宮不收痛不可忍、慈石煅酒浸當歸各半兩、鉄粉二錢末米湯服二錢早服名慈石散臨卧服慈石丸慈石煅酒浸日干末、米糊丸梧子大每卧時滑石湯下四十丸。○大腸脫肛慈石煅醋淬七次末米湯空心服一錢、或慈石末麪糊調塗顖上入後洗去。○金瘡腸出慈石、滑石各三兩末、每米飲服一錢

慈石毛　鹹、溫、補絕傷、益陽道、止小便白數、治腰脚、去瘡瘻、長肌膚、令人有子、宜入酒。藏器曰、本經言石不言毛、蒔按慈石無毛、其毛係人以針砂養生毛、

代赭石　土朱、鐵朱　苦、寒、手足厥陰血分藥、平噫氣、鎮虛逆、除五臟血脉中熱、血痺血瘀、驚氣入腹、陰痿不起、安胎、健脾、止反胃吐衄、月經不止、腸風痔瘻、瀉痢、脫精遺溺、夜多小兒驚癇疳疾、女子血崩赤沃漏下、帶下百病、墮胎、養血氣、產難胞衣不出、金瘡長肉、殺精物、辟鬼魅鬼疰蠱毒、賊風腹中毒邪氣、火煅醋淬、用　嬰兒瘧疾無計可施、赭石五錢煅醋淬、朱砂五分、砒霜一豆大、用帋包七重打濕、煅入射香少許、末、香油調一字於鼻尖上及眉心四肢神應。○急慢驚風、吊眼撮口、搐搦、赭石煅醋淬七次、水飛晒干末、金銀煎湯、服半錢、三服、兒脚脛上有赤斑、則是驚氣出、病當

安無斑點者不治○慢驚風小兒瀉後面青目弔不乳宜治肝經赭石煅水飛研末、冬瓜子煎湯調半錢服○墮胎下血不止赭石煅末一錢生地汁半盞調服○婦人血崩赭石煅醋淬湯服二錢○腸風下血赭石煅一兩醋淬煅淬盡醋一升、擣爛如麪每白湯服一錢吐血衄血仝左○諸丹熱毒赭石青黛各二錢滑石、荊芥各一錢末、每服一錢半蜜水調下、仍外傳之○喉痺腫痛赭石煮汁飲

禹餘糧　甘寒。手足陽明血分重劑藥其性濇、主下焦前後諸病、催生固大腸治嘔逆寒熱、煩滿腸瀉、漏下赤白血閉癥瘕、骨節煩疼、四肢不仁、崩帶痔瘻、等疾。伏五金制三黃、煅研醋淬水飛曝用、傷寒下痢不止、心下痞鞕、痢在下焦、赤石脂禹餘粮湯、赤石脂禹餘粮各一斤、並碎之、水六升、煮取一升、去滓分數服大腸咳嗽則遺矢仝左○冷勞腸瀉不止、太乙丹禹餘粮四兩火煅醋淬川烏一兩冷水浸一夜、去皮臍、焙末、醋糊丸梧

子大，每食前溫水下五丸。○崩中漏下，青黃赤白，久則使人無子。禹餘粮、赤石脂俱煆醋淬，牡蠣煆，烏賊骨、伏龍肝炒，桂心等分，研末，溫酒每服一錢，忌葱蒜辣物。○産後煩躁，禹餘粮揀大者一枚，入土地埋一半，緊築，炭火一斤煆之，黃土罨一宿，打破去外面石，取內面細者研，水漂曬干，甘草湯下二錢。○大風癘疾，眉髮俱落，遍身頑痺，禹餘粮二斤，白凡、青塩各一斤，共末，入罐內，塩泥固濟，煆從辰至戌住，候冷埋土中三日，取出，每一兩入九蒸九暴炒熱脂麻三兩，每服二錢，荆芥茶下，日二。○遍身瘢痕，禹餘粮、半夏等分，末，雞子黃和傳，先以布拭赤，避風，日三。

空青　青楊梅

甘酸寒。鎮肝明目，利九竅，通血脈，養精神，益肝氣，去瞖膜，止淚出，利水道，下乳汁，通關節，破堅積，療目赤痛、頭風耳聾，瞳人破者得再見物，瀆孔取漿點多年青盲。其殼摩瞖，中風口噤不正，以豆許含嚥，甚效。庚辛玉册云：空青，陰石也，産上饒，似鍾乳者佳，有如拳，似卵，小如豆粒，或成片塊有金坑銀坑兩種雖有精粗之異皆以中空有漿如油者爲上不空無漿者爲下。一切目疾雀目赤目青盲內外障腎風眼用此點目中涼冷爲驗空青胡黃連各二錢半槐芽一日未出時勿語采之入青竹筒內垂於天德月德方候干爲末一錢半龍腦五分合前研勻勿見雞犬婦收每臥時漱口仰頭吹一字入兩鼻內便睡隔夜便用。膚翳昏暗空青二錢蕤仁去殼皮壓去油一兩片龍腦三錢細研日點神驗

膽礬 石膽 銅勒 氣寒味酸而辛入足少陽膽經其性收斂上行能涌吐風熱痰涎發散風木相火明目殺虫治虫牙散癥積通喉痺癧諸瘂癇傳息肉口瘡治咳逆上氣諸邪毒氣石淋寒熱目痛金瘡鼠瘻惡瘡崩中下血女子臟急面黃帶下赤白陰蝕疼痛入吐風痰藥最快玉洞要訣云石膽陽石也出蒿岳及蒲州中條山稟靈石異氣形如瑟瑟其性流通精感入石

能化五金變化無窮沈括筆談載鉛山有苦泉流為澗挹水熬之則成膽礬所熬之釜久亦化銅此乃煎熬作偽非真石膽不可入藥慎之○喉痺喉風二聖散膽凡二錢半姜蠶五錢研[illegible]吹之吐涎○甲疽腫痛膽凡一兩燒烟盡為末傳風眼赤眼[illegible]方泡水洗小兒鼻疳蝕爛仝方傳○小兒諸疳膽凡一錢匙上煆射香少許研傳齦上○走馬牙疳北棗一枚去核入膽凡[illegible]煆赤研傳○桃生蠱毒胸口痛膽凡二錢茶清泡服即吐出○痔瘡熱腫膽凡煆研蜜水調傳可消○楊梅毒瘡膽凡末乳香沒藥嗽半研勻傳愈○又膽凡白凡水銀各三錢半研不見星入香油津唾各少許研勻坐帳內取藥塗兩足心以兩手心對足心摩擦良久再塗再擦盡即臥汗出或大便去垢口出穢涎為驗每一次強者用四錢弱者用三錢連用三日外服疏風散并澡洗

礜石 石鹽 太白石 辛熱有毒下氣除熱明目益肝氣止消渴除膈中熱治寒熱鼠瘻蝕死肌風痺除膈間積氣去鼻中息肉破積聚痼

冷腹痛、腹中堅癖邪氣、去冷濕風痺瘙痒、久服令人筋攣、須火煉百日服。不煉服殺人及殺百獸。別錄曰、礜石生漢中山谷、今蜀漢亦有、及汶陽縣、湖東新甯零陵皆有。張仲景曰、生用破人心肝。時珍曰、性與砒石相近、蓋亦其類也。有數種、白礜石、蒼礜石、紫礜石、紅皮礜石、桃花礜石、金星礜石、銀星礜石、特生礜石、俱是一物、以形立名、性熱毒、可毒鼠制汞、惟蒼白二石入藥用。諸礜生於山、則草木不生、霜雪不積、生於水、水不氷凍、其氣熱可知。有紋理、頗與方解石相似、但投水不氷者真。

砒石信石人言辛酸、煖、大熱、大毒。生者名砒黃、解熱毒、療痰瘧、治瘧疾癖積氣、除齁喘積痢、冷水磨服半分、外用蝕爛肉腐瘀、瘰癧帶之辟蚤虱。此乃錫之苗、故新錫器盛酒日久殺人、爲內蓄砒毒也。火鍊名砒霜、其毒更甚、療諸瘧風痰在胸膈、可作吐藥、治婦人血氣沖心痛、白湯服一分、多則殺人、落胎産、殺禽獸、外用蝕癰疽敗肉、枯痔殺虫、中其毒、菠稜、萊菔、韭薺、不食草、水蓼、石蒜、常山、益母、綠豆、菖蒲、冷水等服、俱可解　寒熱瘧疾砒石一錢綠豆末一兩共末無根水或井水丸豆大黃丹爲衣陰干發日冷水下五丸。一切積痢年久羸瘦衰弱砒霜黃丹等分末蠟化丸豆大每米飲下三丸。休息下痢經數年不瘥砒霜黃丹各半兩末化蠟入藥以柳条攪焦則换至七条取起旋丸梧子大冷水送下六丸小兒黍米湯下二丸。心痛經年不愈砒石半分茶末一分白湯調下久者得吐血塊愈。項上瘰癧砒石末濃磨墨汁丸梧子大跳内炒竹筒盛每用針破將藥半丸貼之自落蝕盡爲度。走馬牙疳砒石銅綠等分末攤紙上貼神效又砒霜半兩末醋調如糊盌盛待乾刮下丸粟米大綿裹安蝕齒上取虫愈

土黃　辛酸熱有毒枯瘤贅痔乳食瘰癧諸瘡惡肉　時珍曰造法砒石二

兩木鼈仁巴豆仁、各半兩硇砂二錢末木鼈子油石腦油、和成一塊埋土坑內四十九日取出劈作小塊瓷器收用

金星石 銀星石功同 甘寒下熱涎解衆毒治脾肺壅毒肺損吐血嗽血水磨少許服鎮心神不寧亦治骨哽●頌曰金星石銀星石出濠州并州二石主治相同葆按此則市名金精石、銀精石字訛也○大風蟲瘡有五色虫、取下用諸石丸金星石、銀星石、雲母禹餘粮石礜石、陽起石、慈石凝水石蜜陀星自然銅龍涎石等分擣碎瓶盛鹽泥固濟以炭火十斤煅過爲末醋糊丸小豆大每服十五丸白花蛇煎酒下以愈爲度

礞石 甘鹹平、厥陰經藥其體重墜制以硝石性便疎快使木平氣下而通利痰積治積痰驚癎咳嗽喘急食積不消留滯臟腑宿食癥塊小兒食積羸瘦婦人積年食癥攻刺心腹和巴豆硇

砂大黃三稜等丸服良然止用之救急不宜久服及氣弱脾虛者忌○時珍曰用大甘鍋以礞石四兩打碎入硝石四兩拌勻安鍋內炭火十五斤簇定煆至硝盡其石色如金取出研末水飛去硝毒晒干用○急慢驚風痰涎壅塞咽喉垂危服此墜風痰乃治利痰之聖藥奪命散礞石一兩焰硝一兩同煆過爲末每服半錢或一錢急驚痰熱薄荷汁入生蜜調下慢驚脾虛木香湯入熟蜜下或雪糕丸綠豆大每服三四丸○激痰丸礞石焰硝各二兩煆研水飛晒干一兩大黃酒蒸八兩黃芩酒洗八兩沉香五錢爲末水疊丸梧子大常服二十丸欲利大便服百丸此方通治痰熱爲百病惟水瀉有妊者不可服

花乳石 花蘂石 味酸濇平厥陰血分藥其功專於止血能使血化爲水療一切失血傷損內漏目瞖治婦人血運去惡血下死胎落胞衣煆用合硫黃煆末傳金瘡止血即合不作膿 花乳石散治五內崩損噴

血升斗花乳石煅末入童便一盅男人酒和女人醋和每服三
錢瘀血化爲水後以參湯補之○方花乳石一兩硫黃四兩共
研粗末瓦罐盛鹽泥固濟煅一日取出末治金刃箭鏃及打撲
損傷狗咬至死急以藥掺傷處其瘀化水如內損血入臟腑童
便和酒調服一錢如破傷腸出不損急將腸納入桑皮搓線縫
之掺藥於上血止可活如婦人產後敗血不盡血運惡血奔心
及胎死腹中胞衣不下至死但心頭溫者急以童便調服一錢
取下惡物後不患血風血氣等病○多年障瞖花乳石火煅水
飛川芎白附牛子各一兩炙甘草半兩末
茶服一錢○腸縫出水黃丹花乳石末掺

金剛石（鑽金鋼）磨水塗湯火傷作釵環佩之辟邪惡毒氣

越砥（羊肝石 磨刀石）磨汁點目除障瞖燒赤投酒飲破血瘕治目盲止痛
除熱瘙（尚書荊州厥貢砥礪註云砥以細膩爲名礪以粗糲爲稱越砥今細膩磨刀石）

礪石 破宿血下石淋除結瘕殺鬼物惡氣燒赤投酒中飲之人

言消之患帶下未知所由、葆按此磨刀石之粗糲者、

磨刀垽 傅蠼螋尿瘡塗瘰癧結核、一名龍白泉粉葆按此即是令剃頭磨刀石粉也、

薑石 砂礓 鹹寒、治熱豌豆瘡丁毒等腫、恭曰薑石所在有之生土石間狀如薑有五種以色白而爛不磣良、○丁瘡腫痛白薑石末和雞子清傅疔自出乳癰腫仝方○遍身水腫、薑石燒赤納黑牛尿中飲、

麥飯石 鵞卵石 甘溫治一切癰疽發背、麥飯石膏治發背瘡甚效鵞卵石碎如棋子煆赤投醋中再煆再投計十次研細如麥粉四兩鹿角要生取連腦門者一枝燒令烟盡白斂各二兩共末勻以米醋入瓦器內熬令魚目沸旋入藥在內竹杖不住攪一二時稀稠得所傾入瓷盤內待冷蓋定收藏用時以鵞翎拂膏於腫上中留錢大出氣膿成即潰未成即消、若久肉爛見筋當塗細布上貼、凡用先以猪蹄湯洗患處、一日一換要研極細有效

水中白石 治噎食魚鱠脹滿成瘕痛悶漸瘦取十數枚燒赤投

水中七遍、熱飲如此三五度、當利出瘕也、背上忽腫如盤不識名者、取一二升、燒熱投水中、頻洗立瘥、納鹽一合洗風瘙癮疹

時珍曰此石處處溪澗中有大如雞卵小如指頭有黑白數色入藥用白小者

河砂　治五淋、取細白砂三升、炒熱、以酒三升淋汁飲、日再服、又治絞腸沙痛、炒赤冷水淬之、澄清服、風濕頑痺不仁筋骨攣縮冷風癱緩血脈斷絶、六月取河沙、烈日暴令極熱、伏坐其中、冷即易、取熱徹通汗、隨病用藥、忌風冷勞役、人溺水死、取沙炒熱覆死人身而上下、惟露七孔、冷濕即易、

石燕　味甘性涼、乃利竅行濕熱之品、諸般淋瀝、煮汁飲之、婦人

難産兩手各握一枚立産治眼目障瞖消渴頻瀉年久腸風痔瘻婦人月水湛濁赤白帶下爲末水飛米飲服一錢、拳毛倒捷石蟹一雌一雄圓大者爲雄長小者爲雌共磨水點捷眼先以鑷子摘去拳毛乃點藥後以黃連水洗〇小便淋痛不止石燕七枚桑皮三兩分作七帖水煎空心服〇血淋心煩不止石燕商陸赤小豆紅花等分米每服三錢湯下

石蠏 鹹寒治青盲目淫膚瞖丁瞖天行熱疾催生落胎療血運解一切藥毒蠱毒服金石毒並熱水磨服喉痺癧痛磨水飲并塗喉外傳癰腫塗漆瘡

蛇黃蛇含石 性冷煆服鎮心治心痛疰忤石淋血痢小兒驚癇婦人産難磨汁塗癰腫頌曰今醫所用云是蛇冬蟄時所含土到春發蟄時吐之而出時珍曰蛇黃生蛇腹中如

牛黄之意因其難得以蛇含石代之以其同出於蛇故爾○驚風癇疳神穴丹治急驚風癇天弔疳熱等證蛇黄四兩煅猪屎二兩須小者泥固煅鉄粉一兩朱砂半兩射香一錢爲末糯米粉糊丸芡子大漆盤曬干看之每丸有一小穴故名每服一丸薄荷酒化下立甦疳熱冷水化下

霹靂碪　磨汁服主大驚失心恍惚不知人治石淋療瘵疾殺勞虫下蠱毒止瀉瀉作枕除魘夢不祥置箱笥不生蛀虫諸雷物佩之安神定志治驚邪之疾按雷書云雷斧如斧銅鉄爲之雷斤雷鑽長尺餘皆如鋼鉄雷神以劈物擊物者雷環如玉環乃雷神所佩遺落者雷珠乃神龍所含遺下者夜光滿室碪似碪乃石也紫黑色雷[illegible]電激

食鹽　甘鹹辛寒解毒涼血潤燥定痛殺虫止痒吐[illegible]止淚墜[illegible]骨滋五味療疝氣利臟腑消宿物除風邪助水臟治傷寒寒熱

霍亂心痛吐胸中痰癖止心腹卒痛去皮膚風熱及一切時氣
痰飲腸胃結熱喘逆關格諸病通大小便殺鬼蠱邪疰毒氣下
部䘌瘡空心揩齒吐水洗目夜見小字一切虫傷瘡腫金瘡火
灼惟水腫喘嗽消渴血病人忌○千霍亂證欲吐不吐欲瀉不瀉心腹絞痛欲絶食鹽一盞炒黃
童便一升合和溫服少頃吐下自愈○中惡心痛或連腰臍取
鹽一盞青布裹燒赤納酒中服當吐惡物愈○霍亂轉筋欲死
氣絶腹有暖氣者以鹽填臍中灸鹽上七壯即甦○妊婦逆生
用鹽塗產婦腹并塗兒足底仍急爪搔之自順○小便不通搖
包鹽炒過以少許入尿孔中即通○小兒不尿安鹽於臍中以
艾灸之即尿○病笑不休鹽煅赤河井水煎呷之探吐熱痰數
升愈○蠼螋如虫行風熱也水一石鹽一斗煎湯浴之亦治一切
風氣○風出怪病臨臥渾身風出約至數升隨至血肉俱壞痛
痒臥床舌尖出血身齒俱黑唇動鼻開但飲鹽醋湯十數日即
安○救溺水死以大凳令其臥之後足放高用鹽擦臍中待水

自流出切勿倒提出水。○脫陽虛証四肢厥冷不省人事或少腹緊痛冷汗氣喘炒塩熨臍下氣海取暖。○延娠心痛不可忍塩燒末酒服。○小兒撮口塩搗貼臍上火灸之。○喉中生肉綿裹筋頭抹塩揩之日五六度。○帶腫喉風垂長半寸煖食塩頻點之卽消。○塵物眯目以少塩并豉置水中視之立出。○蚯蚓咬毒形如大風眉鬢皆落甚每夕蚯蚓鳴遍体濃煎塩湯浸身數遍愈蜈蚣咬人方同。○藻按予壯年牙齒時痛每日以塩揩牙冷水含漱雖冬勿間至今年已古稀齒從不痛

青塩 戎塩 功同食塩不經煎鍊而成味鹹帶甘入藥似勝益氣固齒明目堅肌骨益精氣助水臟去毒蠱除五臟癥結心腹痛積聚目赤澁痛溺血吐血齒舌出血痔瘻疥癬解斑蝥毒。○牢牙明目青塩二兩食塩四兩川椒四兩煮汁拌二塩炒乾日用揩牙洗目永無齒疾目瘡。○痔瘡漏瘡白凡青塩各四兩爲末猪尿胞一個盛之封乾每服五錢空心溫水下。○小便不通青塩澤丸一枚茯苓一兩白朮五錢水煎服。○風熱牙痛青塩一斤槐枝半斤

水煎汁二盌煮塩乾炒研日指牙洗
目。○風眼爛弦以青塩化水點之。

玄精石　寒太陰之精與塩同性其氣寒而不温其味甘鹹而降
治陰証傷寒指甲面青心下脹滿結硬煩渴虛汗不止或時狂
言肢冷喉痛脈沉細疾。又能解肌止頭痛除風冷邪氣濕痺。○同
硫黃硝石鍊治上實下虛救陰助陽有扶危救逆之功。○又合大
藥塗大風瘡。正陽丹治傷寒頭痛壯熱四肢不利玄精石硝石硫黃各一兩硇砂二兩共研末入瓦鑵固濟火煆
半日候藥青紫石取起以臘雪水拌勻鑵盛陰乾又入地埋二
七日取出再研細麵糊丸雞頭實大先以熱水浴後以艾湯下
一丸以被蓋汗出愈。○赤目失明內外障翳玄精石煆石決明
煆各一兩蕤仁黃連各二兩羊子肝七具竹刀切和晒乾末粟
飯丸梧子大每臥時茶服二十丸至七日烙頂心以助藥力一
月效。○重舌涎出水漿不入玄精石二兩牛黃朱砂龍腦各二

分末，以鉄針舌上去血，搵湯漱口摻末，嚥津神效。

樸硝　芒硝，辛苦鹹寒，稟大陰之精水之子也。通瀉五臟百病，癥瘕積聚，結固留癖，蕩滌三焦腸胃實熱，推陳致新，治天行熱疾，頭痛寒熱邪氣，下胃中食飲熱結，腹脹停痰痞滿，瘰癧黃疸。其性寒能除實熱，治陽强之病，而折火邪。其味鹹，又走血分而潤下，下○五淋，通大小便，破留血，閉絶，女子月事不通，養胃消穀，消腫排膿，墮胎妊，下死胎胞衣，傳漆瘡。○葆按：集註朴硝未經煎鍊，消之粗礦者也，上有泥土，其質重濁；芒硝將朴硝水煮，麻布濾，盆盛，硝結於上，泥上遺於下，硝稍精細，即今之市售者，其汁清明，再將芒硝水煎，盆盛蓋之，其所結者發空，枝枝似牙，其體清潤；又有甜硝、風化硝，則芒硝、牙硝之去氣味而甘緩輕爽者也。總之胃氣無實熱濕邪未入陽明府寒邪未入裏俱宜慎用○時珍曰朴硝止施於鹵莽強壯之人及傳塗藥若湯散服餌必須芒硝牙硝故仲景傷寒等證用芒硝不用朴硝○腹中痞塊朴硝一兩獨蒜一箇大黃末一錢全搗餅貼患處以消爲度○風眼赤爛朴硝一兩煎水露一夜澄清濾汁朝夕洗目其紅爛自除○小兒重舌牙硝擦舌上下自消鵞口瘡同方○漆瘡朴硝煎湯漬洗代指腫同方○婦人難產芒硝三錢童便調溫服亦下死胎○胞衣不出葆按古法用平胃散加芒硝後人恐其傷胃氣產後難復以脫花煎一劑加芒硝三錢其胞化水出而體易健脫花煎當歸三錢車前牛膝紅花減半肉桂一錢○食蠏齦腫朴硝傅之即消○喉痺腫痛朴硝一兩細細含嚥立效或加丹砂一錢口舌生瘡方同○灸瘡飛蝶因艾灸火瘡痂退落瘡肉鮮肉片子飛如蝶狀騰空而去痛甚是血肉俱熱怪病也朴硝大黃各半兩爲末水調下微利即愈○女人紫足脫骨湯杏仁一錢桑皮四錢水煎三盤入朴硝五錢乳香一錢封口煎化置足於上先熏後洗三日一作十餘次後軟若束綿也

風化硝 甘緩輕浮治上焦心熱而不下降瀉利清肺解暑去

膈上熱痰及頭面暴熱腫痛小兒驚熱膈痰以人乳和塗眼瞼赤腫煎黄連汁調點赤目○時珍曰以芒硝用器盛於風日中令消盡水氣爲風化硝

馬牙硝　甘大寒功同芒消除五臟積熱伏氣篩末點眼赤去赤腫障瞖澀淚痛亦入點眼藥中用○葆安此芒硝煎鍊在上凌空枝枝似牙故名取之其在下者謂之芒硝又與硝石之牙硝同稱而水火之性則異也

玄明粉　辛甘冷去胃中之實熱蕩腸中之宿垢以代芒硝復經制法性校和緩治心熱煩躁五臟宿滯癥結膈上虛熱明目退瞖消腫毒○時珍曰制法以朴硝十斤流水煎化去滓星月下露一夜去水取硝用蘿卜數斤切片同煮去卜及滓再露一夜取出以沙罐築實盛貯泥固濟煆不蓋口待沸定以瓦蓋口復煆放冷取出隔帋安地上盆覆三日出火毒取研每一

斤、入生瓷甘草末各一兩勻、瓶盛收用、按神農本草、朴硝鍊服輕身神仙、後人因此制元明粉、佐甘草、去其鹹寒之味、但諸硝施於腸胃實熱、年壯氣實者服之、亦有速效、若脾胃虛冷陰虛火動者、服是益其虛、而反傷生矣。○傷寒發狂、玄明粉二錢、朱砂一錢、末、冷水服。○熱厥氣痛、玄明粉三錢、童便調下。○鼻血不止、元明粉二錢、溫水服。

凝水石 鹽精石 寒水石 稟積陰之氣而成、其氣大寒、而味辛鹹、入腎經、走血分、涼血降火、堅牙明目、止渴、解胃中熱。○治身熱、腹中積聚邪氣、皮中如火燒、煩滿、除時氣熱盛、五臟伏熱、小腹痺、水腫、小便白、內痺、解巴豆毒、制丹砂。○宏景曰、恒山、河間、趙郡、其地皆鹹鹵、故又名鹽精石、碎之、亦似朴硝、此石末置水中、夏月能爲水者佳、時珍曰、生於鹵地積鹽之下、精液滲入土中、年久結而成石、大塊有齒如牙硝、清瑩如水精、皆至暑月回潤、入水浸久、亦化、寒水石有二、一是軟石膏、此是凝水石、不詳鹽精之說、遂以石膏方解石爲寒水石、珍深察、特爲辨

明葆按今俗用以方解石爲寒水石用者胡積不知藥性葆於寒水石下集註辨詳表出

硝石 盆硝 火硝 味辛屬火帶苦微鹹而氣大温其性上升水中之火也能治諸熱病升散三焦火鬱調和臟腑虛寒利小便開喉痺破瘀血下瘰癧瀉其根出消腹脹破積散○治傷寒腹中大熱止煩滿消渴積聚胃脹能蕩滌蓄結飲食推陳致新伏暑傷冷霍亂吐利五種淋疾女勞黑疸心腹疞痛赤眼頭痛重舌牙疼及瘻蝕瘡○然此乃天地至神之物能制草木柔潤五金鍊化七十二石爲水○惡苦參苦菜女菀杏仁竹葉○

生硝 芒硝 牙硝 辛苦大温治風熱癲癇小兒驚啼瘛瘲風眩頭痛肺

壅耳聾口瘡喉痺咽塞牙頷腫痛目赤熱痛眵淚。神農本草所列硝石即火硝也亦有二種煎錬結出細芒者名芒硝結出馬牙者名牙硝又名生硝其凝底成塊者通名硝石其氣味皆辛苦大温傑按江右諸處以土築墻經年有損土人貨其利者爨其舊土代築新墻將土煎煉成硝謂之硝石然草草煎熬鹼味泥土不浮以售於市市人將硝煮錬盆盛露蓋次日濾乾其鹼隨冰化下其泥沉底去之在上結凌空枝枝攢列如馬牙者名牙硝又名芒硝則生硝也結在甕底者名硝石俗名盆硝合造爆竹用因本草列硝石生硝名故細分別。○頭痛欲死牙硝末吹鼻內即愈○眼目障翳日久不效一點即明牙硝一兩銅器溶化入飛過黃丹二分仝炒取起研入腦片二分勻罐收每點少許神效○風熱喉痺及纏喉風玉鎖匙牙硝一兩半硼砂半兩姜蚕一錢龍腦六分爲末吹之○重舌鵝口竹瀝和牙硝點之○伏暑瀉痢及腸風或酒毒下血硝石船上硫黃各一兩枯凡滑石各半兩飛麵四兩共末水疊丸梧子大每新汲水下三十丸名甘露丸○五種淋疾勞淋血淋氣淋石淋膏淋及小便不通透格散淨牙硝研末每服二錢勞淋其人勞倦虛損小便閉小腹急痛

冬葵子煎湯下、通後接服補陰丸散血淋小便時下血疼痛急、
滿小薊湯下、膏淋又名熱淋小便熱赤色或如膏髓下急痛命
水調下、氣淋小便急滿尿後常餘瀝木通湯下、石淋莖內痛尿
不能出、痛引少腹膀脹急、痛尿下沙石、令人悶絕、消石末入銚
內隔紙炒、至紙焦再研、水調
服、小便不通同方、小麥湯下、

硇石　鹹苦辛溫大熱有毒、化積聚破結血閉喉痺消宿食益陽
事暖子宮去惡肉、生肌爛胎、止痛下氣、治羸瘦積病、血氣不調
腸鳴食飲不消、腰腳痛冷、噎膈癥瘕積利骨哽食肉飽脹、痰飲
結氣反胃吐水丈夫腰胯酸重四肢不任、婦人血氣疼痛、氣塊
痃癖、帶下血崩、去目翳弩肉、惡瘡息肉、除痣黶疣贅傳金瘡生
肉、其性有毒、能消五金八石壞人心腸胃、不可獨服、多服中毒

毒者綠豆煮汁解之亦不可生服須水飛醋煮如霜或煅用。

噎膈反胃，硇砂二錢，蕎麥粉水調包之，煅焦待冷，取出焙一錢，檳榔二錢，丁香二箇，末，每服燒酒下七厘，日三服，愈即止，後喫粥半月，再服助胃丸藥。○死胎不下，硇砂、當歸各半兩，末，分作兩服，如人行五里，未下再服。○喉痺口噤，硇石、牙硝等分，末，點少許。○牙腫痛，老鼠一隻去皮，以硇砂研末，淹三日，肉化盡，取骨瓦焙末，入樟腦一錢，蟾酥二分，每以少許點牙根上，立止。○損目生瘀，赤肉胬出，杏仁百粒蒸熟，去皮尖研，濾取淨汁，入硇砂末一錢，用汁煎化，日點二次，自落。○鼻中毛出，晝夜長一二尺，漸粗如繩，痛極，摘去復生，因食猪羊血過多所致，生乳香、硇砂各一兩，末，飯丸梧子大，每空心及臥時水下十丸，自退落。○疝氣卵腫脹痛，念珠丸，硇砂、乳香各二錢，黃蠟一兩，溶化和丸，分作一百單八丸，以綿縫露一夜，次早取出，蛤粉為衣，每空心臨臥乳香湯下一丸。○面上疣目，硇砂、硼砂、鐵鏽、射香等分，研搽數次自落。○代指腫痛，唾和硇砂搽上，以麪調作筒套指入內，一日瘥。○懸癰卒腫，硇砂半兩，棉裹含嚥津，即安

硼砂 鵬砂 蓬砂 味甘微鹹氣凉色白質輕能去上焦胸膈之熱而消痰止嗽破癥結通喉痺止鼻衄生津液去口氣消障瞖除噎膈其性能柔五金而去垢膩治上焦痰熱反胃積塊積聚惡肉惡瘡陰潰骨哽服目口齒咽喉諸病解吞鴉片烟毒○鮑大守伯熙驗方凡吞服鴉片烟毒發而死當其毒發之時果係鴉片烟速用硼砂二三錢冷水調灌一吐可愈視其服烟多少若多或不吐再進一服並救吞服鉛粉及過飲燒酒昏醉死亦用前藥灌之得吐無不立愈此方屢驗屢效○鼻衄不止硼砂一錢水調服○齒血發日諸藥不效硼砂研末傅即止葆驗○木舌腫漲硼砂末生姜切片蘸末擦即消○咽喉穀賊腫痛硼砂牙硝等分蜜丸含嚥○咽喉腫痛破棺丹硼砂白梅等分搗丸芡子大每噙化嚥下一丸○咽喉骨哽百計不下硼砂一塊口噙嚥下自失○小兒陰潰腫大不消硼砂每用數分化水塗之○弩肉瘀突硼砂一錢片腦一分研末灯草蘸末點之○勞瘵有虫硼砂硇砂兎屎等分

末蜜丸梧子大每服七丸甘草湯送下自朔至望五更時令病人勿言語服之○飲食毒物硼砂四兩甘草四兩香油一斤瓶盛浸之遇有毒者服油一小盞久浸尤佳

石硫黃　酸溫有毒大熱純陽制鍊服壯陽道補筋骨長肌膚益氣力主虛寒久痢滑瀉霍亂心腹積聚冷癖在脅咳逆上氣脚冷疼弱鼻衄惡瘡下部䘌瘡補命門不足陽氣暴絕陰毒傷寒腰腎久冷冷風頑痹虛損洩精勞損風氣老人風秘小兒慢驚婦人血結陰蝕陰瘡止血止嗽殺臟虫邪魅能化金銀銅鐵奇物研傳癰疽瘑癬然下元極冷命火衰微元氣將絕服之立效中病即止○若久服或藉此縱慾不無偏勝之患反至傷生貽害

番舶者良。土硫黄辛熱腥臭，止可治疥殺虫，不可服餌。○時珍曰：凡服硫黄，取番舶者以蘿卜剜空，入硫黄在内，合定，稻糠火煨熟，去其臭氣，取出以紫背浮萍同煮，消其火毒，以皂莢湯淘之，去其黑漿。又法：硫黄打碎，以絹袋盛，好煮三伏時用。○陰証傷寒，極冷厥逆無脈，煩躁腹疼垂死：制硫黄末，艾湯服二錢，得睡汗出愈。○氣虛暴瀉，日夜數十行，腹疼不止，夏月路行備急，更妙。朝真丹：制硫黄一兩，枯凡半兩，研末，蒸餅丸梧子大，朱珠為衣，每服一二十丸，温水下。○霍亂吐瀉：硫黄一兩，胡椒五錢，末，黄臘一兩化，丸皂子大，每涼水下一丸。○挾熱下痢赤白：制硫黄、蛤粉等分，糊丸梧子大，米飲下十五丸。○老人冷秘風秘或瀉，暖臓除冷，温胃進食，治心腹痃癖冷氣：制硫黄、半夏湯泡焙研，等分，姜汁調蒸餅杵丸梧子大，空心温酒或姜湯服一二十丸。○酒鼈氣鼈：嗜酒任氣，血凝於氣為氣鼈，敗血入酒為血鼈，搖頭掉尾，大者如鼈，小者如錢，上侵入咽，下侵入肛，或附脇背，或隱腸腹：生硫黄末，酒下，常服自化。○酒皶赤鼻：生硫黄半兩，杏仁二錢，輕粉一錢，共末，夜夜搽。○伏暑傷冷，中脘痞結，或嘔瀉，或霍亂厥逆：二氣丹：硫黄、硝石等分，研末，石器炒成砂，再研末，糯

米糊丸梧子大，每服四十丸，井水下。○傷暑吐瀉，硫黃、硝石等
分，末，每服一錢，米飲下。○欬逆打呃，硫黃燒烟嗅之，立止。○鼻
上作痛，硫黃末，冷水調搽。○小兒聤耳，硫黃末，和蠟作挺插之，
日二易。○小兒口瘡糜爛，生硫黃末，水調塗手心、足心，效。○耳
卒聾閉，硫黃、雄黃等分，末，綿裹塞耳，數日則聞人語。○女子陰
瘡，硫黃末，傅之。○玉門寬冷，硫黃煎水頻洗。○癧瘍風病，白色
成片，以布拭淨，醋磨硫黃、附子塗。○頑癬不愈，傾銀鑵入硫黃
等分，溶化，冷定，同研擦。○扁鵲玉壺丸，治命門火衰，陽氣暴絕，
寒水臌，服吉吳玉晉三制盡善。蓀照膽船硫黃八兩，麻油八兩，
以硫黃打碎，入油內，浸半日，入鍋內，炭火宜微，勿烈，以桑條徽
攪，候硫溶盡，傾入水內，用水攪出上面油水，其色如金，取硫稱
若干兩，仍配麻油等分，照前微火溶化，如此三次，第四次轉稱
硫若干，配棉花核油等分，照前微火溶化，傾入水內，撈去上面
油，其色如綠，第五轉用肥皂四兩，煎汁去滓，煮硫黃半日，傾水，
第六轉用皂莢煎水，煮六時，拔淨，以制硫黃之油，攪去其水。第
七轉用爐中炭火淋鹼水，制六時。第八轉用豆腐煮六時，拔淨
息燄之性。第九轉用田字草搗汁，和水煮六時，臨用研如飛麪。
凡硫黃一兩，配炒糯米粉二兩，調溫搗丸如梧子大，每服以硫

黄合成三分，爲準漸漸
加一錢早晚開水送下、

石亭脂（赤石硫）苦温有毒壯陽除冷治婦人帶下、止血長年治瘡殺
虫功同硫黄 時珍曰此即硫黄之多赤者名石亭脂而近世通
呼硫黄爲石亭脂蓋未考此爲赤色也○赤鼻作
痛石亭脂紅色者黄色勿用研末冷水調搽半月絶根○風濕
脚氣石亭脂生用一兩生川烏一兩無名異二兩末葱白自然
汁和丸梧子大每服一
錢空心冷茶生葱吞下、

礬石　酸鹹而寒性濇而收除風熱堅骨齒蝕惡肉生好肉暖水
臟燥濕殺虫消痰止渴止血追涎通大小便除痼熱在骨髓吐
下痰涎飲澼治寒熱瀉痢中風失音癲癇黄疸目痛鼻齆鼻衂
鼠瘻瘰癧疥癬生含嚥津治急喉痺婦人帶沃陰蝕陰脫陰痛

癰疽疔腫眼目口齒諸病虎犬蛇蠍百虫傷煆用或生用多服損心肺傷胃。風痰癇病化痰丸生白凡一兩細茶五錢末蜜丸豆大小兒十九大人五十丸茶湯下人服痰自大便出斷根。喉癰乳蛾喉帶散生凡三錢銚內將化入劈開巴豆三粒煎干去豆研末吹入喉立愈甚者醋調灌之又法制烏龍胆白凡末盛人猪胆中風乾研末吹喉去涎。蒂丁垂長枯凡食鹽等分炒末筋頭蘸點。産後不語生凡末一錢滚熱水調下。小兒舌膜兒初生有白膜衣裹舌或遍舌根用指甲剖去令血出以枯丸豆許傅自退若不摘去其兒必啞。木舌腫强白凡桂心等分末安舌下。鼻中瘜肉白凡一兩蓖麻子七粒去殼塩梅肉五個麝香一字共杵丸棉裹塞化水自消。發斑怪症眼赤鼻張大喘渾身出斑毛髮如銅鐵乃熱毒氣結下焦白凡滑石各一兩末作一服。黃歷水腫推車丸白凡二兩青凡一兩白麵半斤同炒赤醋煎米粉糊丸豆大酒湯下三四十丸。婦人黃疸經水不調房事觸犯所致白凡黃臘各半兩陳皮三錢末化臘丸梧子大每服五十丸調經湯下。男婦遺尿白凡牡蠣粉等分末酒下一錢日三服。諸心氣痛白凡一

辰朱砂一錢金箔三張共末空心白湯送一錢○交接勞服明
腫或縮人腹痛欲絶凡石一分硝石三分大麥粥清服熱毒從
二便出日三服○女人陰痛白凡三分甘草末一分勻棉裹導
之○疔腫惡瘡二仙散棉針刺破生凡黄丹等分待血盡傅愈
○漆瘡白凡煎湯洗拭干○牛皮癬石榴皮蘸白凡末搽之切
勿用醋則虫沉伏難愈○走馬喉痺用榆条倒尖以棉裹作案
核大蘸生凡末塗上挼破即愈○牙齒壓痛枯凡土蜂房炙等
分每用二錢煎水含漱去涎○小兒鵝口枯凡一錢朱砂一分
爲末每以少許傳○虎犬傷白凡末納入罨之○蛇咬蠍螫燒
刀頭令赤置凡於上汁出承熱滴傷處立瘥○中風痰厥四肢
不收氣閉膈塞者白凡一兩猪牙皂五錢末每服一錢溫水下
吐痰爲度○牙關緊急不開者白凡食盐等分化搽之涎出自
開○鼻血不止枯凡末吹之○眉毛脫落白凡十兩蒸餅丸梧
子大每空心溫水下七丸日加一丸至四十九丸日減一丸週
而復始以愈爲度○赤目風腫甘草水磨白凡傅或用枯凡頻
擦眉心○聤耳出汁枯凡一兩黄丹炒一錢爲末日吹之○婦
人白沃經水不利子臟堅僻中有乾血下白物枯凡杏仁等分
研勻蜜丸棗核大納入陰中日易○蛇虫諸毒蛇螫射工沙虱

本草綱目易知録　卷七　廿三

等傷人、口噤目黑、手足有毒氣入腹。白凡甘草等分末、冷水服二錢。○老人瀉瀉不止、枯凡一兩、梔子煨七錢五分末、米飲服二錢。○二便不通、白凡末填滿臍中、以新汲水滴之、自通。若臍平者、以厚紙圍環滴。○蠟凡丸、治癰疽發背、能防毒氣內攻護膜止瀉。白凡一兩、生研、黃蠟七錢、溶化和丸梧子大、每服十丸、漸加二三十丸。未破則內消、已破則易合。托裏化膿、其功甚大。可服至半斤、尤佳。不可欺其賤而忽之。

青礬 礬紅煅赤色 色綠味酸、燒之則赤、走血分而伐肝木、燥脾濕而化痰涎、利小便而消積滯。其性涼、能解毒、殺虫、治脹滿黃腫瘧痢疳疾、喉痺、虫牙口瘡、疳瘡惡瘡、疥癬、風眼、口齒諸病、釀鯽魚燒灰服、療腸風瀉血。○重舌木舌、皂凡二錢、鐵上燒紅、研末摻。○喉風腫閉、青凡一斤、醋三斤、拌曬干末、吹之、候涎出盡、用良姜末少許、入茶內、漱口嚥下即愈。○眼暴赤腫、紅棗五箇去核、入青凡填內、煨熟、以河井水各一盞、桃柳枝各七錢煎濃每點少許目背上。○爛弦風眼青凡煅赤退火泡湯澄清點洗倒睫拳毛仝方。○腸風下血年久虛弱青凡四兩鑵盛封固煅赤取出入青鹽石硫黃各一兩研勻入鑵中固濟再煅取出[illegible]入附片一兩研勻粟米粥丸梧子大每空心米飲下三十[illegible]○血症黃腫青凡四兩麪半斤仝炒黃百草霜一升研勻砂糖和丸梧子大食後薑湯下三十丸。○脾病黃腫青凡四兩煅赤當歸四兩酒浸七日焙百草霜三兩為末以浸當歸酒丸每服五七丸一月後黃去立效又方青凡四兩百草霜五倍子各一兩木香二錢末酒和白麪丸。○酒黃水腫青凡半斤醋浸煅入平胃散烏藥順氣散各半兩共末醋丸菉豆大姜湯酒任下三十丸。○食勞黃病身面俱黃青凡鍋內煅赤醋拌干末棗肉丸梧子大食後薑湯下三十丸。○疳虫嗜食泥土生物青凡微煅研末豬膽汁和丸菉豆大每米飲下十丸。○走馬疳瘡青凡煅赤以醋拌如此三次末入射香少許勻漿水漱洗摻之。○小兒頭瘡青凡微煅豆豉炒焦各一兩鉛粉二錢研末油調以桑灰湯洗淨摻之。○癬瘡作痒螺螄十四箇槿樹皮末一兩盌內蒸熟入凡紅三錢搗勻搽之。○婦人甲疽趾甲內生瘡突出久不愈名臭田螺用皂凡日晒夜露每用一兩煎洗再以皂凡末一兩、雄黃二錢、硫黃、乳香、没藥各一錢，研末搽之。○蛆入耳中，青凡摻之，即化爲水。瘡中生蛆，仝方。○伏木丸，蓬頭祖師傳，治脾土衰弱，水來尅土，痛心腹中滿，或黄腫如土色。蒼术二斤，米泔水浸一宿，黄酒麪麯四兩，炒赤色，皂凡一斤，醋拌晒干，入瓶，盛火煆，共末，醋糊丸梧子大，每服三四十丸，酒米湯任下，日二三服。時珍加平胃散，治中滿腹脹，果有效驗。○小兒甜瘡，犬棗去核，内青凡，内包煆研，貼之。耳生爛瘡，方同。○甲疽涎爛，或因剝甲傷爪，或因甲長侵肉而成瘡腫，黄水浸淫相染，五指俱爛，漸上腳趺，起泡如火燒。青凡五兩，燒至汁盡，研末，色如黄丹，以鹽湯洗淨，用末厚傅，每日一遍。

序

昔蔡繭齋先生因跌折脚疾播閲綱目附方編輯萬方鍼線海内久已盛行余憶往年被物傷睛及跌腦血出不止急促求治俱閲是輯照法立效誠濟世之金丹也竊思本草藥味浩繁誰能熟讀綱目所載附方俱散於某藥之下又孰能記憶設遇卒中急疾治之候查全卷殆不及待死灰難復燃矣故余輯本草亦宗其法分列証治眉目以便查核如風寒暑濕諸證列通治部頭面腰腹足脛二陰列上中下三部癰疽金瘡等証列外科部至於女科主治俱同男子其不同者列調經崩帶前陰乳病胎産産後俱部而小

兒科列初生嬰孩驚癇諸疳雜病中亦分上中下部俱注某病列某卷第幾篇俾未見者易辨已見者易記名曰鍼線易知錄附所輯本草易知錄後其間方不甚驗及藥難猝辦者概不編入亦刪繁就簡意耳茍由是翻而閱之雖不習醫者遇病叩方首查門類再核卷篇擇妥而用如鍼引線之易急病緩病頃刻可治使人人盡知醫也余承先志繼輯謹遵迷古而已願實是編者還以感蔡先生之功云

婺源七十老人戴葆元守愚氏心田識

萬方鍼線易知録目録

通治部

瘧疾門　痢疾門　泄瀉門　中風諸風門　癘風門
霍亂門　傷寒門　風熱門　暑濕門　臥蠶門
中惡邪祟門　諸汗門　消渴門　咳嗽痰飲門　哮喘門
肺痿肺癰門　翻胃門　噎膈門　嘔吐門　呃逆門
諸氣門　痞滿鼓脹門　積聚癥瘕門　虛損門　勞瘵門
補益門　失血門　水腫門　黃疸門　諸蟲門
丹毒瘟疫門　傷酒門　癲癇門　驚悸門　發狂門

聲音門　竒異門

上部

頭病門　眼目門　面病門　鼻病門　耳病門

口舌唇腮門　牙齒門　眉鬚髮門　咽喉門

中部

心痛門　胸肋脇腋門　腹腰手臂門

下部

關格大便閉結門　腸風下血門　痔漏門　脫肛門

小便閉及不禁門　諸淋門　赤白濁門　遺精門

癩疝門　男陰門　脚氣門　足趾門

女科

調經門　崩帶門　女陰門　乳病門　雜病門
妊娠門　臨産坐蓐門　産後門

小兒科

初生胎嬰門　嬰孩門　驚癇門　諸疳門
雜病門分到上中下三部以便查核　痘疹門

外科

折傷跌撲門　金瘡杖瘡門　中諸毒門　虫獸傷門

諸骨鯁門　湯火傷門　癰疽瘡瘍門　瘰癧門
癭瘤門　疹痱癬疥凍瘡門

萬方鍼線易知錄

和州鮑孝光伯熙甫
蕭山任玉琛筱潤甫仝校刊
婺源戴葆元心田甫編輯

通治部

瘧疾門

寒熱瘧疾　一卷四十三　一卷七十五　三卷二十三仝
五卷十二篇　七卷五十五　七卷六十篇
一卷三十四大
脾寒瘧疾　二卷四十四　肺瘧寒熱　二卷五十九
四卷十二篇
時氣瘴瘧　四卷三十六大　勞瘧瘴瘧　六卷五十六
六卷二十四　六卷四十
邪瘧時作　六卷五十六　瘧發無時　六卷三篇

痎瘧邪熱 三卷十八篇 痁瘧疲瘵 五卷六十八

五種瘧疾 五卷四十一 熱多瘧疾 二卷五篇

牡瘧獨熱 二卷四篇 牝瘧獨寒 二卷四篇

溫瘧多熱 二卷四篇 寒多瘧疾 二卷五篇全

久瘧不止 二卷二篇 三卷二十四 五卷七十四 五卷七

十三大 五卷七十八 六卷十一接 六卷卅二

鬼瘧日發 四卷四十五 鬼瘧經久 六卷五十五

四卷六十五 六卷五十六大

鬼瘧寒熱 六卷六十六大六卷五十七 瘧毋痞塊 二卷十八

瘧後怪症 二卷三十七 鱉脅癥瘧 一卷七十六

一卷三十篇 二卷五十二 三卷二十三 二卷

厥瘧癥瘧 六十子搽 三卷四十四 五卷三篇 五卷七十

五 六卷十上 七卷六十一 一卷三十二按
七卷二十四 四卷六十五大

痢疾門

赤白下痢 一卷四十九 一卷五十一 一卷七十五 一卷
五十五大 二卷七十四 二卷六十一 二卷七
十五 三卷五篇 三卷四十九大 三卷五十八 三卷六十
二 三卷七十三 四卷十二 四卷五十大 四卷七十二
五卷六十六 五卷七十六 五卷七十三 六卷七篇
六卷三十四 六卷三十五 七卷三十五

熱痢下重 一卷十二篇大
四卷七十二
一卷三十一

挾熱下痢 七卷七十一 一卷五
十六 五卷二十三

積熱濕痢

熱毒下痢 二卷三十九

瀉濕暴痢 三卷六篇

積滯瀉痢 三卷三十一 四卷三十五

水濕下痢 四卷二十八 四卷七十五

水穀下痢 三卷五十六 四卷十六

赤痢不止　三卷四十七

下痢咽痛　六卷六篇大

老人氣痢　七卷五十一

冷痢不止　三卷四十九　一卷五十一大

久痢脫肛　五卷二十三

六卷三篇　三卷三十九大　七卷五篇　六卷十二大

六卷十六大　六卷三十九　七卷六十篇　二卷三篇

氣痢時發　一卷三十六　大卷二十

血痢下血　三卷三十四　三卷三十九　一卷五十四　三卷四十九大

血痢腹痛　三卷七篇　三卷四十

下痢咽腫　一卷十三　[illegible]

老少下痢　四卷七十二

一切瀉痢　二卷六十八　四卷三十六

痢久肛痛　四卷十六　三卷九篇全

休息痢疾　四卷十七　一卷七十五

下痢鮮血　三卷十三篇　六卷四十三

熱痢便血　二卷六十一

噤痢膿血　四卷五十五

血痢年久　一卷八十二　七卷五十五　四卷二十四

血痢不止　一卷十五　一卷七十二　二卷四十五　二卷五十九　二卷七十四　三卷十二　三卷五十六　三卷七十二　四卷二十七　五卷三十六　四卷三十七

一切下痢　一卷三十二　七卷六十　七卷二十九

五色諸病　一卷四十一　二卷四十九

五痔下痢　六卷六十　七卷五篇

下痢噤口　二卷十八篇　二卷三十八　二卷五十五　二卷五十六下　三卷九篇　三卷二十六　三卷六十九　三卷七十　四卷六篇大　四卷二十七　四卷四十九　五卷十七　五卷三十八　五卷五十九　五卷七十　五卷六十七　六卷一篇　三卷五篇大

虛寒下痢　七卷三十八

虛痢危困　六卷四十七

久痢不止　一卷二十七　三卷二十九

四卷二十六　四卷四十四　七卷六十篇

瘠痢欲死　六卷十九

本草綱目易知録　卷八　三

脾虛下痢　五卷七十四　　大腸冷痢　六卷二十三
久痢五色　二卷二十三仝　　洞注下痢　六卷十八
下痢腹痛　六卷十一
六卷十三
洪瀉門
暴病水瀉　五卷四十五太　　脾濕水瀉　一卷九篇
中寒水瀉　三卷十三　　水瀉不止　二卷十八
六卷五篇
七卷二十一　　寒濕洪瀉　二卷六[illegible]
七卷五十一仝
暴瀉身冷　一卷三十六　　暴瀉不止　二卷七十[illegible]
一卷三十七　　三卷四十九仝
久瀉不止　五卷二十三

脾虛滑瀉 五卷六十七 腸冷滑瀉 七卷五十四
臟寒泄瀉 六卷五篇 氣虛暴瀉 七卷七十二
久瀉胃弱 二卷五十九 汗瀉氣喘 一卷四篇按
久瀉尪羸 二卷六篇 脾瀉久痢 三卷七十六 四卷七十五
老人虛瀉 一卷三十七 二卷六篇 七卷七十三 冷勞腸瀉 一卷五十四 四卷七十五
濕熱瀉痢 三卷七十六 瀉痢不止 四卷七十五

中風諸風門

中風不語 一卷十八篇 二卷四篇 二卷六十二 四卷五十六大 七卷七十篇
卒不得語 七卷七篇 中風舌瘖 五卷四十八大

中風不省 四卷一篇
卒中風症 三卷三十三 四卷二十五
風痰卒中 七卷三十二
中風諸病 一卷六十二
中風牙噤 四卷十三
老幼中風 四卷五十七
中風口噤 一卷十八 四卷四十八 三卷一篇 七卷二十六 四卷二十五
中風中氣 四卷十二
三年中風 四卷三篇
中風口喎 一卷八篇 五卷三篇 四卷二十五 六卷四十九大 四卷三十五 七卷五十五
中風喎僻 六卷三十一
一切風疾 一卷五十七 二卷三十八
四卷四十六 五卷二十九按
中風頭眩 六卷三十一
男子諸風 一卷九篇
中風痰厥 二卷五篇 二卷十篇

四卷三十五大
七卷七十三
中風偏癱　二卷五篇
四卷二十四
中風攣縮　一卷十一
偏風不遂　三卷六十一　四卷八十
半身不遂　五卷二十八
五卷四
十大
賊風枯痺　二卷十五
風疾攣急　一卷四十八
諸風癱瘓　二卷五篇
五卷二十四　二卷八篇
五卷二十八
攤緩偏風　六卷三十五
暗風卒倒　一卷二十六

中風不遂　一卷六十
二卷七篇
中風痿痺　五卷十五
六十二種風　一卷五十二
偏風口喎　五卷十三
口眼喎斜　二卷三篇
五卷十八
賊風腲腿　二卷十四
目瞤唇動　五卷二十一按
癱瘓走痛　五卷二十五
七卷十九大
風疾恍惚　六卷十七
尋風如虫行　四卷二十三
大

痛風經年　四卷四十八
腎臟風毒　一卷二十
風痺不隨　六卷四十五
風痺厥痛　二卷二篇
周痺緩急　二卷六十
風痺麻木　二卷五十一
十指痛木　二卷六篇
麻痺疼痛　二卷六篇　三卷六篇大
手足麻痺　二卷三十篇
手足痛風　四卷八篇
走注風痛　三卷八篇
一卷五十七　二卷三十六　三卷六十一仝　四卷十一篇
四卷二篇　四卷三篇　四卷十二　五卷二十五　六卷四
歷節風痛　一卷十八篇　一卷五十四
歷節腫痛　四卷二篇
軟風痰　二卷三十七
骨節歷痛　二卷三十二仝　五卷八十篇
骨攣痛　二卷二十三　二卷五十九

三卷二十一
六卷十八

白虎風痛 四卷十一 六卷四十一 六卷二十 七卷十九

筋骨疼痛 三卷八篇大 六卷四十九 五卷四十八

歷節鶴膝 二卷三十六大

皮裹作痛 二卷二十七

風濕走痛 二卷七篇 六卷三十五

風濕痺痛 二卷十三 二卷三十六

風濕冷痺 五卷二十四篇

癘風門

大風癘疾 一卷二十篇 二十一 四卷十篇 五卷二十九 四卷七十三 七卷五十八 二卷二十五 四卷二十五 五卷三十下 七卷二篇 一卷五十八 二卷二十七 四卷二十九 五卷五十三 一卷八十三 三卷二十五 四卷三十六 五卷六十二按 四卷一篇 二卷

大風癩瘡 一卷六篇 四卷三篇

四卷七十二　四卷十篇
大風惡瘡　四卷二十六　五卷二十九拔　四卷三十八
大風疥虫　七卷六十一
大風瘡裂　四卷三十六
癘風成癩　五卷二十五
癩風瘡虫　五卷十五　二卷三十
風癬瘡風　五卷二十九篇
伯牛癘疾　四卷二十大
徧身風癩　三卷七十二
惡瘡似癩　五卷二十一　一卷六十六大
二卷二篇仝　三卷二十五
癘風鼻塌　二卷三篇
癩風眉落　二卷十一篇
積年疥癩　一卷八十四
烏癩風瘡　三卷六十
三十六種風結瘡　三卷二十

霍亂門　附痧症

霍亂吐瀉 一卷四十一 二卷五十八按 四卷十二篇
四卷六十二 四卷六十四 七卷十六篇
七卷二十八 七卷二十九
七卷五十一 仝七卷四十八 七卷七十一
霍亂煩渴 一卷七十八 霍亂煩悶 一卷六十篇
三卷七十一 三卷六十五
四卷二十二
七卷二十二
霍亂大渴 二卷七十 霍亂吞酸 六卷四十二
中惡霍亂 四卷二十 冒暑霍亂 二卷三十九
四卷二十
乾霍亂症 一卷六十篇 三卷六篇 三卷五十九
四卷七篇 四卷八篇 四卷三十五
五卷三篇 七卷十五
七卷三十六按 七卷六十四按
霍亂厥逆 六卷二十五

伏熱吐瀉　七卷四十八　六卷二十五　六卷二十六

霍亂轉筋　一卷七十八　四卷一篇　三卷三篇　三卷四十六　四卷六十一　四卷六十三

七卷三十七　七卷六十四

吐瀉不止

轉筋腹痛　四卷六十一　四卷六十二

轉筋入腹　四卷六十七　五卷六十八　一卷四十三　四卷六十九　七卷二十八　六卷三十　二卷五十五大

絞腸痧症　四卷七十九　七卷五篇　七卷二十

傷寒門

傷寒初起　七卷十六

傷寒頭痛　二卷二十五　七卷六十二冊

傷寒熱結　五卷二十

傷寒血結　五卷五十六

傷寒勞復　一卷七十八　六卷三十

傷寒勞傷　六卷六十四

夾陰傷寒 一卷二篇
陰症傷寒 三卷八篇 七卷七十一
傷寒脫陽 三卷十五 七卷五十八
傷寒下痢 一卷四十一 三卷三十全
傷寒陽毒 七卷三十八
傷寒毒䘌 二卷三十四
傷寒咽痛 一卷八十五
傷寒狐惑 一卷四十一 七卷四十九
傷寒舌出 四卷三十五 四卷十三
傷寒搐搦 一卷五十七
傷寒黃病 七卷一篇

風熱門

風熱項痛 一卷六十二大
風邪熱病 五卷十七
風熱乾躁 七卷五十
風熱癮疹 七卷四十五

熱病勞復　七卷八篇　　膚熱如火　一卷十六

風虛冷痺　七卷四十四

暑溫門

中暑昏悶　三卷十一　七卷五篇　　中暑不省　四卷二十五

中暑瘧癘　七卷五十一　　傷暑吐瀉　一卷四十一　二卷七十一

四卷二十六　　夏月暑死　七卷二十二大

行人暑死　七卷二十二大　　傷暑吐瀉　七卷七十一

伏暑瀉痢　七卷六十八　　伏暑傷冷　七卷七十一

暑熱時邪　一卷十五　三卷六十七按　　暑濕癖痰　七卷三十二

時氣溫病　四卷十八　　時邪發熱　一卷三十四按

臥寐門

嗜風沉睡　四卷四十二
膽熱好眠　六卷二十八
虛煩不臥　四卷四十二
目澁好睡　一卷五十八大　六卷六十四
睡死不寤　一卷五十六
寢死卒死　五卷六十八
夜臥魘死　七卷八篇　七卷二十九
魘夢不祥　七卷六十四大
辟惡夢魘　四卷十二大　六卷三十九大

振悸不眠　四卷四十二　六卷二十八
膽虛不眠　四卷四十二　六卷二十八
骨蒸不眠　四卷四十二
惡夢不寐　七卷四十六
臥忽不寤　三卷一篇　六卷四十二　七卷二十五
魘寐卒死　七卷二十六　七卷二十九
魘寐不寤　四卷六十九大
置枕辟夢　六卷五十三大
夜臥禁魘　四卷六十三　六卷四十六大

辟禳厲祟　七卷四十九

中惡邪祟門

卒中惡氣　七卷二十六　卒中惡病　六卷四十一拔

卒中惡死　二卷三篇　六卷九篇　三卷五篇　五卷六十七大　五卷六十四

忤惡卒死　七卷十六　中惡客忤　二卷三十八　六卷五十

三　七卷二十八　四卷三十五

中惡心痛　五卷六十五　十八　七卷六十四　七卷二　中惡喉痹　大

中惡蠱毒　四卷六十九大　中惡鬼氣　四卷八篇　六卷六十二

卒忤不言　五卷五十五　卒死忤死　五卷六十八

卒中五尸　一卷二十四　卒死尸厥

卒中邪魘　七卷四十九
卒魘不寤　四卷二十五
卒死不醒　一卷十一仝
尸厥不醒　七卷五篇
尸厥魘死　二卷三十八
尸疰中惡　四卷十五篇
尸疰鬼疰　三卷四十一　五卷四十二按　四卷十二　六卷六十一按
鬼疰惡氣　五卷四十
中鬼昏厥　四卷六十二
鬼打鬼疰　七卷三十九大
鬼擊之病　一卷四十八　六卷十篇　二卷三十五　二卷七十八　七卷四十九
鬼擊卒死　五卷六十八
鬼排卒死　五卷六十八
鬼擊吐血　六卷二十五大
鬼魘不寤　四卷二十五
中忤中惡　六卷四十三
五絕急病　二卷十一仝

精魅鬼病 七卷四十六
精物迷惑 六卷日十二大

野狐邪魅 五卷八十四大 六卷四十二大
猫鬼中惡 六卷四十七大

殺鬼精物 六卷四十七大
癲狂鬼惡 五卷八十三大

作枕辟邪 六卷四十三大
辟一切惡 一卷九篇

狂言鬼語 五卷十七
家有邪氣 七卷四十九

鬼懸津垂 七卷八篇[illegible]
辟邪惡氣 六卷五十八按 三卷四十五按

辟惡神鬼 一卷四十八
辟惡魅氣 五卷十三按 六卷四十一

大厭火災 四卷五十九大
驚悸卒死 二卷七十八

自縊垂死 三卷三篇 四卷二十五全 五卷六十八 五卷七十二 五卷六十八 七卷二十九

水溺卒死　四卷二十五　七卷六十四　七卷三十
墜水凍死　七卷三十

諸汗門

虛汗盜汗　二卷五十三
盜汗自汗　三卷二十六　四卷七十五
寐中盜汗　四卷四十二　四卷七十五
盜汗遺精　六卷四十九
骨蒸虛汗　六卷五十六
汗多便閉　一卷七篇
心虛自汗　六卷三篇
脾虛盜汗　一卷八篇
諸虛自汗　一卷六十三
病後虛汗　五卷六十七
皮膚血汗　四卷四十四
血汗不止　七卷四十六
卒汗不止　六卷十三
止盜汗法　三卷四十一　三卷六十一

四卷六十七大　熏出汗法　三卷四十二

消渴門

一卷六十二大　一卷六十八　二卷二十四
消渴飲水　二卷四十篇　二卷四十八　二卷五十六　三卷
四十五　四卷七十一　五卷三十七　五卷三十六　五卷
七十四　五卷五十三　五卷七十　五卷七十五　六卷五
篇　六卷七篇　五卷六十七　消渴無度　五卷五十九
六卷二十八　六卷五篇
一卷十五篇　二卷二十三
消渴尿多　消渴煩亂　三卷三十一
三卷三十九　五卷二十九　四卷五十二
七卷三十四　七卷四十六　下虛消渴　六卷二十
一卷五篇　一卷四十一大
強中消渴　六卷七篇　胃虛消渴　六卷十六
二卷五十八　三卷十五
胃熱消渴　腎消飲水

膈消飲水　五卷七十　三卷十七　五卷二十一　五卷四十　七卷二十七　七卷五十六
消渴引飲　一卷十五个　一卷三十一
消渴癥變　六卷五　十九
老人消渴　六卷四十九　三卷三十一　六卷二十一
消渴不止　三卷三十三　三卷三十
渴利不止　六卷十五
大熱大渴　一卷五十五大
煩躁熱渴　二卷二十六
發熱口渴　三卷六十八
消渴防癰　二卷三十五
除煩止渴　三卷六十七
止渴急方　二卷六十三

欬嗽痰飲門

肺虛咳嗽　四卷七十二
久咳虛嗽　二卷六十篇

肺熱咳嗽　四卷五十　肺熱痰嗽　二卷二十三
肺熱嗽久　三卷五十一　肺燥欬嗽　三卷五十九
久嗽不已　二卷十六　三卷三十九　二卷四十八　一卷六十八
遠年咳嗽　六卷四篇　六卷十七篇　五卷四十八按久咳上氣　一卷二十七　五卷七十九
久嗽肺脹　二卷十六　五卷八十　久勞咳嗽　五卷三十一
久嗽涕唾　七卷五篇　咳嗽日久　五卷七十三
虛熱咳嗽　三卷六十八　寒痰咳嗽　二卷八十
風痰咳嗽　二卷十一　風痰擁逆　四卷五十
風痰注痛　二卷十六　熱痰煩悶　三卷八篇

冷痰結滿　三卷九篇
膈痰吞酸　四卷二十六大
欬逆短氣　一卷四十五　三卷四十六
上氣喘咳　三卷六十五
三焦咳嗽　一卷十一
諸風痰疾　二卷四篇
胸中痰結　四卷二十五
胸痺痰嗽　二卷二十三
一切勞嗽　七卷五十四
膈痰積熱　四卷五十五
欬逆上氣　四卷二十五
上氣咳嗽　三卷六十九　四卷十八
肺咳上氣　三卷十三　一卷八十六
上焦痰熱　三卷七十一
胸中痰飲　二卷四篇
痰飲咳嗽　一卷七十四　五卷五十四
干咳無痰　二卷二十三
老嗽暴嗽　七卷五十五

欬嗽失聲　三卷五十五
痰咳不止　二卷二十三
骨蒸咳嗽　五卷四十八　五卷五十篇
積聚痰涎　五卷五十四
呀呷有聲　五卷五十三
咳則遺失　七卷五十八
暖胃除痰　一卷三十七
痰祟百病　七卷六十二
痰嗽帶血　一卷七十二　五卷六十四　三卷四十八
欬逆不止　三卷四十八
陰虛痰火　二卷二十六
支飲難息　一卷七十四全
呀嗽結囊　三卷二十九大
卒嗽不止　五卷五十五全　五卷六十全
痰飲咳嗽　一卷七十四　五卷五十四
痰迷心竅　二卷九篇
久嗽唾血　一卷二十六

虛咳痰血　五卷六十
化痰止嗽　三卷三十三
宣吐風痰　五卷四十四
清上化痰　一卷四十五
生津化痰　四卷六八篇大

哮喘門

痰氣哮喘　一卷二十六
齁喘痰嗽　二卷三篇
三卷六十六

痰血凝結　五卷八十
消痰止嗽　三卷五十五
斂肺劫嗽　四卷七十六
久嗽重法　一卷七十一
痰哮咳嗽　一卷五十四
齁喘痰積　二卷六十九
三卷十篇

齁哮痰咳　六卷五十五　痰齁發喘　六卷五十四
喘嗽齁鮯　三卷六十五　寒痰齁喘　二卷四十四
定喘化痰　六卷八篇　定喘下氣　一卷十一
痰喘咳嗽　三卷五十五　三卷六十五
五卷五十五
二卷二十三　三卷四十五
痰喘氣急　三卷四十五按
三卷十篇
久嗽痰喘　咳嗽氣喘　五卷三十二
七卷五十四
肺虛喘急　肺壅喘急　一卷七十四
三卷六篇
痰喘氣息　喘嗽面浮　五卷二十六
三卷二十六
三卷九篇按　三卷四十六
老人痰喘
三卷五十二　三卷五十五

肺痿肺癰門

欬嗽肺痿　二卷二十六　四卷五十八　六卷五十

大嗽肺痿　五卷二十六　六卷十五

肺痿咯血　六卷三十五

肺癰咳嗽　一卷六十篇　四卷二十四　四卷五十

肺痿吐血　二卷二十三　四卷五十七大

肺痿骨蒸　一卷六十　六卷十五

肺癰唾濁　二卷五十一　三卷五十一

肺癰腸癰　四卷五十

翻胃門

翻胃吐食　一卷五十九　二卷二十五　二卷五十八　二卷六十一　三卷四十六　三卷四十六　三卷六十三　三卷六十八　三卷七十篇　四卷七篇　四卷四十九　四卷六十六　五卷三十二　五卷三十五

五卷五十四 五卷五十五
五卷七十九大 六卷十一
六卷五十四大 六卷六十六
七卷二十四大 七卷四十六
人虛反胃 二卷七十六全 七卷四十八按 一卷三十四
脾虛反胃 六卷四十 四卷七篇
朝食暮吐 五卷六十八大
反胃上氣 一卷六十一
反胃惡心 一卷三十九
噎膈門

五卷六十六 五卷七十一
六卷二十三大 六卷四十大
久冷反胃 二卷六綱
脾疼反胃 七卷四十八
一切反胃 六卷四十 六卷十九大
反胃轉食 三卷四十五 七卷二十四
反胃咳嗽 三卷十六

噎食不下　五卷六十二
噎食不納　三卷六十三　七卷五十七大
膈氣噎塞　二卷八十篇　六卷十二篇
噎膈拒食　一卷五十二　六卷三十六
氣噎不通　五卷六十九　六卷二十四　六卷二十九　六卷二十六　七卷四篇　七卷六篇大　七卷六十九
噎塞不通　四卷六十七　五卷八十五
噫不下食　一卷七十七　四卷七十二
膈氣吐食　五卷三十六
噎膈不食　五卷八十三　五卷三十
噎膈吐食　四卷十三全　五卷十七
反胃膈氣　二卷七十　五卷二十六
老噎食病　六卷三十六
反胃噎膈　四卷七篇　六卷二十

本草綱目易知録

老人噎食 五卷六十七　　老人膈痞 六卷十三

嘔吐門

胃弱嘔逆 一卷三十四　　胃寒嘔逆 二卷十篇
諸般吐逆 七卷四十八仝 一卷二篇　　嘔逆不止 二卷八十 二卷八十篇 三卷四十五
反胃嘔吐 二卷八十篇　　反胃嘔噦 三卷五十三
溫病冷呃 一卷二十四　　溫病熱噦 一卷二十四
乾嘔不止 二卷二十五 三卷六十八　　酸心吐水 三卷六十
食已吞酸 三卷六十三　　食物吞酸 三卷九篇仝

呃逆門

傷寒呃逆　三卷五十一　四卷四十
胃冷久呃　四卷六篇
一切呃逆　三卷四十九
温病發噦　三卷五十三
咳逆打呃　七卷七十一
呃逆不止　二卷六十八　三卷五十七

諸氣門

三焦滯氣　二卷七十五
一切氣痛　三卷五十七全　四卷九篇
一切冷氣　一卷四十六
上氣發熱　四卷五十六
胃脘氣火　四卷四十二
憂鬱不伸　一卷二十二
一切氣脹　一卷四十
下一切氣　四卷九篇　五卷三十八
氣急涎潮　七卷三十八
熱結氣痛　七卷六十七

男婦氣痛 二卷三十篇
走注氣痛 四卷二十九 七卷四十二
兩脇氣結 一卷八十四仝
膜外氣疼 一卷二十一
氣結鬱胃 二卷四十六
氣築奔衝 二卷二十
血氣疼痛 三卷三十三

痞滿鼓脹門

痞塊有積 四卷十三
腹中痞積 一卷七十九 六卷十九
腹滿癖堅 四卷三十一
腹中痞塊 一卷四十七 四卷三十
二卷十八 七卷六十六
腹脇痞塊 一卷八十三 七卷四十九
腹中癖氣 三卷二十五
脇下痃癖 一卷三十九 七卷四十九

氣積成塊 六卷二十一
六卷二十一
中焦熱痞 一卷八十五
痃癖氣塊 一卷三十九 五卷五十
嗜茶成癖 三卷六十四
食諸果積 六卷五十三
痞癖腹脹 一卷七十九
中滿鼓脹 三卷三十 五卷七十一後
氣脹氣蠱 三卷九篇
脾積痞塊 四卷十三 六卷三篇
心下痞積 四卷四十
痞塊心痛 六卷二十九
膜內氣塊 六卷四篇
痞塊痏積 六卷十一
食果腹脹 四卷四篇
虛寒積癖 三卷六十二
中滿腹脹 六卷二篇
卒然膘滿 六卷四篇

消積順氣　四卷四十　病後脹滿　四卷四十

積聚癥瘕門

諸般積聚　二卷七十篇　積聚脹痛　六卷三十
癥瘕鼓脹　六卷二十二　癥瘕堅積　七卷二十九大
腹中暴癥　一卷八十　一卷八十四　癥積腹滿　七卷六篇
腹中血塊　四卷十一　腹中痃癖　五卷七十六大
心下伏瘕　一卷八十六　鎮心破癥　四卷五十四
心腹宿癥　七卷四十六　小腹堅大　二卷七十五
腹大癥塊　五卷十九大　遠年癥塊　五卷四十五

瘴氣成塊　一卷三十六
嚼鹽成瘕　六卷一篇　六卷二十九　四卷六十七
食米成瘕　二卷五十七　五卷七十一
髮瘕嗜油　六卷二十九
髮瘕腰痛　二卷五十
食鱠成癥　三卷十二　四卷三十二　五卷七十六　五卷四十四大　七卷三十四
鼈瘕心痛　六卷二十九
魚瘕瓜頭　一卷七十七
涎積癥塊　二卷一篇
食髮成瘕　六卷一篇　六卷二十九
肉癥嗜肉　六卷二十九
魚肉癥瘕　一卷七十五　六卷十二
腹中鼈瘕　一卷七十七　三卷二十八
心下鼈瘕　六卷五十四
酒鼈氣鼈　七卷七十一
腹肉蛇癥　五卷十八　六卷二十九

腹內龜病　四卷七十八
消積破氣　七卷三十

虛損門　三卷六十九　一卷八篇

補益虛損　六卷四十九　六卷二十
虛損百病　四卷七十五
虛損勞積　五卷六十六
虛損暗風　六卷五十二
虛損昏聾　六卷十六
虛勞遺濁　四卷七十五
久病虛羸　六卷十六
大補虛羸　六卷五十六
填補虛羸　六卷五篇
虛勞尿精　六卷四十九
諸虛不足　六卷四十七
中年覺衰　六卷四十九
男女虛損　一卷八十五

男女血虛 一卷六十八　勞損風濕 六卷二十一按
骨蒸煩熱 一卷四十九

勞瘵門

五勞七傷 五卷八十五 六卷六十三火 六卷十三 六卷十五
骨蒸勞極 六卷二篇 六卷四十八 七卷四篇
急勞煩熱 一卷十六　勞復食復 六卷四篇
穀勞嗜臥 二卷七十六　勞傷卵癩 五卷二十
寒勞虛羸
肝勞生蟲 三卷六十四　勞傷肝氣 五卷十三按

虛勞怨瘵　二卷十一　五卷八十三
勞瘵失血　五卷四十六
傳尸勞疰　二卷二十五　三卷六十一
傳尸骨蒸　四卷十二
傳尸勞瘵　二卷十一　五卷八十三
勞瘵有蟲　二卷五十四大　七卷五十
追勞取蟲　五卷八十二　六卷六十

補益門

補益虛寒　六卷十三
補血益精　四卷四十四
補中益氣　六卷十六
補中強志　三卷六十九
益脾強志　三卷七十二
益陽固精　四卷四十三
補精潤肺　六卷二十一
滋陰養血　二卷二十六

啟脾進食　二卷七十六上　二卷七十六下
健胃思食　二卷七十五
脾胃虛弱　二卷二十六　三卷二十六　二卷八十篇　五卷三十六按
脾胃虛冷　三卷十三　六卷四十　四卷八十大
脾弱不食　二卷六十九　五卷三十四　三卷二篇
快膈進食　二卷七十六
脾腎不足　一卷三十四
安魂定魄　五卷五十三
面黃食少　一卷八篇
壯筋養神　一卷十一
添精益髓　六卷五十一大
勞傷心脾　三卷五十八按
強筋健骨　一卷七篇　六卷二十二
健忘體弱　二卷五十一　五卷二十三
利血生精　一卷六十六

壯神强志 六卷四十六　脾胃虛乏 五卷六十七

彌久延年 一卷三十八按　補益老人 五卷七十六

老人胃弱 六卷十八

失血門

吐血衄血 三卷四十五 四卷七十四 五卷二十三 七卷五十六全 五卷七十二 一卷十四大 四卷九篇 七卷二十六

吐血鼻血 一卷十四 七卷五篇

衄血咯血 一卷三十篇 四卷六十一 六卷三十五 七卷二十六 六卷二十一 七卷二十八

吐血咯血 三卷七十二 四卷九篇

吐漏瀉血 一卷三十 一卷四十五

咯血唾血 四卷二十二

老幼吐血 二卷三十九 四卷二十九 男婦吐血 一卷五十九

吐血不止 一卷六十篇 二卷五十八 四卷一篇 五卷五十 七卷二十七 七卷二十八 二卷二十三 三卷十三 四卷九篇 六卷三十 四卷三十七 六卷三十五全 二卷三十 三卷七十二 四卷七十八 七卷八篇

肺癆吐血 六卷五十大 肺熱出血 四卷五十

肺病咯血 三卷二十七 肺熱咯血 一卷七十七 三卷三十八

肺損咯血 二卷六十 七卷三十大 六卷三十五

肺破出血 六卷三十五 心虛嗽血 六卷三篇

心熱吐血 二卷二十五 勞心吐血 三卷七十

陽虛吐血 二卷六篇
吐血躁渴 二卷三十一
吐血痔血 一卷六十二
嘔血不止 五卷四十六 五卷六十五
鼻血不止 一卷十三篇 一卷四十三
一卷三十篇 一卷四十五
一卷三十一 一卷四十八
一卷四十九 一卷五十一 一卷九篇 一卷六十四
一卷六十八 一卷二十一 一卷七十三 一卷六十五
一卷七十四 二卷二十五 二卷二十六 二卷三十篇
二卷三十一 二卷三十六全 二卷四十 二卷四十八
二卷五十 二卷五十八 二卷五十八 二卷七十七
三卷三十篇 三卷六篇 三卷九篇 三卷八篇大
三卷十三 三卷三十五 三卷五十 三卷四十三
三卷四十四 三卷五十三 三卷五十七 三卷七十一

吐血咳嗽 一卷四十五
吐血驚狂 一卷三十九按
卒暴吐血 一卷二十四大 三卷七十一
嘔血吐痰 七卷四篇

四卷二十二 四卷三十三 四卷四十二 四卷七十五
五卷二十一 五卷三十三 五卷五十六 五卷七十一
六卷十四 六卷三十 六卷三十五全 七卷三篇
七卷四篇 七卷八篇 七卷十三 七卷二十一
七卷二十七 七卷二十八 七卷二十九 七卷三十四
七卷六十七 七卷七十 七卷六篇 六卷二十四
七卷七十三

鼻血時作 一卷六十六 六卷五十

鼻衄頭痛 七卷五十

肺壅鼻衄 一卷六十

口耳大衄 三卷三十五

齒血不止 四卷五十七 七卷七十

鼻血眩運 七卷一篇

病後常衄 五卷五十三

熱病衄血 七卷二十八

口鼻耳血 六卷三十 六卷三十五

臍熱衄衊 七卷四十六

九竅出血 一卷四十四 二卷四十八 七卷四十八 一卷七十三 四卷四十八 一卷五十三仝 六卷二十五大
上下諸血 七卷一篇
諸竅出血 七卷一篇 七卷六篇
皮膚血濺 七卷六篇
肌膚出血 七卷一篇
血痣出血 五卷八十
噴血升斗 七卷六十二
無故遺血 二卷四十九 七卷二篇
諸般血病 一卷六十篇
心竅滲血 七卷一篇大
敗血入肺 七卷五篇大
塞鼻止衄 一卷二十四大 六卷六十六
吹鼻止衄 六卷三十二大 六卷三十三大
貼顖止衄 四卷六十四

水腫門

水氣浮腫 四卷十二篇 五卷五十六 一卷八十四 五卷五十九 四卷三十四 七卷二十三

本病水腫 三卷六十八 五卷三十六 水病腫滿 二卷六十三 五卷十七

大腹水腫 一卷五十八 三卷十八 一卷八十五 三卷二十九 二卷十九篇 五卷十二

五卷六十四

遍身水腫 一卷四十三 四卷二十八 一卷六十八 四卷三十九 三卷二十九 七卷六十二

遍身浮腫 一卷三十五 四卷五十四 三卷十一

痞氣浮腫 二卷二十 正水腫病 七卷四十七

陽水暴腫 一卷七十四 五卷六十四 二卷一篇

風水浮腫 四卷三十九 一卷十九全 風水浮脹 二卷三十一

石水腹脹 三卷二十九 七卷四十四
石水肢瘦 五卷五十六
膀胱石水 四卷三十九
水皷石水 六卷六十三
皮水跗腫 二卷三十二
風水腹大 二卷五十二拔
腎水流注 一卷八十六
熱毒風水 六卷六十一
脾濕腫滿 一卷八十二
水濕腫脹 二卷三十七 三卷六篇
身面紅腫 一卷八十六 三卷六十六 三卷四篇 六卷三篇
身體暴腫 四卷三十一
手足腫浮 四卷十九
水病囊腫 五卷五十三 六卷三篇仝
腫從脚起 四卷八篇 四卷十九
水氣脚氣 四卷三十九

水腫喘急 一卷八十五 二卷六十

水腫脹滿 四卷三十七 七卷四十七 五卷三十一 六卷二十

水氣腫脹 二卷一篇

水腫煩渴 三卷三十一 六卷二十四 六卷十九

氣虛水腫 五卷五十七

水蠱腹大 一卷七十五 二卷六十四 二卷二十九 三卷三十三 二卷十二 四卷三十五 五卷十七

水氣蠱脹 二卷三十四 四卷三十九

水氣喘促 六卷二十四

水腫發熱 五卷五十六

水腫尿短 四卷五十三 六卷十五

水癃腫滿 五卷五十六 七卷三十八

氣腫濕腫 五卷五十六

水蠱脹滿 二卷十四

十種水氣 二卷五十五 二卷六十五

三卷三十 五卷十二按
五卷三十八 四卷三十九
腹外水氣 二卷五十五
膧脹代鹽 七卷六篇
五卷十七 五卷三十一
五卷三十一按
嗜渴消水 五卷十二

黃疸門

傷寒黃疸 一卷四十九
一卷六十三
五卷七十三
六卷四十四大
三卷三十一

諸水飲病 二卷二十
水病肚脹 三卷三十二
下水消腫 二卷二十按
三卷六十八
塗腹消水 一卷八十七
漬消浮腫 一卷五十九大
時疾發黃 二卷二十三
四卷五十六
黃疸疾病 一卷四十九
三卷二十三大
黃疸初起 四卷三十

三十六黃　五卷七十二
黃疸浮腫　三卷二十九
黃腫水腫　七卷七十二
遍身黃腫　二卷二十七　一卷四十八
濕熱黃疸　一卷六十四　六卷二十五　一卷十七　三卷十一
黃疸內熱　一卷八十三
熱黃疸疾　一卷八十篇
黃疸吐血　五卷六十篇　七卷五十一
五種黃疸　一卷十六　一卷二十四
腹脹黃腫　三卷二十九
風水黃疸　四卷二十九
遍身如金　三卷四十三　三卷六十大
熱病急黃　五卷二十六
急黃欲死　五卷七十七大
女勞黃疸　七卷二篇　七卷八篇
房勞黃病　四卷六十一

穀疸勞疸 一卷二十五 七卷七十四
穀疸食勞 一卷二十 七卷二十二
酒疸諸黃 五卷六十 一卷六十八大 二卷二十三仝 七卷七十四
男子酒疸 一卷四十九 五卷六十
脾勞黃病 七卷三十八
脾病黃腫 七卷七十四
脾衰黃腫 七卷七十五
癖黃疸病 二卷七十四 二卷六十大
黑疸危候 二卷二十四 二卷二十四 二卷十二 二卷二十六
黃疸困篤 五卷六十八
腎黃如金 三卷二十二 二卷六十大
瘸黃如金 一卷四十八
走精黃病 六卷二十一
嗜茶面黃 三卷六十一 三卷五十九
裹水黃疸 一卷六十二

血症黃腫　七卷七十四　黃汗染衣　三卷十篇全

火黃身熱　一卷十三　一切黃疸　四卷四十四按　五卷七十六

諸虫門

寸白虫病　一卷八十五　三卷五十　三卷五十九　四卷七十四　四卷三十五　七卷三十三
七卷三十四　二卷六十大　三卷二十一

蚘虫心痛　一卷八十一　四卷七十

腹中虫病　二卷五十二　一卷五十四

心脾虫痛　五卷七十七

脾胃虫痛　四卷三十二

大腸虫出　一卷五十九

腸痔出虫　三卷四十二

蛕虫腹痛　五卷七十二　五卷七十五全

消食殺蛔 四卷九篇按

疳虫蝕鼻 七卷四十九

疳熱有虫 四卷三十二

尵蠥虫病 一卷七十七 四卷五十四

筋肉化虫 七卷四十九

除三尸虫 三卷四十二

殺百虫病 三卷十四

一切虫病 一卷八十四 三卷十四

丹毒瘟疫門

丹毒如火 二卷六十四 三卷六篇 五卷七十二大

丹毒腫毒 一卷五十七 二卷六十七

丹毒浸淫 五卷七篇

熱遊丹毒 二卷二十三 四卷六十七 四卷七十 四卷七十二

五色丹毒 三卷五篇 四卷三十一

纏蛇丹毒 一卷四十三

熱毒丹毒　二卷四十四火龍丹毒　四卷四十六
赤遊火丹　三卷七十二　六卷九篇赤丹如疥　六卷十四
發丹如瘤　六卷十四遍身赤丹　六卷四十六　七卷二十九
身面丹腫　二卷四十七火丹癮疹　六卷三十三
赤黑丹疥　七卷二十七一切丹毒　七卷二十四全
諸丹熱毒　七卷五十八辟瘟疫氣　六卷二十八上　六卷二十八下
厭禳瘟疫　七卷十四時行疫癘　一卷四十三

傷酒門

酒病腹疼　三卷六十八

嗜酒脚氣　一卷十篇

酒積腹疼 一卷三十八　　酒積面黃 六卷一篇
酒積下血 五卷三十六　　酒積下痢 七卷五十五
酒風怠汗 一卷五十篇　　酒咳嗽痰 二卷二十三
飲酒口臭 一卷四十一大　　酒多致病 四卷三十
飲酒成癖 七卷四十九　　飲酒穿腸 六卷三十二
燒酒醉死 二卷七十 七卷七十按 七卷十三
解燒酒毒 二卷六十五 二卷六十七大　　酒醉不醒 二卷二十九 三卷七篇
飲酒不醉 二卷二十六大 二卷六十四
消酒實中 三卷五十二　　消導酒積 四卷七十

斷酒不飲 二卷七十八 六卷八篇 四卷六十三 六卷二十九 五卷八篇 六卷六十四
解酒味酸 五卷五十六
揷甕盜酒 二卷三十三挍

癲癇門

癲癇風疾 二卷三十八
癲癇心風 一卷八十六
癲癇痰涎 五卷八十五
癲癇百病 二卷五十一
風痰癇疾 一卷二十三 七卷七十二
癇疾搐搦 六卷四十
久近風癇 二卷二十一
風癇喉風 三卷六十六
風邪癇疾 四卷二十五
風厥癲癇 二卷六八篇
大小癲疾 七卷九篇
風癇諸疾 四卷二十五 二卷五篇

五卷八十二
五卷八十五
卒得癇疾　二卷三十二
風癇發止　七卷三十五
暗風癇疾　五卷八十二
心熱氣癇　六卷三十一
風癇吐沫　七卷三十三
癇後虛腫　一卷六篇　六卷三十一
癇絕不言　五卷十一大
癇疾狂走　五卷二十三大
猪雞癇疾　六卷七篇大
驚狂癇疾　六卷六十二

驚悸門

驚悸善忘　七卷四十四
健忘驚悸　六卷三十九
驚憤卒僻　五卷六十六
驚癇中風　六卷七篇

驚病恍惚 六卷五十六　失志恍惚 七卷三十篇大

心驚恍惚 二卷二十　心驚不語 七卷三十五拔

驚癎嚙舌 六卷三十六　驚忤不語 七卷四十五

驚癎發熱 七卷三十八　久年驚癎 五卷二十五

發狂門

傷寒發狂 四卷十九 七卷六十八 一卷八十二大 七卷五十 七卷二十八大

陽毒發狂 二卷五十四 七卷二十九 一卷十五

熱病發狂 六卷十篇 七卷四篇　心風發狂 六卷十篇

善怒發狂 七卷三十九大　天行熱狂 一卷六十一

熱病狂邪　一卷二十
風熱驚狂　七卷四十七
大熱狂喝　七卷四篇
大熱狂走　七卷二篇大
發狂欲走　三卷六十六
風狂歌笑　六卷一篇
狂癲謬亂　七卷二十六　七卷四十五
失心癲狂　一卷三十八
諸癲狂病　四卷十篇
癲狂邪祟　四卷七十九
癲邪狂妄　五卷六十五

聲音門

中風失音　四卷四篇
失音不語　七卷七篇
聲音不出　二卷四十八仝
肺壅失音　四卷四篇

肺熱暴瘖 六卷一篇
口卒噤瘖 二卷五篇
喉痛聲瘂 二卷二十三 四卷六十四
瘂不能言 五卷十篇大

奇異疾門

離魂異疾 一卷二篇 七卷四十六
寒熱怪病 三卷六十五
截腸怪病 五卷八十
脉溢怪症 三卷十一
肉人怪病 六卷二十
肉壞怪病 五卷六十五
肉錐怪病 一卷六十九
足釘怪病 二卷六篇
氣奔怪病 一卷八十
血潰怪病 五卷八十篇
血餘怪病 四卷五十二
蝨出怪病 七卷六十四

熱毒怪病　七卷五十一
血壅怪病　三卷三篇
蛟精怪病　二卷七十六
口內肉毬　五卷六十三　六卷五十三
睛垂至鼻　一卷十九
渾身燎泡　一卷三十九
病笑不休　七卷六十四　七卷六十七
煙熏欲死　三卷九篇
發斑怪症　七卷七十三
咽瘡怪症　四卷四十一
狐狸病邪　四卷十二按
鼻中毛出　六卷十四按　七卷六十九
體如虫行　七卷六十四
臍中怪病　一卷九篇
灸瘡飛蝶　一卷八十三　二卷五十二
見禽虫走　四卷十九
猫鬼野道　四卷三十六　五卷三十篇

六卷四十八 六卷五十四

甑鳴釜鳴 四卷六十九

上部

頭病門

風熱頭痛 一卷四十六

時氣頭痛 二卷二十五

風痰頭痛 三卷三十

氣厥頭痛 四卷九篇

卒病頭痛 四卷二十六

時發頭痛 三卷六十三 四卷五十一

頭痛至極 七卷五篇

頭痛欲死 七卷六十八

偏正頭風 一卷十八 一卷七十六 一卷二十一 五卷五篇 一卷二十九 六卷二十一 七卷六篇 五卷二十

頭面風腫 一卷二十四 一卷五十七

一卷四十七　三卷三十八

頭風項腫　一卷六十二

頭風作痛　三卷六篇　四卷四十九　三卷五十四　五卷十一

頭風掣痛　一卷五十八全

頭風長冷　二卷五十五

頭旋腦腫　四卷三篇　一卷五十九

風痰頭運　二卷八篇　二卷十篇

頭目虛運　五卷八十四

腦宣不止　四卷二十六

偏頭風痛　三卷七十二　七卷四十九

腦風頭痛　五卷二十九散　四卷十三

頭風旋運　一卷四十篇

頭風濕痺　二卷六十三

諸風頭運　一卷五十九　二卷四篇

頭目重悶　三卷三篇

旋風眩運　五卷八十五

風襲項强　三卷四十二

項强筋急 三卷四十六

頭腦鳴响 三卷六十五 五卷四十一按

乾洗頭屑 一卷二十九 三卷六十四

雷頭風腫 一卷七十二 六卷十九

四卷三十八 四卷三十九 四卷八十

四卷十二 六卷三十一大

頭核腦痛 七卷五十六

老人風眩 六卷十三

大頭風症 四卷七十八

頭風白屑 一卷四十一 二卷三十七

眼目門

風熱赤目 二卷五十八 四卷四十五上 六卷三十一大

四卷四十五下 七卷五十九下

男婦赤眼 一卷十四

目中赤痛 一卷七十四 二卷十六

暴赤眼痛 一卷三十三 一卷八十四

四卷三十九、 四卷十五

火眼赤痛
六卷六篇　七卷十六
三卷三十二
一卷三十四大
赤眼背痛　赤眼濇痛
四卷五十八　一卷六篇
赤目失明　目赤目膜
七卷六十五　四卷十三
血風赤眼　飛血眼疾
一卷十四　四卷四十三
五卷四十三
一卷七十二　一卷七十三　二卷五十九
四卷三十八　四卷五十　五卷三十二
目赤腫痛
七卷七篇　暴赤眼腫
三卷十一
三卷十八
三卷六十八　四卷二十四　七卷七十四
七卷七十三　七卷七篇
五卷七十三
風眼腫痛　風邪眼寒
七卷五十
風熱目暗　老人目暗
五卷六十九

爛弦風眼　一卷十五　四卷七十五　四卷八十
四卷四十三　五卷五十九仝　七卷三十一
七卷三十篇　七卷五十二　七卷二十一
七卷六十四　七卷六十七　七卷七十四
爛弦㾗眼　二卷十七　一卷三十
四卷七十六大
㾗眼流淚　三卷三十四
㾗病目矇　二卷十八
迎風目淚　四卷四十三　四卷三十七
五卷四十六　五卷四十九
眼熱流淚　五卷六十九
目昏多淚　一卷六十三
目中出淚　三卷二十一
目中浮瞖　五卷十五仝
一卷三十五
五卷七十七
目生瞖膜　五卷七十四
七卷二十七
眼生花瞖　二卷四十四
膚瞖昏暗　七卷五十九

内外障瞖 一卷六十三 五卷七十六 五卷七十九 六卷四十二
赤白目瞖 四卷二十四 五卷三十四 五卷四十四 六卷十五
瞖膜失明 六卷十六
遠年障瞖 五卷四十七按 七卷六十二
目赤障瞖 四卷五十一 五卷三十二 六卷四十五 七卷六十八
病後生瞖 一卷四十六
腎虛雲瞖 四卷四十六
肝熱生瞖 四卷三十九
一切眼瞖 一卷五十五 三卷十八
四卷三十九 四卷四十三 四卷四十七
點眼去瞖 一卷二十二大 二卷四十一
嗜鼻去瞖 二卷四十四
撥雲去瞖 四卷四十三 六卷四篇
内外目障 五卷七十三
内障目昏 七卷五十七

久患内障　一卷七十四
赤瞖攀睛　五卷四十三
赤目努肉　三卷四十五　五卷七十七大　四卷七十五　七卷七十
目生努肉　一卷二十二　三卷十九仝
眼目熱痛　三卷十九　五卷五十五　六卷十一
肝風暗黑　一卷五篇
雀目夜盲　五卷四十三　五卷五十七　五卷五十四　五卷七十二
青盲内障　一卷六十六　四卷四十八　三卷十篇　六卷十六
瞖障明目　一卷十九
努肉攀睛　二卷四十篇
目中息肉　三卷二十一　六卷三十一
肝虚目暗　一卷五十篇仝　五卷十三
肝熱目赤　五卷五十九
肝虚雀目　四卷七十二

本草綱目易知録　卷八　壹

青盲雀目　一卷七十二　五卷五十六　一卷八篇　三卷八篇
青盲不見　五卷七十七　六卷六十三　五卷七十九
十年青盲　六卷十篇
目難遠視　四卷四十三　六卷三篇
眼目昏暗　一卷十七
眼目赤瞎　五卷六篇
眼生珠管　七卷三十五　七卷三十七　七卷三篇
眼赤生瘡　七卷三十六
癍瘡入目　二卷十九

目卒不見　七卷二十一　七卷三十七
目昏難視　四卷三十九
眼熱昏暗　二卷二十一　四卷二十二
遠年風眼　五卷二十二
丹石冲眼　一卷八十篇
睛上生暈　五卷三十二

眼生黑花　三卷六十一　暑行目遊　一卷二十五
積熱眼澀　一卷四十九　眼瞼挑鍼　二卷三十八　四卷二十四
七卷四十二　眼中漏膿　一卷二十五
倒睫拳毛　一卷七十五大　二卷十八篇　五卷七篇大
六卷六十六　五卷二十五　五卷六篇大　七卷二十一
一卷七篇大　七卷三十　二卷四十三　七卷五十三
七卷六十三　七卷七十四仝
羞明怕日　五卷五十六　目盲耳聾　六卷六十三按
目珠夜痛　一卷五十篇　三十年失明　一卷八十一
補肝明目　三卷十篇　三卷三十一　鎮肝明目　六卷二十二大
補虛明目　一卷七十四　活血明目　三卷二十四

作枕明目　二卷五十六　輕身明目　四卷四十六
一切目疾　一卷五十五　一卷六十　四卷四十三
七卷三篇　七卷十九拔　七卷三十
七卷五十三　飛絲赤目　一卷四十五
七卷五十九　一卷七十七
二卷三十八　二卷四十九　三卷七篇　三卷八篇
四卷二十八　四卷三十八　七卷二篇　七卷三篇
目爲物傷　六卷十六篇　傷眼青腫　四卷四十九
六卷十三
物傷睛突　一卷六十四　物傷睛陷　一卷七十三
損目破睛　六卷二十四　損目生瘀　七卷七十
傷目生弩　三卷三十八　眼睛突出　七卷十三
雜物眯目　一卷六十二　三卷二十一
五卷六十九　六卷一篇

蝍酥入目　五卷一六拔
六卷六十五大
七卷六十五　七卷二十八
塵沙眯目　五卷十三　五卷六十九
竹木入眼　五卷八篇
麥芒入目　五卷八篇

面病門

面上黑斑　一卷五十八
三卷三十五
一卷四十八　二卷八篇
三卷五十五大　三卷四十八
面上黑子　三卷十三
七卷十六
三卷三十一大
六卷四十六大
面上皯䵟
五卷七十二大　七卷三十五　全六卷十八篇
七卷五十二　七卷四十六
粉滓面皯　一卷二十三　三卷三十九
四卷七十八　七卷四十四
面上皯皰　一卷十三大　三卷三十八
四卷四十七　六卷五十大

面鼾風瘡 一卷三十二 六卷四十六 二卷二十 四卷七十三
面上粉刺 二卷二十 三卷三十七 二卷二十九
面上皰瘡 五卷七十一 五卷七十三 一卷七十 五卷八十四
面上膿瘡 四卷二十九
肺熱面瘡 三卷三十二
粉刺面瘡 二卷十六
身面印文 七卷二十一 七卷下篇大
面上雀斑 一卷三十二 二卷三篇
雀斑面皰 三卷四十二 三卷五十四
面上黶子 三卷六十六
面上瘡毒 四卷二十九全 五卷二十一
肺風面瘡 二卷三篇 三卷五十三
香瓣面瘡 六卷十八
面上瘢痕 一卷八十一 六卷六十二按

面上紫塊 二卷三十七 七卷七十
身面赤疵 七卷三十一
抓破面皮 六卷六十一 七卷四十七 七卷三十四
面黶黑痣 七卷三十二 七卷五十五
鬓邊生癧 六卷五十四
氣熏面浮 四卷七十
少年面黶 二卷四十篇仝
悅澤面容 三卷三十一
面上疣目 二卷七十九 四卷七十一
身面疣目 六卷二十四 七卷五十五
身面石疽 四卷三十九
身面疳瘡 一卷六十九
面皰唇緊 三卷二十一
黥刺雕青 六卷二十九
時毒發頤 五卷四十四六
面黑令白 一卷六十八 四卷三十一

四卷七十三
三卷三十一

鼻病門

鼻中息肉　一卷二十六　一卷四十九　二卷四篇
三卷六十六　四卷七篇　五卷十一
五卷二十　六卷十二　六卷十五篇　二卷四十四大
六卷六十六　七卷六篇　七卷二十八仝　七卷七十三仝
七卷四十七大

鼻塞出水

鼻塞不通　三卷六十三
四卷二十二
三卷三十八　三卷四十二　四卷十五
六卷三十六　七卷三十五

鼻中生瘡　一卷十一　一卷八十三

鼻淵流涕　一卷五十八　一卷八十一
七卷二十五

鼻淵膿血　五卷五十八

腦熱鼻淵　一卷四十五

鼻淵腦泄 二卷五篇 三卷七十一
腦崩滴鼻 四卷十四大 五卷十六
鼻淵窒塞 七卷二十八
肺實鼻窒 一卷二十六
鼻皶皯皰 一卷二十九大 七卷三十五 一卷五十六
鼻上酒皶 二卷二十一 三卷五十二大 二卷二十八 四卷二十七 七卷四十七大
鼻準赤色 四卷二十 七卷七十一 七卷四十九
腦漏流膿 三卷三十 三卷三十三
鼻淵鼻塞 四卷六篇大
鼻齆不通 四卷二十五
鼻皶膿血 三卷五十七 六卷六十四
二卷五十八 四卷四十二
酒皶赤鼻 三卷十八 三卷五十三
風刺赤鼻 四卷三十六
赤鼻作痛 七卷七十二

鼻上作痛　七卷七十二　　鼻外瘡瘤　四卷七十四
鼻瘡疳蝕　三卷三十八　五卷四十三　　鼻疳赤爛　三卷十六
鼻疳膿臭　一卷二十篇　　齆鼻瘖瘡　五卷五篇
口鼻急疳　七卷二十九　一卷七十七全　　疳蝕口鼻　四卷七十五
七卷三十一　七卷四篇　　鼻擦破傷　五卷五十七　六卷五十四
擦落耳鼻　七卷二篇　　食物入鼻　六卷二十一

耳病門

耳忽作痛　一卷六十七　五卷二十七　五卷二十四　七卷十七
耳卒腫痛　一卷五十七　二卷十八　　耳瘡腫痛　四卷七十五

耳上濕瘡　一卷二十九　月蝕耳瘡　一卷五十一
五卷四十八仝　二卷四十八　五卷六十九大　六卷三十六　四卷六十五大
六卷四十　六卷六十　七卷二十四
耳生爛瘡　七卷七十五仝　耳内外瘡　三卷二十一
聤耳出汁　一卷四十九　一卷五十　一卷五十二
二卷四十四大　二卷三十九　六卷六十三大
三卷三十　三卷五十　三卷五十五　四卷六十九
四卷七十五仝　五卷三篇　五卷九篇　五卷十篇
五卷二十　五卷三十　五卷二十五仝　五卷四十三大
五卷七十六　六卷十一　六卷三篇　七卷二篇
七卷二十四　七卷五十二
七卷七十三
聤耳膿血　二卷六篇　耳出臭膿　五卷九篇
四卷六十九
耳痛出膿　一卷七十七　五卷六十五
五卷七十三仝　五卷七十四

耳中出血 五卷二十二
耳傷出汁 三卷五十五
耳膿疼痛 五卷五篇 五卷九篇
耳中耵聹 五卷二十 五卷八十篇大
耳中有核 二卷八十
耳腫風毒 五卷八篇
頭耳諸瘡 四卷二十七
諸般耳聾 一卷二十六 一卷四十五
耳卒聾閉 五卷三十五 六卷三十二 五卷七十二 一卷六十六 六卷六十四 三卷八篇 二卷三篇 六卷三十一大 三卷三十八 二卷三十八 五卷二十 七卷五十七 七卷七十一 五卷六十八 六卷六十三
年久耳聾 二卷七十八 四卷二篇
熱甚耳聾 七卷三十八
耳聾鼻塞 三卷四十四 三卷四十八
老人耳聾 六卷四篇 七卷五十七

腎虛耳聾 六卷五十一 七卷五十七 五卷五篇 六卷十八

腎虛耳鳴 三卷六十一

耳鳴耳聾 五卷二十四

耳中常鳴 一卷六十五

耳鳴耳閉 二卷四十三

耳聾耳痛 三卷二十七

塞耳聾法 五卷十三 五卷四十三大

滴耳治聾 五卷三十七 六卷三十一 一卷十七大 五卷三十大

聤耳有虫 三卷一篇 二卷五十七 五卷三十二大 二卷七十七大 三卷二十二

百虫入耳 二卷四十三 二卷七十八 二卷二十七 五卷六十七 二卷四十三 四卷六十九

虫蟻入耳 五卷十四 六卷二十 六卷一篇全 五卷二十五 五卷二十一 六卷三十四

蚰蜒入耳 六卷十四大 二卷五十 三卷五篇

已

蜈蚣入耳　六卷一篇　馬蝗入耳　七卷二十五大
蚰蜒入耳　三卷三十八　二卷五十七　蛆入耳中　七卷七十五
水銀入耳　七卷三十一

口舌脣腮門

口舌生瘡　一卷十九　四卷七十九　一卷二十六　五卷二十　二卷三十五　一卷六十六
七卷六篇　七卷六十六全　四卷七十二　三卷六十七大
口中生瘡　二卷十七　三卷十一
口中生蕈　三卷二十九
大小口瘡　四卷二十七　一切口瘡　五卷六十六
口瘡塞咽　六卷一篇　口瘡咽痛　七卷五十

口疳臭爛　四卷十五　六卷二十四大
口臭急疳　四卷二十七
鵞口瘡疾　五卷六十二大　七卷六十七
口角爛瘡　七卷二十三　七卷十六大　六卷十九全
食韭口臭　三卷六十九
輕粉破口　七卷三十一
重舌鵞口　一卷十四　七卷六十八
重舌腫木　七卷二十六

四卷三十七大
五卷十四大
二卷六十四
四卷四篇

口臭疳瘡　七卷三十二
口舌糜爛　二卷二十二
口吻生瘡　一卷六十九　三卷六十
口吻爛瘡　四卷三十一
解口臭氣　三卷六十六
舌縮口噤　一卷四十八
重舌出涎　六卷三十一全　六卷二十

七卷六十六 七卷八十

重舌脹痛 五卷七十七 四卷七十四

重舌木舌 四卷七十八 七卷七十四 二卷十一

木舌腫強 五卷十四 七卷七十二 七卷七十

木舌腫脹 一卷三十篇 二卷七十七 二卷六篇 五卷三十

木舌腫痛 五卷二十

舌卒腫大 七卷二十八

舌腫塞口 一卷一篇 二卷三十九 二卷三篇

懸癰舌腫 二卷三十七

重舌腫脹 五卷十四 七卷四十

重舌生瘡 二卷三十九 六卷十五

舌腫不消 二卷七十七

舌腫咽痛 七卷四十

舌上諸病 三卷十一

舌上出血 一卷四十三 二卷六十九 二卷三篇 四卷二十二 二卷六十四 四卷二十五 四卷七十四 四卷三十五大 五卷四十三大
舌硬出血 一卷五十三 一卷六十三
舌苔語蹇 一卷四十四
悞刮舌垂 五卷七十三按
舌腫脹出 四卷四十五大
口唇緊小 四卷六十篇大
耳瘡唇瘡 一卷七十七
唇裂生瘡 二卷四十七 三卷四十一 三卷五十八 四卷六十九 三卷五十一 三卷五十八大
唇燥緊裂 五卷十三 六卷四篇
唇緊作痛 四卷七十五
唇腫黑痛 七卷三十六
唇吻生瘡 七卷二十七
唇邊生瘡 一卷七十七 四卷十五

風熱腫腮 三卷三十二 五卷七十二大

時行腮腫 七卷二十四

痄腮腫痛 五卷二十一 七卷五十五

金腮瘡蝕 五卷七十

疳蝕腮穿 五卷十五

腮癰腫痛 二卷十一按 二卷六十四大

腮挾頰腫 二卷六十四

牙齒門

風牙腫痛 一卷十八篇 七卷三十一 一卷五十八 二卷四十五 三卷十三 二卷六十 三卷二十七 五卷十四 三卷二十一 三卷三十三 三卷六十二 四卷三篇 五卷九篇 七卷三十一上 七卷三十一下 七卷六十九 七卷七十三 一卷三十三

風虛牙腫 四卷二十七

風熱牙腫 四卷七十四

風熱牙痛
一卷三十篇　一卷四十四　一卷八十三　四卷二十五　三卷七篇　三卷十九　四卷二十三　七卷六十五
風牙疳牙
一卷四十篇
濕熱牙疼
六卷十八　二卷四十七　四卷二十九　三卷八篇　五卷八篇
牙齦腫痛
一卷二十三　二卷二十九
風蟲牙痛
一卷三十二　二卷十　二卷八十　三卷五十四　四卷二十　五卷五篇　五卷七十九　六卷二十九　七卷四十九　三卷二十三　三卷五十六　四卷二十六　五卷十六　五卷八十仝　六卷四十五　一卷三十六　二卷四十三　三卷二十八　三卷五十七　四卷七十四　五卷七十七　五卷六十二技　七卷三十　一卷六十一　二卷四十五　三卷四十一　四卷十三　五卷四篇　五卷七十七　六卷二十七　六卷五篇　五卷三篇
虫牙有孔

本草綱目易知録　卷八　易

齒齦宣露　七卷二十四

齒蝕宣露　五卷二十七

虫牙齲齒　六卷二十七　六卷二十八

牙齦疳臭　四卷七十六

疳虫牙蝕　一卷三十二　五卷八十一大　三卷二十九

牙齒蠹痛　五卷二十一　一卷十四全　三卷十六

走馬牙疳　三卷五十六　四卷十四　四卷七十九　五卷七十　七卷六篇　七卷六八十篇　五卷三篇　五卷五十七七大　七卷二十五　七卷七十四　五卷十五篇　六卷二十八　七卷三十二　七卷五十九　五卷三十六　六卷五十四　七卷四十九

牙疳出血　五卷三篇

牙疳宣露　四卷十四

齲齒[illegible]臭　四卷七篇

牙疳口瘡　七卷二十五

牙齒風疳　三卷五十八

牙宣疳蝕　七卷二十一　三卷四十四　四卷七十五

牙疳危急 六卷三篇
牙齒蠹黑 四卷十四
牙疳鼻疳 六卷三十七
一切牙疼 一卷三十二 一卷三十六
一卷四十一 二卷二十三 三卷十六 五卷七十四
六卷六十四 四卷五十八
牙宣露痛 三卷三十三 四卷七篇
四卷五十六
牙宣牙癰 四卷七十九
齒縫出血 一卷二十 二卷三十九
四卷七十四 七卷六篇 五卷二十
七卷二十九 七卷三十五 五卷十六大
骨槽齒䘌 四卷七篇大 四卷十四大
胃火牙疼 一卷八十三 七卷五十
一卷八十一
牙齒挺長 一卷八篇 一卷六十四
牙傷動痛
刮骨取牙 二卷十二 三卷二十九 五卷六篇
五卷三十六 六卷二十九

齒落不生 六卷二十六
揷止齒痛 六卷四十一大
烟熏虫牙 三卷二篇
牙關緊急 七卷七十三
牙疼點眼 二卷十七
牙疼嗜鼻 二卷四十四
擦牙固齒 六卷二十三 七卷六十五 六卷十八
牢牙明目 七卷六十五
揩牙免牙痛 四卷九篇大

眉鬚髮門

眉毛脫落 四卷二十九 七卷七十三 七卷四十九
眉毛不生 二卷五十一 四卷三十六大 三卷六篇
眉髮不生 六卷十篇 二卷十一大
眉鍊癬瘡 四卷四十二 四卷七十六

五卷二十五
二卷十六
眉眶作痛 一卷十六
少年髮白 一卷四十八
頭髮黃赤 四卷一篇 六卷四十五
赤禿髮落 六卷二十三
令髮不落 三卷五十九 一卷六十二大
塗染鬚髮 二卷四十七 五卷十八
塗髮易生 六卷十九
浸油生髮 二卷四十三大 三卷六十四六

眉稜骨痛 一卷三十
腦痛眉痛 一卷八十二
病後髮落 二卷四十三
頭髮垢膩 五卷七十二
髮落不生 二卷五十二仝
令髮長黑 四卷四十九 六卷四十五
染白鬚髮 七卷三十九
沐髮去垢 四卷五十大

咽喉門

咽喉腫痛　一卷五篇
一卷五十七
二卷三十　二卷四十八
三卷五篇　三卷三十二
喉風腫痛　于卷二十一
四卷五十八
一卷十一
急喉風症　二卷二十九
四卷三十九
七卷五十九
一卷五十六　一卷五十七
一卷六十九大　一卷六十三大
二卷五十三　二卷五十七
三卷二十二　三卷二十三
七卷六十七　七卷五十八
七卷七十　五卷四十三大

一卷二十六
一卷六十
一切喉症
喉風腫閉
喉風喉痺
喉痺腫痛
一卷八十二
二卷二十四
三卷八篇
四卷七十四
風熱喉痺

一卷四十八
二卷十二
五卷二篇按
七卷七十一
一卷五十六
二卷九篇
一卷五十九篇
一卷二十九
二卷八篇
二卷三十八
三卷九篇
七卷四十
四卷十三篇
七卷六十八

喉痺不語 二卷三十七 二卷三十四 四卷四篇仝 一卷二十六 一卷十九
纏喉風痺 一卷六十七 四卷二十五 五卷二十七 七卷六十九
纏喉風腫 二卷十九 四卷三十五 四卷七十六仝
喉痺口噤 一卷四十三 一卷十九 二卷八篇 七卷六十九
喉塞口噤 五卷二十篇 六卷二十四大 四卷三十九大 四卷二十五 四卷七十八
喉痺腫塞 一卷五十二 二卷十一
喉痺作痛 一卷七十一 一卷十篇
咽喉痺痛 三卷三十五 四卷九篇
喉痺欲死 四卷三十五 四卷十七
急喉閉塞 一卷六十四 二卷三篇
走馬喉痺 二卷四十八 七卷七十三

二卷五十八大

喉風閉塞　一卷六十四　六卷六篇

卒然咽塞　七卷十八篇

馬喉痹風　一卷七十五

喉痹吐腮　二卷五十六

喉痛初起　七卷四十七

喉閉乳蛾　一卷五十九　二卷三十五全　五卷四篇　五卷七十八　一卷六十六　三卷四十　五卷十六　五卷七十　一卷七十四　四卷七十七　五卷三十四　七卷二十九

喉癰乳蛾　七卷二十三　七卷七十二

喉癰飛尸　五卷三十四大　五卷六十一大

咽喉噤塞　五卷七十七

喉中腫塞　三卷四篇　四卷七十七

喉痹瘡腫　四卷四十八

喉痹已破　六卷二篇

咽喉卒腫　四卷十五　五卷二十

咽中懸癰　二卷二十九

懸癰腫痛　七卷六十九　七卷三十四
吭中結塊　七卷二十九
咽生息肉　二卷六十九
咽喉妨礙　二卷八十篇
熱壅咽疼　一卷三十五　四卷十四大
喉瘡作痛　一卷七十一
喉腫難食　三卷一篇
喉項外腫　七卷二十三仝
項下熱腫　二卷三十三
喉中發癰　二卷二十九
喉中生肉　七卷六十五
喉中似物　一卷六十二　五卷四十
熱咳咽疼　一卷七十一
咽喉生瘡　一卷六十八
喉中熱塞　二卷三十
蒂丁垂長　七卷六十五　七卷七十二
項下卒腫　二卷四十二
尸咽痛痒　二卷二十二　三卷五十九

竹木哽咽 一卷七十四仝　天絲入咽 四卷三十五 二卷五十一
吞髮哽咽 四卷六十七 七卷三篇　稻芒粘咽 一卷八十二 五卷六十二
三卷七十六　咽喉穀賊 二卷十一篇 二卷四十九
七卷七十　桃李哽咽 六卷十二
珠錢哽咽 七卷三十七　箭刃入咽 六卷六十四大
鐵物入咽 二卷二十九 六卷四十二大　針刺在咽 五卷十三仝 七卷五十七大
推咀哽物 七卷四十四大

中部

心痛病門

心氣刺痛　一卷三十二　七卷三十二　一卷三十三　一卷二十九

心口氣痛　四卷十二　五卷六十六　七卷二十八　七卷七十三　三卷二篇按　四卷四十四　五卷五十八按　四卷六十二　六卷三十二

卒心氣痛　三卷四十一　三卷四十二　四卷四十八大　七卷二十一

一切心痛　一卷六十四　四卷六十三

寒結心痛　二卷六篇

熱結心痛　三卷四十四　六卷三篇　一卷二十一　四卷二十　三卷五十五　七卷三十六　四卷七十二　七卷二十二

急心氣痛　三卷三十四　三卷三篇

暴心氣痛　四卷七篇

惡心氣痛　四卷六十二

心脾氣痛　三卷五十七　五卷五十三　三卷五十九　五卷五十七

心脾冷痛　一卷三十三　五卷六十

心脾久痛　一卷三十九

心痛經年　七卷六十篇

心口熱痛　一卷七十七

冷氣心痛　一卷五十九　五卷七十五全　二卷七十九　七卷四十六

濕痰心痛　七卷六十

厥心氣痛　一卷三十八

心痛不止　六卷六十　四卷十篇

男婦心痛　四卷八十　七卷四十九

伏梁結氣　三卷四十一　五卷七十六

伏梁心痛　六卷二十九

九種心痛　一卷八十五　四卷十七　四卷四篇

蚘咬心痛　一卷二十五　一卷四十八

心痛欲死　六卷十二　一七八十　三卷三十五　一卷八十一　三卷三十六　三卷三篇

心脾虫痛　五卷八十　冷虫心痛　三卷六十一　二卷十四
胃脘氣痛　一卷七十九　心痛難忍　一卷三十八
心氣疛痛　一卷七十九　氣攻心痛　一卷七十八
腎氣攻心痛　六卷三十三　心腹脹痛　四卷八篇
心腹冷痛　一卷三十三　三卷六十二　三卷六十一
心腹痛危　七卷五篇　心腹諸疾　一卷八十三
心腹連痛　一卷八十四　六卷六十九　二卷七十五
心痛疝氣　二卷六篇　寒疝心氣　四卷四篇
心連臍痛　一卷三十六　人心粗豪　六卷五十二

時毒心躁　一卷七十八　　心病邪熱　六卷二篇

心氣鬱結　六卷十五　　心氣勞傷　五卷七十六

心慮恍惚　四卷五十三　　心昏多忘　六卷二十六大

胸肋脇腋門

胸中痺痛　二卷二十三　　胸痺心痛　一卷十篇

胸痺刺痛　三卷一篇　三卷五篇　　陽毒結胸　五卷十九

胸膈滯氣　四卷八十篇大　　龜胸龜背　五卷五十九大

肋骨疼痛　四卷六十七後　　脇骨疼痛　四卷四十篇

胸脇滿痛　三卷十一　　脇下刺痛　三卷五十一大　三卷十五

脇下瘰癧 三卷三十六
脇漏出水 六卷二十四 七卷六十二
腋下胡臭 一卷三十二 五卷七十 七卷三十四 七卷三十五 三卷六十 六卷二十一 五卷五十九 七卷三十二

腹腰手臂門

腹中虛痛 一卷三十篇
腹中冷痛 一卷八十四
陰冷腹痛 二卷五十三 六卷三十
陰冷入腹 三卷六十一
陰疝腹痛 五卷七十六
陰毒腹痛 二卷八十 三卷三篇
内鈎腹痛 一卷三十二
惡風入腹 五卷三十一
腹大如箕 五卷十九
腹中積滯 七卷五十五

胃虛不化 二卷七十五
吃飯直出 四卷四十二
胃虛腰痛 一卷三十七
陰虛腰痛 六卷四十七
腎虛腰痛 四卷十六 六卷十八 四卷四十七 六卷四篇 六卷十五衣 六卷四十八仝
虛寒腰痛 二卷六篇 六卷十三
老人腰痛 三卷四十七
腰痛如刺 三卷十五篇
腰痛不止 三卷三十五 三卷五十一
腰脊引痛 一卷八十一
腰膝痛甚 四卷二十
腰脚疼痛 一卷七篇
腰脚軟痺 二卷二十七
腰眼疼痛 三卷六十六
强腰起陰 四卷四十五九
閃傷腰痛 三卷二十二
閃挫腰痛 三卷六十七 三卷十六大

三卷五十二大
六卷四篇
風熱臂痛 四卷三十八
肘骨疽瘡 三卷五十七
手背皴裂 一卷二十三大 四卷三十六 五卷七十三
手足皴裂 二卷八十 六卷五十九 四卷七十五 六卷二篇
手足麻木 四卷三十七
手足心痛 三卷六十二
手足腫痛 六卷二十
痰注臂痛 二卷三十五
手臂痺痛 一卷三十八大
手背腫痛 二卷四十六大
鵞掌風瘡 一卷四十八 五卷六十
穿掌腫毒 四卷三十七
六卷四篇全 六卷二十一大
手足冷麻 四卷八篇 五卷八十
手足瘑瘡 四卷六十四
天蛇頭瘡 二卷六十二 五卷三十一大

五卷十九 三卷三十八
四卷二十四 指頭毒痛 七卷二十三
指頭破傷 三卷十九 二卷六十三
手指腫痛 二卷七十七
二卷四十五 七卷十六 一卷十二
七卷十七按 代指腫痛 三卷三篇
三卷四十大 五卷二十 五卷四十六 六卷一篇
六卷十六 七卷二十一 七卷六十九 七卷六十七全

下部

關格大便閉結門
三卷十八 三卷六篇大 四卷二十五
二便關格 四卷三十四 五卷五十五 七卷一篇大
一卷六十九 一卷六十九 三卷十五
大小便閉 三卷十八 四卷六十九 三卷六篇大
五卷十三 六卷六十 大小便血 四卷七十九
六卷六十六 七卷四十七

大便卒結　二卷三十七　大便干結　四卷十六
大便不通　二卷五十二仝　四卷九篇　三卷十一　七卷七十三　三卷三十九　五卷六篇大
大便虛秘　三卷五十九　大腸虛秘　三卷三篇
大便風秘　二卷四十九　一卷八十篇　風秘氣秘　四卷六篇　三卷十篇
大腸秘塞　五卷十一　乾糞塞腸　三卷四十二
老人虛秘　一卷二篇　六卷三十五　二卷十篇　四卷一篇
老人風秘　二卷五十二仝　老人冷秘　七卷七十一
老人氣秘　三卷五十仝

腸風下血門

腸風下血
一卷九篇　二卷十九　一卷三十二　二卷二十四　一卷五十六　二卷三十篇
二卷三十七　三卷五十六　二卷四十三　三卷五十八　三卷七篇全　四卷三篇　三卷二十九全　四卷十九
四卷二十六　四卷六十一　四卷二十七上　四卷六十三　四卷二十七下　四卷七十五　四卷三十二大　五卷八篇
五卷三十六　七卷五十八　六卷六十六　七卷七十四

久近腸風
一卷十二　七卷十八
三卷四十八　六卷五篇
四卷十七　七卷二十九　四卷七十五　二卷四十六全

腸風臟毒
一卷弍十六　三卷二十四

臟毒下血
二卷六十九　三卷三十五

大小便血
一卷五十一　七卷二十八

大腸下血
二卷二十五　三卷九篇　二卷四十八　四卷七十六

大便下血
三卷三十　三卷六十五　一卷十篇　三卷七十三　一卷十四　六卷十四

六卷二十三
七卷二篇
糞後下血　一卷六十八　二卷二十一
　一卷七十三　二卷四十八
暴熱下血　四卷二十二
積年便血　二卷四十八　六卷四十四
酒痢下血　二卷三十四　三卷三十三
結陰便血　一卷五十二
下血後虛　四卷五十五
痔漏門
痔瘡腫痛　三卷八篇　四卷三十九
　三卷一篇　三卷二十二
　三卷三十　三卷五十二
糞前下血　二卷六十四　三卷四十九
熱毒下血　二卷二十六　二卷四十四
漏血不止　四卷三十三　四卷二十七
蠱痢下血　四卷一篇
諸般下血　二卷
下血危篤　三卷三十二

四卷四十　四卷四十九　四卷五十
五卷十七　五卷十九　五卷二十八
七卷二十五
七卷三十四
內痔不出　二卷七篇
一卷八十篇　二卷十九
三卷二十三
痔瘡初起　三卷二十一
五痔下血　六卷六十六
五卷三十六
痔瘡出血　三卷五十六
肛門痔痛　二卷十八

一卷十九篇
七卷三篇
內痔腫痛
四卷十三
四卷二十二
外痔腫痛
一卷十三
一卷七十七
內外痔瘡
四卷十三
四卷二十二
五痔腫痛
一卷六十九
三卷十三
腸痔下血
一卷六十三
三卷三十五
久痔下血
六卷四十四
腸風血痔
三卷五十七
六卷六十一
大腸痔疾
四卷七十五
五卷十六

痔熱腫痛　五卷二十一　一卷十五
諸痔腫痛　七卷五十九　五卷十八　六卷六十六　六卷六十
痔狀如瓜　四卷二十三方　四卷二十九
野雞痔瘡　一卷四十八　四卷四十一大　一卷三十二大　五卷七十五大　三卷六十八大
腸風痔疾　五卷二十三　七卷三十五
翻花痔瘡　三卷四十六　六卷五十七
鼠痔核痛　四卷一篇　五卷二十四
痔如虫咬　二卷十六全
痔瘡有虫　四卷二十三　六卷九篇
痔瘡有核　五卷六十二
外痔寸長　四卷二十二
肛門酒痔　三卷三十二
鼠奶痔疾　六卷二十三
腸痔氣痔　五卷二十四
熏痔腫痔　二卷四十四大

痔瘻腫痛　三卷三篇　五卷五十九　三卷六十一　七卷五十三　五卷八篇仝

腸風痔瘻　二卷二十八　六卷四十五　四卷二十二

臟毒痔瘻　四卷十五　五卷四十八　四卷二十一九

瘻有數孔　五卷三十五

痔瘡瘻瘡　一卷四十三　七卷六十五　六卷二十五　一卷十二　六卷四十六大　五卷三篇

久近痔瘻　三卷七十　四卷五十三

五痔變瘻　一卷五十二　二卷三十五仝

痔瘻有虫　五卷三十二大

痔漏瘡發　一卷七十六

鼠瘻惡瘡　四卷十六大　一卷二十

鼠瘻腫核　四卷五十一　二卷三十二仝

鼠瘻已破　一卷二十一　五卷七十三仝

鼠瘻潰爛　六卷六十二　六卷六十五
鼠瘻蟻瘻　五卷三十一
蛇瘻不愈　五卷三十六　四卷八十　六卷六十十
瘡疽痔瘻　五卷八篇全
一切瘻疾　五卷五十七　六卷五十七
瘰瘡惡蟻　三卷六十

脫肛肛病門

下血脫肛　六卷五十五　一卷五十二

鼠瘻不合　四卷四十七　五卷八十一
蟻瘻不愈　五卷二十五
痔瘻下血　六卷五十五　三卷十七
痔瘻出水　五卷十一　六卷二十二
瘡疽鼠瘻　六卷五十四
一切冷瘻　五卷二十二　五卷三十二
諸瘻不愈　五卷二十五
下痢脫肛　三卷五十六上　三卷五十六下

四卷三十六

積痢脫肛　二卷十三篇　二卷三十五　四卷二十五　四卷五十　五卷十一　五卷二十一　六卷十篇　六卷六十六　四卷四十

瀉痢脫肛　二卷四十六全　五卷三篇

痔瘻脫肛　二卷三十二　二卷三十九　四卷二十九　四卷五十六大　二卷三十九　四卷五十六大　四卷七十五

風熱脫肛　七卷三十八

大腸脫肛　一卷十九篇大　二卷四十　一卷二十九　四卷三十七　四卷二十二　五卷五十一　四卷六十三　七卷二十九　五卷六十篇　七卷五十七

久痢脫肛　七卷五十二

瀉血脫肛　三卷三十四　三卷三十七

脫肛不收　一卷五十四　二卷二篇

三卷一篇　三卷七十二　四卷七十五　七卷三十八

脫肛氣熱　七卷二十五

肛門蟲痒　五卷三篇
肛門腫痛　一卷五十四　三卷二十一　七卷二十二　七卷十七
肛門凸出　六卷四十
虫蝕肛爛　六卷二十六
穀道生瘡　三卷三十八　一卷八十錯
腸頭挺出　三卷十三　五卷十六

小便閉及不禁門

小便卒閉　三卷三十八
肛門生瘡　四卷七十二
虫蝕肛門　五卷十八
穀道赤痛　二卷十六
下部虫䘌　三卷四十二　三卷四十
下部䘌瘡　五卷十一
烟熏脫肛　三卷十三大　四卷二十五大
小便不利　四卷六十八

小便閉甚　三卷二篇大　小便熱短　四卷三十三

小便不通　一卷五十四　一卷三十一仝　一卷六十九

一卷六十八下　二卷五十五大　二卷五十八

三卷十三　三卷二十三上　三卷二十三下　三卷三十

四卷三十四　四卷四十二　四卷七十　五卷十三上

五卷十三下　五卷二十　五卷十九　五卷五十九

五卷七十四　五卷七十三大　六卷四十二　六卷六十一

七卷十七　七卷二十四　七卷二十九　七卷三十三

七卷五十一　七卷六十四　七卷六十五下　七卷六十九

轉胞不通　二卷四十四　四卷六篇　四卷五十四

五卷十一　五卷十三　六卷五篇按

小便澁痛　四卷七十九　小便結澁　二卷五十九

小便尿血　一卷二十五　一卷七十五　一卷七十四

一卷八十五　二卷二十九仝　二卷三十二

二卷五十　三卷三十九　三卷十四仝　三卷二十二仝

四卷二十二　四卷四十七　四卷四十八仝　四卷五十四

四卷五十九　四卷七十五
七卷三篇　五卷二十三
心熱尿赤　二卷三十二
老人尿閉　五卷十九
三卷七十九全　四卷五十二
六卷十五全　六卷四十九
尿如米泔　二卷二十五
五卷六十九　五卷八十三
六卷四十九　七卷五十二
小便遺床　四卷六十三
睡中遺尿　四卷六十四
五卷六十九
下虛遺溺　六卷十七大
小便後血　二卷四十五
癃閉不通　一卷四十四
小便頻數　二卷六十四
三卷二十六
心虛尿滑　一卷三十六
小便不禁　二卷二十二
五卷七十篇
小便遺失　五卷七十
夜臥尿床　四卷六十八
遺尿淋溺　五卷二十三
男婦遺尿　七卷七十三

婦人遺尿　四卷六十九　老少尿床　二卷二十二
止小便利　三卷十九　腎消尿數　六卷四十八
小便渾濁　一卷三十二

諸淋門

五種淋疾　一卷三十一　七卷六十九　一卷五十五
五淋澁痛　二卷三十六　四卷三十一　二卷五十二
小便血淋　一卷四十　一卷六十二　一卷六十九　一卷八十二　一卷五十五　一卷二十三大
二卷二十　二卷四十六　二卷四十六下　二卷六十三
二卷二十一　三卷十八仝　三卷二十一　三卷二十九
三卷三十五　三卷四十八仝　三卷六十　三卷七十
四卷一篇　五卷十一　五卷四十四　五卷五十三

三卷十八仝　七卷六十三
血淋作痛　三卷四十三　四卷四十二　三卷七十一　七卷二篇
熱淋如血　一卷二十六仝　四卷七十九仝
血淋不止　四卷三十三
砂淋白帶　一卷五十二
砂石淋痛　一卷七十　三卷六十二　二卷六十　五卷六十九
小便石淋　一卷七十三　五卷十二大　三卷十八　三卷七十三大
七卷七篇
五卷十二
血淋澀閉　二卷三十五大　六卷六十五
男婦血淋　一卷六十　四卷七十六
尿血砂淋　一卷二篇
小便砂淋　一卷六十四大　二卷四十七
五卷三十三大
七卷一篇
石淋作痛　一卷七十四　三卷四十三
石淋諸淋　五卷三十五　五卷七十八

膏淋如油　一卷八十二　五卷四十四大　六卷十八
腎消膏淋　四卷二十一
氣淋腫悶　三卷十九　四卷六十一
卒患熱淋　二卷五十四　三卷六十七
小便五淋　二卷四十六　五卷五十六　五卷三十二　六卷二十四
小便淋痛　三卷十四　二卷四十三　三卷十八　七卷六十三　四卷六十七
小便淋濇　二卷三十二　四卷五十四
小便氣淋　四卷三十一
小便熱淋　三卷七十一
熱淋莖痛　二卷五十二　二卷四十九
冷淋莖痛　三卷五十七
小便卒淋　一卷六蔵　三卷十九
小便淋悶　一卷七十三　四卷六十三蔵

五卷五十三
七卷一篇大

老人五淋　二卷五十二
七卷四十四全

赤白濁門

小便赤濁　一卷十篇
一卷三十六

心虛赤濁　三卷七十

腎虛白濁　一卷七篇

赤白濁淫　四卷十五
四卷十七全
四卷二十九

老人淋病　一卷七十四
二卷六十五

諸般淋疾　一卷八十
二卷四十六

乳石發淋　二卷四十六

小便白濁　一卷三十四
二卷五十六

脾虛白濁　六卷十八

氣虛白濁　一卷二篇

男子白濁　二卷五十六
三卷三十一

遺溺白濁　四卷七十七

濕痰白濁 四卷四十八	尿澀血濁 四卷十六
五淋白濁 五卷五十七 五卷六十	分清治濁 三卷七十三

遺精門

白濁遺精 二卷十六 五卷六十七全	一卷七十 六卷五十六
三卷七十一 七卷七篇	
驚悸遺精 二卷三十四 四卷五十二按	心虛遺精 三卷七十三
虛滑遺精 四卷五十二 六卷四十九	消腎溢精 三卷五十五
虛勞遺濁 六卷十八	遺精自汗 六卷四篇
腸滑精出 七卷五十二	精散成淋 七卷七篇
莖強精流 一卷三十七 三卷二篇	精滑不禁 七卷五十六

夢遺失精　一卷四十篇　二卷三十四仝
睡即洩精　五卷二十三
夢遺食減　一卷二十
勞神夢遺　五卷二十三　七卷七篇按
固精強骨　一卷九篇　二卷二十七

癩疝門

癩疝疼痛　四卷十三　四卷二十
陰癩囊腫　二卷三十四　三卷五十八　三卷二十二

六卷五篇仝　七卷十篇按
白濁夢遺　二卷十一
夢遺便溏　五卷五十四
益氣固精　一卷七篇
秘精益髓　二卷二十一
疝氣癩腫　三卷五十七
陰癩腫痛　一卷五十六　六卷五十五六
小腸疝氣　二卷五十六　三卷三十二

三卷四十四　三卷六十三　四卷八十一大
五卷三十六　七卷五十六
腎氣冷痛　五卷五篇　　腎氣作痛　二卷二十
寒疝絞痛　一卷五十六　五卷六十六　　寒疝滑瀉　二卷六篇
疝氣卵腫　七卷六十九　　疝氣墜大　二卷六十
膀胱疝痛　三卷十五　四卷二十一　　膀胱結氣　二卷四十三
奔豚疝氣　二卷六篇　　奔豚偏墜　一卷五十六　五卷三篇按
奔豚氣痛　三卷五篇　五卷五十　　疝氣疼痛　二卷三十六　六卷五篇
木腎疝氣　四卷三十九　　狐疝陰癩　一卷七十二
疝氣入囊　四卷三十九　　卒得疝氣　一卷四篇

陰疝偏墜　一卷三十一　一卷八十四　二卷十八　三卷二十八　三卷三十三　三卷四十七　五卷八十三　五卷七十五　三卷十五　四卷四篇　四卷七十六　七卷五十五

疝氣偏腫　一卷十三　一卷八十七

偏墜作痛　三卷七十三　四卷五十

疝氣危急　一卷二十一

陰疝欲死　一卷八十四

男陰門

男子陰腫　一卷二十九　五卷七十篇　一卷七十五　三卷二十一　三卷五篇　三卷四十一　七卷三十九

時疾陰腫　六卷十九

陰腫痛痒　二卷七十二

男子陰冷　六卷二十三

男子陰痿 六卷二十七 六卷五十大 六卷十一大
陰虛陰痿 六卷六十一 腎虛陰痿 六卷四篇
陰痿不興 一卷七十三大 五卷六十九 四卷七十四 五卷七十六大 五卷三十二 七卷五十六大
陽事不起 一卷二十九 二卷十七 男子絶陽 六卷十一
命門火衰 七卷七十二 脫陽危症 三卷三篇 七卷六十五
房勞陰毒 三卷六十二 交接陰毒 六卷二篇
交婚莖痿 六卷六十大 陰莖中痛 五卷七篇大
交接勞復 六卷二篇 七卷七十三 補腎興陽 五卷四十四
陰陽易病 一卷七十七 四卷六十一 三卷一篇 六卷六十五 三卷十二 七卷三篇 七卷九篇

强陰壯筋　六卷三十一大　壯健陰器　六卷二十七大
腎臟虛冷　一卷五十六　卒陰腎痛　六卷二十五
冷氣疝瘕　一卷五十六　老人腎硬　六卷十五
男子陰瘡　三卷十九　五卷四十三大　四卷十五
陰頭疳瘡　五卷六十　五卷七十　玉莖紅腫　二卷十三篇
陰上粟瘡　二卷四十七　下疳陰瘡　三卷五十八　五卷五十八
六卷九篇　七卷二篇　六卷三十三　七卷五十一　七卷二十五　七卷五十三
玉莖生瘡　六卷二十四大　六卷三篇　五卷五十　五卷六十
玉莖瘡潰　三卷三十二　妬精下疳　四卷二十八

玉莖下疳 五卷七十 五卷七十四

下疳濕瘡 七卷二篇

妬精陰瘡 七卷三十四

飛絲纏陰 二卷三十

陰痒生瘡 二卷五十 七卷五十二 四卷二十七大

陰下懸癰 一卷一篇 三卷三十

囊腫如斗 三卷十篇 四卷四十四

外腎偏腫 四卷二十六

下疳蝕瘡 四卷六十二

男子下疳 四卷四十七

硇砂損陰 六卷八篇

陰痿陰汗 五卷五十四大

陰汗濕痒 七卷三十五 二卷八篇大

陰瘡濕痒 四卷二十三 四卷二十七大

股陰瘰癧 七卷五十三

三卷三篇 五卷七篇 三卷五十八 七卷四十九

外腎生瘡 二卷六十六大

陰囊濕痺 四卷二篇 四卷三篇

囊瘡濕痒 一卷六十三 三卷六十三 二卷五十 四卷二十三 七卷十九 七卷五十一

腎風下注 六卷三十二

囊瘡痛痒 三卷六十一

陰囊汗痒 三卷六十一 五卷二十三 四卷七十五 五卷四十三大

腎風囊痒 六卷六篇

囊癰潰破 四卷四篇

陰囊生瘡 三卷六十五

脚氣門

寒濕脚氣 一卷五十六 五卷四十八 二卷三土菝 二卷十三大 三卷六十一 五卷五十篇 七卷二十七

風濕脚氣 一卷四十六仝 七卷七十二

脚氣諸病 一卷七十七 四卷四十八 三卷五十四大

脚氣痺弱　六卷二十　六卷四十五全
脚氣浮腫　二卷三篇大　四卷四十四　一卷三十二大　三卷二十一
脚氣腫痛　三卷四十二　四卷二十五　四卷十三　四卷四十八
脚氣冲心　三卷五十
老人脚氣　六卷五篇全
脚氣成漏　七卷六篇
脚心腫痛　七卷二十四
脚膝浮腫　三卷七十二
脚筋攣縮　四卷二篇　四卷五十三大
脚氣痛楚　六卷十七　七卷五十三　三卷三十一按　六卷二十五全
男婦脚氣　四卷四十六
脚氣風痺　四卷三篇
脚跟腫痛　六卷二十五
足背腫痛　三卷六十八
脚氣奔豚　三卷四十四大
鶴膝風攣　二卷八十

膝風疼痛 一卷四十六
兩足瘦軟 二卷四十三
脚筋攣痛 三卷四十六
脚膝拘攣 六卷四十九大
脚腿紅腫 七卷四十
脚痺作軟 四卷十三大 六卷五十二大
脚肚生瘡 三卷四十九 四卷二十 四卷七十六
脚脛生瘡 五卷七十
胻骨爛瘡 四卷四十五大 六卷九篇
風氣脚弱 七卷五十四
足肚轉筋 二卷七十七 三卷六篇
足蹩筋急 四卷四篇
脚底木硬 六卷三十五
脚腫肢攣 一卷四十六
走傷足腫 三卷六十 四卷六十四
脚腨瘡淫 二卷六十三
脚脛爛瘡 五卷二十一

腳膝爛瘡　二卷四十四　　腳上臭瘡　五卷七十三
足瘡濕痒　三卷六十一　　濕毒脛瘡　二卷四十五
瘡淫透襪　六卷九篇按

足趾門

足趾肉刺　三卷三十五　四卷二十七　二卷二篇　五卷七篇大
足趾雞眼　二卷四十六　四卷四十七　　足趾甲疽　一卷八十六　三卷二十一
甲疽胬肉　四卷十篇　　甲疽延爛　七卷七十五
甲疽腫痛　七卷五十九　　足瘡嵌甲　六卷四十
嵌甲作痛　三卷五十　　夏月趾腫　三卷二十九

陷甲入肉 五卷二十七

脚指濕爛 五卷五十四 七卷五十一仝

脚極濕爛 三卷六十五

女科

調經門

月經不調 一卷六十六 一卷二十四

月經久閉 四卷八十

經水不通 一卷四十七 一卷八十篇 一卷五十七 二卷五十二 一卷八十 五卷八十二 六卷六十一 七卷二篇 七卷三十四 五卷四十六

室女經閉 一卷二十七 六卷六十四

經血逆行 一卷二十八 一卷三十九

婦人經閉 一卷七十五 二卷三十一

三卷四十　三卷五十　四卷十二
四卷十七　六卷二十七
五旬經多　二卷三十一　經水過多　七卷五十二
經水不止　一卷三十篇　一卷六十　三卷三十五
三卷四十　三卷七十　四卷五十
四卷七十四
六卷三十二　女人百病　一卷四十
過經破血　二卷四十七　經水不斷　一卷十六
二卷三十四
四卷一篇　四卷六十九　一卷六十六
六卷十八　七卷二十九　婦人血病　六卷二十八全
二卷三十二
婦人血痛　三卷六十二　婦人血氣　四卷四十九
婦人血勞　四卷四十六　婦人血厥　一卷二十六
婦人血奔　四卷六十八　婦人血黃　三卷二十八

婦人血漏 二卷四十四 七卷二稿
女人血枯 七卷二十六 五卷四十三
血氣走痛 一卷三十九
血氣腹痛 一卷二十二 三卷七篇
血氣脹滿 一卷三十七 一卷五十一 一卷五十三
血氣刺痛 三卷五十七 三卷三十六
血氣攻心 七卷三十三仝
惡血上攻 一卷三十一
鬼胎血邪 四卷十二大
婦人無子 三卷三十八
女人㬎疾 四卷十一
調經種子 五卷四十一按
血海虚寒 七卷四十五大
飲生貴子 六卷四十一
婦人斷產 一卷四十一 二卷十二 三卷七篇 四卷八十 五卷七十八 七卷四十六

崩帶門

一卷三十一　三卷三十　五卷四十四

赤白崩帶　六卷八篇　六卷十二仝

一卷十篇　一卷十六　一卷二十一

婦人血崩　一卷四十　一卷六十四　二卷四十六

二卷四十八　三卷七十三　四卷六十　四卷七十九仝

四卷八十　五卷三十六　三卷五十五大　六卷九篇

一卷十四仝　七卷二十九

暴崩下血　四卷六十二

七卷五十八

崩中漏下　三卷三十四　三卷三十五

五卷八篇　七卷五十八

一卷四十八　一卷五十篇　二卷六十八

血崩不止　三卷三十三　三卷三十八　二卷三十九

三卷七十　四卷五篇　四卷二十二　四卷三十四

四卷六十一　三卷四十九大　四卷六十八　四卷七十九

三卷五十五大

崩中下血　一卷三十一　一卷五十四

一卷二十四大　三卷二十三　三卷三十五
三卷七十二　四卷二十二　七卷二十九
崩中垂死　六卷十三　積年漏血　五卷八十三大
一卷三十一　六卷五十大
崩中帶下　三卷六十一　四卷三十三大
赤白崩漏　六卷三十七　婦人白帶　一卷五篇
一卷三十
一卷五十二　三卷二篇　三卷三十一全　四卷二篇
四卷十七　五卷七十二　四卷五十一按　四卷四十八大
六卷十七　六卷六十　七卷十篇
七卷二十九　七卷四十四　七卷七十五
一卷九篇全　一卷二十九　一卷三十
赤白帶下　一卷三十三　二卷五十六　一卷二十篇
三卷十八按　三卷二十一　三卷三十五　三卷五十五
五卷四十四按　五卷六十七　六卷二十三　七卷七篇
六卷四十六大　四卷二十二
七卷二十六　白帶不止

本草綱目易知録　卷八　　三八

白帶白淫　七卷五十五
五色帶下　六卷二十八仝　七卷二十七大
陰癀帶下　三卷十五大
室女白帶　一卷九篇　六卷四十七
白濁虛冷　六卷四十八
崩中腹痛　五卷五十二
濁遺帶下　五卷四十一按
止冷帶下　六卷[illegible]十三大
止血固下　七卷五十二大

女陰門

子宮寒冷　一卷二十九　五卷一篇
玉門寬冷　七卷七十一
婦人陰冷　四卷七篇
婦人陰痿　六卷十一
婦人陰脫　一卷十四　七卷三十九　六卷十四

婦人陰吹 七卷二篇
婦人陰寒 三卷六十三
女人陰挺 三卷二十九 七卷三十九
婦人疝痛 一卷七十五
婦人陰痛 一卷六十六 七卷七十三 七卷二十一大
婦人狐瘕 六卷六十三
陰硬如卵 五卷二十五
婦人遺尿 一卷二十六 四卷七十七 四卷六十九 五卷七十篇
婦人尿血 一卷二十六 一卷六十七全 五卷十三
婦人轉胞 一卷七十七 七卷五十一
婦人尿閉 一卷六十七
婦人陰痒 一卷二十四 一卷八十五 一卷二十九 三卷四十一 一卷五十三 三卷四十四 六卷三篇 四卷四十六大
婦人陰腫 一卷四十七 三卷六篇

四卷四十七
四卷四十
六卷二十二大
六卷十六
三卷四十二 五卷三十五
六卷三篇 七卷八篇
陰蝕瘡爛 一卷八十五
三卷三十八
女陰無竅 七卷三十三按
產戶生合 七卷五十五
交接違理 四卷六十一
五卷六十八大
水戶嫁痛 五卷四十三大

乳病門

婦人陰蝨 三卷三十七大
四卷四十六大
婦人陰瘡 二卷二十一
一卷七十四大
五卷六十九大
七卷七十二
產門出蛆 三卷三十八
紝耳自穿 七卷三十三大
產門不閉 七卷五十五
四卷七十五

乳汁不下 一卷二十三 一卷五十四 二卷二十四 二卷三十二 二卷三十五 二卷六十四 三卷二十二上 三卷二十二下 三卷三十三 四卷六十七 五卷二十五 五卷三十二 一卷七十四 六卷八篇 六卷五十二 六卷六十三 四卷二十七 六卷六十四大

乳汁結毒

乳結硬痛 四卷七十六

婦人吹奶 二卷三十六 二卷六十四仐 三卷六篇大 四卷七十九 五卷三篇 五卷二十五 五卷二十七 六卷四十八 六卷六十五 一卷六十八大 七卷二篇

吹乳腫痛 一卷十篇 一卷二十三 一卷六十

乳脹作癰 一卷七十大 四卷二十五

乳癧初發 六卷三十五 五卷四十八仐 七卷二篇 一卷七十五

婦人乳癰 一卷十三 一卷八十二 三卷五十一大 三卷五十 四卷四篇

四卷二十七　四卷五十六
四卷六十八　五卷二十五全

乳癰潰爛　四卷三十三　六卷五十四
五卷七十二全
四卷七篇

乳發初起　一卷二十三　一卷三十　二卷十二
二卷二十三　四卷十五　四卷三十三
四卷四十九
六卷四十八
六卷二十八
四卷三十
七卷六十二全

女人妬乳　四卷七十四
七卷二十九
三卷六十八　三卷十篇全　四卷十篇
四卷二十九　五卷七十一

乳癰堅硬　二卷五十三
二卷七十七

乳頭破裂　一卷五十三
三卷二十八

乳癰已成　六卷六十五

乳癰初腫　六卷二十五
二卷十二

乳癰紅腫　三卷二十二
六卷六十三

婦人乳崩　三卷五十一
五卷二十四全

妬乳乳癰　一卷六十
二卷三十九

雜病門

婦人肌熱　一卷八篇　婦人骨蒸　二卷二十六
婦人心痛　七卷三十四　女人中風　一卷五十二
婦人黃疸　七卷七十二　婦人咳嗽　二卷二十三
女人病邪　七卷四十九　臟躁悲哭　三卷四十四
婦人勞復　四卷五十七　婦人髓瘕　七卷二十六大
婦人面䵟　三卷三十七　面上生瘡　一卷四十八
婦人蒜髮　三卷四十八　鉛珠紝耳　七卷三十三大
婦人足瘡　七卷二篇　女人趾瘡　五卷十九

女人紮足　七卷六十七　　婦人甲疽　七卷七十五
婦人腰痛　一卷六十二全　　五心發熱　一卷二十三大
夜夢鬼交　四卷十二大　五卷三十三大　六卷四十二大　六卷四十八大　七卷三十六大

妊娠門

經閉驗胎　一卷二十八　　妊娠惡阻　一卷四十
溫養胎氣　六卷五篇　七卷四十一　七卷四十九　　轉女爲男　四卷六十七　四卷八十一
妊娠傷寒　三卷七十二
妊娠咳嗽　一卷二十二全　　妊婦瘧疾　一卷三十三　二卷四篇
妊娠胎死　六卷十四　　妊娠熱病　六卷十九　七卷二十六

熱病胎死 一卷五十三
傷寒護胎 七卷二十五大上
熱病護胎 七卷二十五大下
妊娠子煩 一卷六篇 四卷五十七
子癇昏冒 一卷三十五仝 六卷四十六大 一卷三十五下
妊娠浮腫 一卷十九 四卷五十四仝
妊娠腫滿 一卷八十七
妊娠水腫 二卷三十五 五卷三十三仝 一卷七十 四卷五十三
妊娠下水 二卷六十 七卷五十一仝 七卷五十
妊娠患淋 一卷七十二 一卷七十
妊娠熱淋 一卷七十四 四卷五十四
妊娠下血 一卷四十八 三卷四十一 一卷七十仝 六卷三十五大 二卷七十七 六卷四十八
妊婦吐衂 二卷四十八
妊娠尿血 二卷七十七 六卷三十五

妊娠下痢　四卷十五　五卷四十八　七卷三十五　四卷三十一　五卷七十三　四卷六十二　六卷十四
妊娠遺尿　四卷七十七全
妊娠尿難　一卷二十二
妊婦心痛　七卷六十五
妊婦頭旋　四卷五十六大
妊娠腰痛　六卷二十五　六卷四十八
七卷三十一　七卷三十一大
妊娠腹痛　一卷七篇　四卷六十九
妊娠胎動　一卷三十五　三卷七十二　一卷五十四　六卷三十五　一卷五十五　七卷二十九　七卷四十六上　七卷四十六下
胎動下血　六卷三十五　七卷二十八
胎動腹痛　一卷六十六　二卷五十八　四卷五十五
胎動不安　一卷二篇　一卷六十三　一卷四十一　二卷五十七　一卷二十八　二卷七十五

五卷三十一
五卷二十三大
一卷六十六
三卷七十

胎動欲墮　七卷三十一
妊中有癥　二卷六十　四卷九篇
胎上冲心　三卷六十七
墮胎腹痛　六卷四十六
墮胎血溢　一卷五十四　七卷二十八　五卷八篇　七卷五十八
生胎欲去　一卷五十九　五卷五十二　一卷六十七　五卷二十五大

妊娠漏胎　四卷七十五　七卷七十三
胎漏下血　一卷三十六　一卷七十
胎熱不安　二卷三十
腹中兒哭　一卷十五篇
胎熱橫悶　七卷三十一
胎寒腹痛　一卷三十八
胎漏胎墮　六卷五十大

毒藥墜胎　二卷六十八
頻慣胎墜　四卷十六
半產漏下　一卷五十一
鬼胎癥瘕　二卷十四
墜胎血不行　六卷四十八
破血下胎　二卷七十五大
墜胎血不止　七卷五十八

胎產門

臨產順胎　一卷四十　五卷六十六　四卷六十七按　六卷二篇　七卷十六
產時催生　二卷三十九　四卷六十四　一卷七十五
滑胎易產　四卷十篇　三卷十八
催生易產　六卷五十三
婦人難產　二卷六十四　三卷四十一　二卷六十九　三卷十七大　三卷七篇　三卷四十七

三卷五十二　四卷七篇　四卷二十六　四卷五十一
四卷六十四　四卷六十九　四卷七十九　五卷四十六
五卷五十五　六卷二十五　七卷二十三　七卷三十七大
四卷十二大　五卷四十五大　七卷四十　四卷五十二大
七卷四十四
七卷六十六

臨產下痢　四卷四十二

胎漏難產　二卷五十全

難產催生　一卷七十篇　二卷十三

三卷七十　四卷六十七　四卷七十　五卷四十六
六卷五十九　五卷四十八　六卷六十一　一卷七十一
六卷二十九大　一卷十六全
六卷五十九大

產難橫生　一卷七十四全

四卷四篇　一卷二篇
四卷七十二

橫生倒產　三卷十八

五卷二十七　七卷二十六　七卷二十九
七卷三十六大　七卷四十大

婦人逆產　四卷六十九　七卷二十八
七卷三十五　七卷六十四

本草綱目易知錄〈卷八〉

[illegible] 卷八

倒生口噤 一卷七十
一卷五十 二卷十一
七卷十七
一卷七十三 一卷八十一
二卷五十五 二卷六十三
四卷七十 五卷五十二
六卷二十五 五卷七十三
七卷二十六
七卷六十一大

盤腸生產 一卷二十八
二卷十一

子死腹中 一卷二十八全
一卷五十
二卷十二 二卷五十
四卷三十一 四卷六十四
五卷五十六全 五卷七十三
六卷四十八 六卷六十五

交骨不開 五卷四十五

產難胎死 一卷二十七
一卷四十九
四卷四篇 一卷七十全
七卷二十八全 七卷六十九

死胎不下 二卷二十九
三卷三十
六卷五十三
七卷六十六全

催生下胎 二卷七十六
一卷七十二
二卷三篇

催生去胎 二卷十四

催生下衣 一卷八十篇

救毋損子 七卷四十六
四卷五十七大
子腸脫出 五卷八十一
四卷三十九
產腸不收 二卷五十
七卷四十一大
交腸易位 四卷六十二
一卷八十篇 二卷三篇
二卷五十五全 二卷六十三
三卷七十二全 三卷七十三
五卷十三 五卷五十六全
六卷十四 六卷四十八
七卷四十六 七卷二十六全

子宮脫下 一卷四十四全
子宮不收 二卷三篇
七卷五十七
子腸不收 五卷五篇
四卷十七
一卷十九全
產腸脫出 一卷二十三
產時損脬 四卷六十
胎衣不下 一卷五十二全
一卷六十六
二卷二十三 二卷三十九
二卷六十四 二卷七十七
四卷二十七 四卷七十
一卷七十 五卷八十
七卷一篇 七卷三篇
七卷二十八全 七卷六十二

七卷六十六
七卷二十五

產後門

產後血運　一卷四十九全　一卷五十篇　一卷五十四
二卷三十　二卷七十八大　三卷一篇
三卷七篇　四卷十一　四卷三十三　四卷四十五
四卷五十二　四卷五十四全　四卷七十四　五卷五篇
五卷四十八　五卷七十三　五卷八十　六卷四十八
七卷八篇　七卷二十八　三卷七十三大　七卷六十二
七卷五篇大　一卷二十九
產後陰脫
二卷四十四
四卷六十九　七卷五篇　五卷五十　六卷六十五
七卷三十　四卷二十七　六卷六十大
產後血痛　一卷四十七　產後血脹　一卷二十七
一卷六十一
產後惡血　四卷十一　惡血奔心　七卷六十二全

產後敗血　四卷四十六
敗血脹悶　四卷三十二大
產後血冲　四卷十一
血咳腹痛　四卷四十五大
產後中風　一卷二十一　五卷六十二　一卷十五
中風口噤　一卷四十四
產後氣喘　一卷二篇　四卷三十三
產後搐搦　五卷四十六
產後煩躁　六卷四十大　七卷五十八
產後煩熱　四卷五十七　四卷五十八
產後悶亂　三卷七十一　六卷十四大
產後虛悶　六卷三十五
產後傷寒　三卷七十二
產後寒熱　六卷十七
產後蓐勞　六卷四篇
產後虛羸　五卷六十七　六卷十四　六卷十三

兒枕塊痛 二卷三十九 二卷四十七大 五卷八十 七卷五十五

血痛有塊 一卷三十八

產後癲狂 七卷四十五

產後不語 七卷七十三 一卷二篇

惡露不下 三卷七篇散

產後頭痛 四卷九篇全

產後風虛 一卷十八

產後口渴 四卷七十二 一卷十六 三卷四十二 三卷六十四

產後發狂 一卷七十七

產後狂言 一卷四十

惡露冲心 一卷七十一 四卷三十三大

產後咳逆 三卷四十八 三卷七十

產後風邪 六卷三篇

產後壯熱 四卷三篇

二便閉塞 二卷五十二 一卷三篇

腹脹不通 二卷七十七

產後腹痛 一卷十九 五卷八十 一卷二十七 四卷八十 三卷六十九按 六卷十三
六卷六十
腹痛欲死 一卷四十八

產後腹大 一卷八十四
產後自汗 一卷二十八 二卷五十三

產後盜汗 三卷五十四
四卷五十八
產後虛汗 一卷六十三 三卷二十一

煩滿不食 六卷十二

產後心痛 一卷三十八 三卷七十二 四卷四篇

血多心痛 一卷九篇
三卷二十篇 五卷八篇 三卷四十三 五卷五十三按 四卷二十八 五卷七十二六
產後下痢 一卷四十四 二卷五篇 四卷七十二 五卷七十四

產後血痢 三卷二十一
產後痢渴 三卷三十

產後尿秘　五卷十四　三卷五十
六卷五篇
六卷五篇全
產後陰痛　四卷二十八大
產後諸淋　一卷七十　四卷四十九
青腫疼痛　四卷十七
產後血崩　三卷七十
產後血疼　三卷三十五全
產後回乳　二卷七十六　二卷七十五大
產後腰痛　一卷七十一
產後遺尿　二卷四十九　四卷七十七
產後陰腫　三卷四十一
產後水腫　一卷四十二
產後青腫　二卷七十六
產後血滲　一卷七十五　二卷十四全
胞中餘血　六卷四十六大
產後吹乳　二卷二十四　三卷五十
產後帶下　一卷五十五全
胎前產後　一卷三十

胎產虛損　七卷二十九
產後乳懸　一卷二十八
產後陰翻　一卷四十二
產後呃逆　一卷三十四
產後肉線　三卷十一
舌出不收　七卷四十六
血奔四肢　六卷十二
產後風痙　六卷六篇
產後惡瘀　一卷七十二
風入產戶　五卷三十一
產後諸疾　六卷十四
產後蔬食　七卷七十大

小兒科

胎嬰門

初生開口　三卷五十九　二卷五十　七卷二十八大

初生解毒 一卷一篇 三卷五十八 一卷五十 七卷七篇

初生貼顖 二卷九篇　初生無皮 二卷五十七 七卷二十二大

初生目閉 六卷四十五　初生血眼 三卷三十八

初生舌膜 七卷七十二　初生身泡 七卷三十五

初生氣絕 七卷十九大　初生鎖肚 七卷四十七

初生口噤 二卷十九 六卷二十五 六卷七篇仝 六卷二十六 六卷二十四仝

初生二便閉 一卷一篇 二卷五十　初生便血 一卷六十四

初生不尿 七卷七篇 七卷六十五　初生尿澁 一卷七十四

杜患臍風 六卷六十四

嬰孩門
七日口噤　六卷三十六
五卷五十二
六卷五十一
嬰孩臍風　二卷六十三天　三卷六篇
五卷二十五　五卷四篇
嬰孩撮口　五卷二十五　五卷十三
七卷六十五　五卷十八
臍風撮口　一卷一篇　一卷四十八
四卷二十四　四卷七十七
五卷二十一
六卷三十一
兒臍不合
嬰孩赤目　一卷十五
四卷十五
五卷三篇
小兒口噤　二卷二十六
嬰兒目澁　一卷一篇
二卷六篇
五卷十四
嬰孩斷臍　七卷一篇
小兒臍腫　六卷二篇

臍腫膿血　七卷五十二
七卷二十六　五卷十五
小兒臍瘡　五卷二十二　三卷二十二
臍瘡濕瘡　四卷七十四　五卷七篇
小兒臍爛　三卷三十八
臍汁不乾　七卷十篇
百日晬嗽　一卷二十二
百日發驚　五卷十一
小兒夜啼　一卷十七　二卷四十九大　四卷十篇
四卷七十　四卷七十五大　四卷五十九大
五卷十篇　六卷二十八　六卷四十
七卷二十大　七卷二篇　七卷二十六
胎赤眼疾　三卷三十八　四卷二十三
繈褓二便閉　四卷四十四
繈褓中風　六卷三十二
嬰孩傷乳　二卷五十五
嬰孩不乳　二卷二十一
嬰孩吐乳　四卷七篇

嬰孩風疹　二卷四十四
小兒胎癇　四卷五十四
小兒胎風　二卷十一　五卷五十六　六卷五十九　七卷十篇
小兒胎吐　二卷六十八按
嬰孩瘧疾　七卷五十八
嬰孩驚癇　四卷三十二
小兒虛閉　三卷三篇

驚癇門

小兒胎驚　四卷五十四　五卷五篇
小兒胎寒　五卷十三
小兒胎毒　二卷七十　三卷一篇
小兒胎熱　二卷六十二
嬰孩胎瘡　四卷三十四
孩子熱瘡　五卷七十三
小兒背強　四卷五十五六

小兒驚風 一卷二十三 二卷十篇 四卷七十八吐 五卷十篇 五卷十一篇 五卷二十二 一卷二十四 三卷六篇仝 二卷九篇 二卷七篇

驚風不醒 五卷六十八

小兒驚邪 七卷四十八仝

七卷三十四 二卷三十三

小兒急驚 五卷十八 七卷四十七 五卷二十 五卷六十

急驚搐搦 七卷四十五

暴驚卒死 二卷四篇 五卷五篇 五卷七十九 五卷二十 七卷五十八

驚風不語 五卷四十九

小兒諸驚 七卷二十

小兒驚熱 四卷五十九 六卷三十六

小兒驚吐 七卷四十八仝

小兒卒驚 五卷六十八

小兒慢驚 二卷十三 四卷七十七

小兒慢脾 一卷六十二 二卷八篇 三卷十五

慢脾驚風　五卷十篇按
六卷十九
慢脾瘛瘲　四卷十一
四卷七十七　五卷二十
七卷五十八　七卷六十一
馬脾風疾　一卷八十七
驚風定搐　二卷十篇按
四卷七十七
急驚急黄　六卷三十一大
二卷四十四　四卷十二
六卷七篇　六卷四十
驚癇瘈瘲　五卷十一
驚風癇疾　七卷三十四
七卷六十四

慢脾發搐　二卷十一
急慢驚風　二卷六篇
四卷十篇
烏紗驚風　七卷二十一
小兒截驚　一卷六十一
佩辟驚悸　五卷六十三大
六卷四十大
一卷四篇仝
小兒驚癇　二卷六篇仝
四卷七十八大　五卷七十九
六卷四十一　六卷四十六大
驚癇口噤　六卷六十七
驚癇壯熱　一卷十二

急驚風癇　七卷六十四全

小兒風癇　一卷二篇　三卷四十九　五卷四篇

小兒羊癇　六卷十七大

小兒馬癇　六卷二十七大

五卷七十三　六卷十七大　六卷三十大　七卷六十九

聞雷即昏　一卷二篇

小兒軀啼　六卷三十

小兒中惡　七卷三十一大

五卷十三　六卷三十一大　六卷三十二　七卷一篇

小兒卒癇　六卷十篇

小兒牛癇　六卷二十三大　六卷三十五

小兒癇疾　四卷七十七　五卷十三

小兒癇瘖　二卷九篇

小兒驚啼　七卷四十二　五卷十篇

癲疾狂走　七卷三十一大

小兒客忤　一卷六篇　四卷六十二

六卷二十九　七卷三十六

小兒天弔　三卷七篇　四卷三十七　五卷五篇　五卷六十二大　五卷十篇　五卷七十九　五卷十三　五卷十八　七卷六十四大　一卷十篇　三卷三篇　四卷十一　四卷十三　四卷四十二

盤腸弔痛　一卷二十一　一卷二十九

小兒卒忤　六卷三十

客忤夜啼　四卷六十六

小兒卒死　三卷三篇

小兒卒病　四卷七十四

諸瘡門

小兒諸瘡　二卷十八　四卷十七　五卷六篇大　五卷六篇　五卷十一　五卷十五　五卷二十六　七卷六十四　五卷六篇

小兒熱瘡　一卷十五上下　三卷十九

小兒冷瘡　四卷七篇

小兒疳瀉 二卷三十全 五卷十五 二卷五十九大
小兒疳痢 六卷五十九大 三卷五篇
疳痢肚脹 五卷七十二
疳疾大腹 七卷六十四
小兒疳勞 五卷五十一
小兒疳瘦 五卷十八大 五卷十六 三卷五十 六卷五十七大
無辜疳積 一卷五十四 七卷三十四
肥熱疳疾 一卷十五
小兒脾疳 二卷十八 四卷十四
諸疳羸瘦 六卷四十五 五卷八十
五疳八痢 一卷十五 五卷十五
五疳潮熱 五卷八十一
嗜食米土 一卷十五 七卷四十七 六卷十三 七卷七十四 七卷二十一
疳積目盲 五卷六十九狡
一切疳病 五卷六篇 五卷二十一

五卷七十九
五卷八十一
六卷二十七大
尸產勞瘦　五卷五十一、
小兒魃病　一卷八十二大
五卷七十九
急疳蝕爛　五卷二十八
肚皮青黑　一卷五十六

雜病門　小兒一

上部

小兒頭瘡　一卷七十八　二卷十六　二卷四十五
二卷六十九　二卷七十六　三卷四十一
三卷五十五　三卷六十　四卷三篇　四卷四十
四卷六十四　四卷六十三　四卷七十九　五卷二十七
五卷四十八　五卷六十一　五卷七十四
六卷二篇　五卷七十五
小兒咽腫　一卷五十七
五卷三十二
小兒項軟　二卷六篇

頭瘡白禿　一卷九篇　一卷十三　一卷十五
二卷二十七　一卷七十一　三卷六十八
四卷六十八　三卷四十一　三卷三十八　五卷七十二
五卷七十六　六卷十五　四卷六十三大　七卷二十三
七卷二十六
七卷五十五

鬼舐頭瘡
六卷五十四
七卷五篇大

赤禿頭瘡
六卷二十八

小兒白禿
二卷四十九　三卷二十一　三卷三十
三卷五篇　四卷二篇　四卷十五
四卷十九　四卷三十一　四卷三十七　三卷十三大
五卷三十六　三卷五篇　六卷八篇　六卷二十五

小兒眉瘡
二卷五十三　六卷二篇
六卷三十二

小兒眉癬
一卷五十一
四卷七十六
四卷十八大　五卷二十八　五卷六十八
五卷五十二大　六卷二篇　六卷三十二大

小兒解顱
一卷十八
二卷九篇

小兒顖陷　三卷六篇　五卷七十

小兒鼻蝕　七卷五十九

小兒鼻塞　一卷四十一

小兒口瘡　一卷二十六　三卷十八　一卷五十五　三卷四十三　二卷五十四　三卷七十三　四卷八十　五卷七篇　五卷十五仝　六卷十四　七卷六篇　五卷六十二按　七卷二十八　七卷三十五上　七卷三十五下　七卷四十　七卷七十一　一卷七十七仝　四卷七十六

小兒顖腫　四卷十五

小兒鼻䶌　一卷十五　六卷四十五

腦疳鼻痒　五卷三十

小兒口疳　一卷十四　三卷六十八

口瘡風疳　五卷八篇

小兒驚口　一卷二十二　三卷七十三　一卷五十三　四卷七十仝　四卷三十七　五卷六十三　五卷七十　七卷七十三

小兒吻瘡　三卷十八　四卷五十八

文直綱目易知錄 卷八

五卷四十八全
七卷一篇
四卷三十九
四卷二十七　四卷三十七　四卷五十八
五卷十一　五卷十三　五卷二十六
七卷二篇　七卷二十六
七卷三十五　七卷六十七

小兒舌腫　五卷三十六

小兒耳瘡　四卷六十九

五卷四十八全
七卷三十四

小兒聤耳　七卷七十一

小兒燚瞖　七卷四十三

鵞口重舌　四卷三十七大　四卷四十三

小兒重舌　二卷五十九　四卷十五

四卷七十
六卷四十八

小兒木舌　一卷七十篇　五卷三十二

月蝕耳瘡　一卷十五全　二卷二十二

小兒耳疳　四卷四十七　七卷四十七

小兒目瞖　四卷十八

小兒通睛　四卷四十八

小兒雀目　一卷八十二　五卷七十九　一卷十一
小兒牙疳　七卷四十九　七卷五十九　一卷六十九仝　三卷八篇　五卷二十七
小兒齘齒　五卷七篇　七卷二篇　二卷五十　七卷十七　七卷三十四
小兒赤眼　一卷十五　三卷二十　五卷二篇
小兒面瘡　二卷三十六　一卷十二
小兒疳瘡　三卷四十三　六卷二篇仝
小兒唇腫　四卷三十七
小兒甜瘡　一卷二十九　七卷七十五　二卷五十八
小兒咽腫　一卷五十七　五卷三十三
喉痺腫痛　五卷二十六
小兒瘰癧　二卷五十　四卷三十一　三卷五十七

本草綱目易知録　卷八

小兒流涎　四卷三十六　四卷三十七　六卷十九
六卷二十四　六卷二十六　六卷四十八

中部

小兒吐逆　二卷二十六
二卷七十六

小兒吐乳　一卷三十四
七卷三十五

小兒嘔吐　四卷七篇
四卷十六

小兒吐瀉　二卷六篇
三卷十四

小兒腹痛　五卷十四

小兒肚痛　四卷十二

小兒咳嗽　一卷六十七

小兒寒嗽　三卷五十九

小兒風痰　二卷十篇

風痰壅閉　四卷二十八

小兒痰喘　四卷三十五

小兒齁喘　五卷三十五
暑風痰迷　二卷八篇
小兒行遲　四卷四十六
五卷二十一
小兒蟲痛　四卷三十二
小兒蒸熱　一卷八篇
小兒癖痞　一卷八篇
小兒奶癖　五卷七十七大
五卷八十四
小兒癥瘕　六卷五十三
六卷六十三

小兒聾啞　二卷五十二
小兒不語　二卷六十四
小兒蚘虫　一卷五十九
二卷十八
小兒蚘痛　一卷四十三
小兒虫病　四卷十七
小兒骨蒸　一卷三篇按
一卷十七
二卷十三
小兒痞積　二卷十八
小兒閃癖　三卷四十七
三卷三十二大
腹脹黃瘦　五卷七十一

小兒丹毒　一卷三十二　二卷六十五　三卷七篇
三卷十三　三卷三十七　五卷三十六
七卷二十三
七卷二十六
三卷二十一
四卷三十七
小兒火丹　一卷七十七　二卷五十九
小兒熱丹　七卷二十一
小兒丹瘤　二卷十九
小兒疣目　五卷七十
小兒浮腫　三卷三十三
小兒虛腫　二卷十八
小兒黃疸　一卷十五　二卷二十五　二卷二十三　三卷一篇　二卷二十四全
小兒狂躁　四卷四十二
小兒狂語　四卷五十六
小兒龜背　二卷二十七
小兒心痛　五卷七十二
風熱昏憒　三卷四十五
積熱結胸　四卷六十五

小兒瘧疾 五卷十篇全
五卷五十三大 六卷五十五
小兒熱瀉 二卷二十五
三卷六十九
小兒被傷風 一卷五十
小兒羸瘦 一卷四十三
佩辟邪惡 六卷五十八

下部

小兒泄瀉 一卷三十七
小兒久瀉 一卷八篇
小兒盜汗 一卷二十五
一卷六十三
小兒秘結 四卷五十四
小兒中蠱 一卷七十七
小兒嗜土 七卷二十一
小兒鱗體 四卷七十八
繫臂辟邪 六卷四十一大
小兒滑瀉 一卷三篇
七卷五十二
脾瀉不止 七卷三十四

小兒洞瀉　六卷四十九大
小兒瀉痢　三卷六篇全
小兒下痢　二卷四十九　四卷六十二　二卷六十一　五卷五十一大　三卷四十七　六卷四十六　七卷三十四　七卷四十四
小兒白痢　五卷六十四
小兒血痢　四卷二十八
小兒秋痢　三卷四十八大
小兒水痢　七卷五十二
小兒冷痢　一卷七十八
小兒積痢　七卷二十九
小兒久痢　四卷四篇　四卷二十八
疳痢赤白　七卷三十四　四卷七十五
小兒下血　四卷十五　四卷七十
臟毒下血　四卷七十五
小兒血痔　二卷三十九
小兒[illegible]痔　一卷三十九

小兒脱肛　一卷三十五　一卷四十四　二卷二十三　四卷四十六　三卷二十三　五卷一篇大
下痢脱肛　四卷七十六
小兒遺精　三卷七十
小便不通　二卷七十四
小兒尿閉　五卷二十
小便尿血　一卷一篇全　二卷三十九　一卷二十一　一卷十九
小兒遺尿　一卷三十七　二卷六十四　四卷四篇
小兒淋症　二卷七十四
五卷七十一
小兒血淋　一卷六十四　一卷七十四
小兒石淋　六卷二十四
小兒沙淋　二卷六十二
小兒癩疝　三卷四十一全
小兒狐疝　一卷七十三
小兒陰㿉　五卷三十六大　五卷二十五

五卷三十八大
七卷七十
小兒陰腫 一卷三十二 四卷六十六大 六卷九篇 五卷六十五按 一卷六十五 五卷十篇
小兒卵腫 五卷二十 六卷五十六大
小兒奶疳 四卷九篇 六卷五十四
楊梅瘡毒 二卷二十九
小兒爛瘡 一卷四十八
孩子熱瘡 七卷一篇
小兒囊腫 七卷二十四大 四卷三篇 二卷二十四
小兒腎縮 三卷六十三
交脛不行 四卷十八大
小兒陰瘡 一卷八十五 七卷五篇
小兒蠼瘡 五卷十五
小兒風瘡 二卷四十
小兒肉焰 四卷三十四
小兒諸瘡 四卷二十一

小兒胎癬　五卷八篇
小兒癬瘡　一卷二十九　五卷十五
小兒軟癤　二卷五十　四卷四十　四卷七十七　七卷二十九大　五卷五十七　五卷三十八大　七卷五十六
小兒熱癤　七卷二十五
天行熱毒　六卷八篇

痘疹門

預解痘毒　二卷六十五　五卷七篇　五卷七十二　五卷六十二大　五卷七十五　六卷六十
稀免痘疹　三卷三十三按　五卷三十九　六卷五十九按
稀減痘瘡　六卷五十九　六卷五十
痘瘡不快　一卷九篇　三卷三十三
疹發不快　三卷五十四按　四卷三十按　三卷十三　三卷二十

本草綱目易知錄卷八

痘瘡不起　七卷四篇

痘瘡倒陷　四卷六十五　五卷八十三　六卷十二

痘瘡倒靨　三卷七十二　七卷三篇　六卷三十六

起發痘癡　六卷五十按

痘瘡疳蝕　四卷七十九

小兒痘疔　二卷六十七　七卷四十九

痘瘡入目　六卷八篇　六卷六十　二卷六十六

痲疹閉標　三卷五十四按

痘瘡黑陷　五卷四十九　六卷二篇

痘瘡潰爛　一卷二十四　二卷五十三

天行痘瘡　二卷六十五

痘瘡瘢點　七卷三十五全

痘毒黑疔　一卷十三

癍痘生瞖　一卷四十六　六卷八篇

痘爛生蛆　四卷二十九

痘瘡不收 五卷六十全 六卷四十二 五卷五十六 五卷十篇
痘後風眼 六卷六十六
痘後生瘡 二卷六十三
痘疹喉痛 一卷五十七
痘瘡瘢痕 七卷三十五
解痘厭穢 二卷二十二大 四卷六十五
痘後目瞖 一卷八十一 五卷二十七
痘後生瞖 七卷四十七
痘瘡不收 五卷六十全 六卷四十二
痳後生瘡 三卷三十大
痘後癰毒 二卷六十四 二卷六十五
痘痂不落 六卷十五

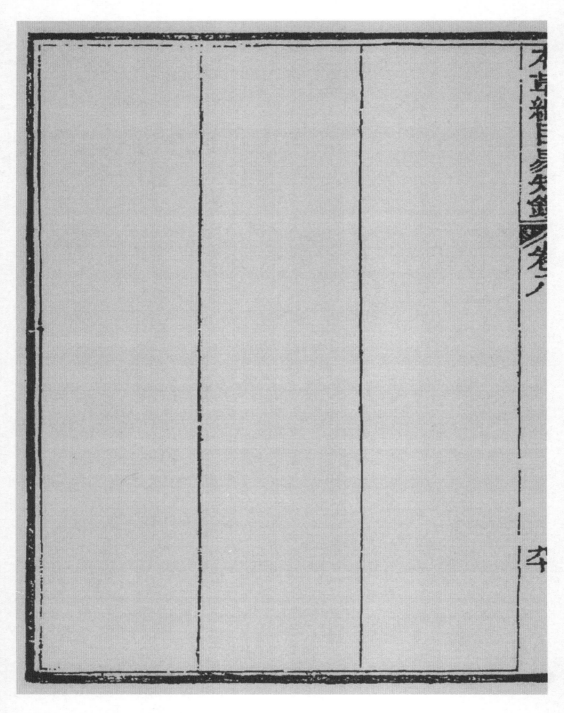

外科部

折傷跌撲門

折傷筋骨 七卷二十七

折傷瘀血 一卷五十一

折傷撲損 六卷六十一 七卷六篇

折傷悶肭 一卷五十九

折傷接骨 四卷五十二 五卷八十五 四卷六十三 五卷八十 五卷十四 五卷十六 七卷五十三 七卷二十七

撲瘀在腹 六卷二十八

撲損接骨 四卷二十四

折傷腫痛 四卷四十二

墜傷撲損 二卷三十九 三卷三十一 四卷十九 四卷八十 五卷五篇 七卷三十七 一卷七十一

跌撲損傷 二卷三十三 二卷五十二

損傷折骨　五卷七十七　六卷二十四　一三卷七篇
一切損傷　三卷五十四
攧撲欲死　七卷二十一　六卷二十一大
高墜瘀血　四卷五十四
打撲瘀血　七卷六篇　七卷三十八
一卷八十三
打傷腫痛　二卷十三　七卷五十三　二卷七十
打撲損傷　一卷五十四　二卷六十五　一卷六十八　六卷十七
墜損疼痛　六卷三十七
打傷攧撲　五卷六十六
墜損嘔血　三卷七十一
墜馬血瘀　三卷七十一
損傷瘀血　一卷三十二　五卷十五
損傷出血　一卷四十六　五卷四十三大
跌遊足背　一卷六十九

跌撲搶心　五卷八十三大　打墜腰痛　三卷三十一
腦破骨折　三卷三篇　打撲骨折　一卷十四
六卷十二
踠折傷筋　二卷八十　筋骨傷破　四卷十一
六卷三十
墜損疼痛　六卷三十七　墜損腸出　七卷十三大
接骨續筋　四卷二十九大　四卷二十一大　五卷五十二大
七卷三十二大　七卷三十兩
打擊青腫　二卷七十九大　墜馬撲損　二卷五十七
損傷內痛　四卷五十七

金瘡杖瘡門

金瘡止血　一卷五十三　一卷十二大　二卷三十九孩
一卷二十六大　三卷三篇　三卷五十一

三卷三十三　四卷八篇　六卷二十五
七卷五十四　六卷六十二大
刄傷腸出　二卷五十三　二卷五十五
四卷三十七　五卷六十九
金瘡腸出　七卷五十七　七卷五篇
七卷六十二
膓破腸出　六卷十五
破斫斷筋　二卷二十一
刄陷骨脉　二卷十一
金瘡指破　三卷三篇
刀折指傷　四卷三十三
金瘡悶絶　四卷五十四
金瘡血多　二卷四十六
金瘡踒折　二卷三十二
金瘡苦痛　四卷三十二
金瘡癮瘡　二卷五十七
惡瘡金瘡　四卷二十大按
刄跌毆壓　二卷九篇

金刃箭鏃　六卷十九大
七卷六十二
二卷七篇　二卷二十六
二卷六十二　三卷六篇
四卷三十八　四卷五十七
五卷十篇　五卷十一
五卷二十五　五卷三十
五卷七十七　五卷七十二
五卷七十五　六卷六十三
七卷二篇下　七卷三篇

刀箭陷胸　一卷七十三

箭鏃入骨　五卷十一
五卷十二　五卷十三
六卷四十二　六卷六十三大

箭鏃入腹　七卷八篇

破傷中風　一卷十八篇
一卷七篇
二卷九篇　二卷三十篇
三卷三十八　四卷二十三
五卷五篇　五卷八篇
五卷十六吐　五卷十八
五卷四十六　五卷四十六全
五卷五十八　五卷五十六大
七卷二篇上
七卷四十九

箭鏃入目　二卷七十七

箭鏃入肉　四卷三十五
四卷七十七
六卷十九全
六卷六十三

止血生肌　四卷八十

金瘡杖瘡　四卷三篇　臨杖預服　七卷五十三

杖瘡腫痛　七卷三十四　七卷五十一
六卷六十三　四卷五十

杖瘡青腫　二卷七十　二卷八十
六卷三十大

杖瘡未破　七卷二十一　杖瘡已破　五卷七十三

杖瘡血出　一卷十四
六卷二篇

中諸毒門

解中蠱毒　一卷一篇　一卷五篇　一卷六十二
二卷三十一　一卷七篇大　二卷五十
三卷三十　三卷四十二　四卷七十九　五卷六十三
五卷七十八　六卷三篇
六卷三十六　六卷五十四　六卷十五　五卷二十五大
七卷十篇　七卷三十九

中惡蠱毒　六卷五十六　五卷四十九
五卷八十三大
中蠱下血　一卷五篇　虫毒蠱毒　七卷四十九
四卷二十八
蠱注腹痛　六卷五十五　解蛇蠱毒　二卷十九
蝦蟆蠱毒　四卷六十九　金蠶蠱毒　三卷五十
一卷三十八
桃生蠱毒　七卷五十九　五種蠱毒　二卷十九
十種蠱毒　三卷六十六　一卷三十九
解砒石毒　二卷五十
二卷五十七　二卷六十三　二卷六十五　一卷三十
二卷六十七　二卷七十七　三卷五十四　四卷二十
五卷三十五大　五卷三十八大　五卷六十四大　二卷七十七大
三卷五十四大　七卷三十三　七卷三十六　七卷十四
七卷十六篇　一卷五篇
解鉤吻毒　三卷四篇

解野芋毒　七卷五篇仝　五卷三十八按　七卷十六　五卷六十四大　七卷五篇　七卷七十　五卷三十八大

解中諸毒　七卷五十

服鉛粉毒　七卷七十

解野菌毒　一卷十八　五卷三十五大　二卷十四　五卷五十四大　二卷三十五　七卷三十一大

七篇五篇仝

四卷三十四

二卷十一

解野葛毒　三卷十七大　五卷七十二　一卷十九篇

解礜石毒　五卷六十二

解洋烟毒　一卷六十五　二卷七十七

解中鴆毒　二卷二十六

羊躑躅毒　四卷四十二

解鼠莽毒　二卷六十七　二卷四十五

胡蔓草毒　五卷七十二　即野葛

中惡蕈毒　七卷四篇大　七卷十五大

閉口椒毒　七卷十五
藥毒煩悶　七卷二十六全
七卷二十三
七卷十四全
七卷二十四
六卷二篇
五卷五十八全
五卷六十五
六畜肉毒　二卷六十七
七卷二十二
噉蛇牛毒　六卷二十二
七卷七篇
食馬肝毒　六卷六十五

中諸藥毒　二卷二十八
四卷七十九
草烏頭毒　二卷七十七
一卷十八全
中射罔毒　二卷五十二
五卷五十五全
解藥箭毒　七卷五篇
七卷八篇
解丹石毒　四卷五十八
六卷一篇
乳石毒發　五卷六十五
食飲毒物　七卷七十七
解牛肉毒　六卷二十六
牛馬肉毒　一卷四十二
二卷七篇大

七卷二十一
四卷三十四大

剝馬中毒　六卷三十

自死肉毒　七卷二篇全
四卷十三大

食雉中毒　六卷四十三

黃鱨魚毒　七卷十五

小蝦蟆毒　二卷六十九

食蟹齦腫　七卷六十七

解河豚毒　二卷五十

漏脯中毒　六卷十二
五卷五十八全
五卷七篇大

食馬肉毒　六卷二十六大

中猪肉毒　六卷九篇

食狗肉毒　一卷六十一
三卷三十八

解豆腐毒　二卷七十大

食物中毒

食蟹致傷　四卷七篇
三卷四十八按

諸鳥肉毒　二卷六十八

食雞子毒　一卷七十七

菜毒脯毒　七卷二篇　五卷五十八全
食瓜過傷　三卷六十七
解硫黃毒　七卷三十三
中輕粉毒　一卷九篇　二卷七十七　七卷三十三
水銀入肉　七卷三十一
解煤炭毒　七卷十四全
中金銀毒　三卷三篇　五卷七十二
消菓子積　一卷十五大
悞吞釘鐵　六卷一篇大

食櫻成病　三卷四十一
食荔枝醉　三卷五十七
中巴豆毒　一卷十五　二卷六十三
解魚腥毒　三卷五十六
解桐油毒　三卷四十八全
悞吞金器　六卷十八
悞吞金銀　七卷五十五上　七卷五十五下　二卷六十七
悞吞針鈎　三卷五篇

五卷十三　六卷十四

悞吞釵鐶　四卷十七

悞吞水蛭　二卷四篇　六卷十篇　六卷十四　六卷二十一

悞吞銅錢　一卷三十五　三卷十三仝

悞吞竹木　七卷四十　二卷二十七　三卷七十三　三卷五十五　四卷七十二　四卷四十六　七卷三十七　六卷廿八　五卷六十二

虫獸傷門

熊虎傷毒　七卷三十八　一卷二十五大

虎爪傷人　六卷六十六

虎傷人瘡　二卷二十五　二卷七十八　二卷五十　三卷四十三仝　二卷五十九　三卷十一　三卷六十九　五卷八篇仝

諸禽獸傷　三卷十七大

狗咬傷瘡　三卷三十八

風狗咬毒　一卷四十六　二卷十五按

二卷四十八　七卷五十二全　一卷十二
三卷一篇　五卷二篇　五卷一篇

惡犬咬傷　一卷七十八　二卷二篇上　二卷二篇下
六卷四十　二卷五十六　六卷二十五
七卷三十　一卷五十八大　二卷四十七
七卷二十四大　五卷二十八

狗咬昏迷　二卷十四

虎咬蛇傷　一卷十四

蛇犬咬傷　七卷六篇
一卷六十九大

蛇虺螫傷　一卷四十六
一卷五十五

一卷七十　五卷三篇
四卷八十、一卷七十八大　三卷十三

惡蛇所傷　二卷十九

蝮蛇螫傷　五卷十七
四卷三十九

青竹蛇傷　五卷三十一

蛇螫血出　五卷十五

毒蛇螫傷　二卷四十一　五卷七篇大　四卷四十八
五卷八十　二卷十七大　四卷三十四大

蛇咬腫悶　二卷一篇　蛇毒入腹　七卷十七
蛇入人口　三卷六十一　蛇纏人脚　七卷六篇
蛇繞不解　七卷十六　蛇骨刺人　六卷六十三
七卷三十九
一卷五十九
蛇牙入肉　五卷十七大　蛇傷咬毒　五卷三篇
二卷七十八　一卷十二
七卷二篇　毒蛇齧人　一卷三十
一卷三十二　一卷五十九　一卷八十五　二卷四十
三卷四篇　三卷二十　六卷六十五　七卷九篇
七卷五篇　蛇虫諸毒　一卷六十五
七卷七十四
蛇入七孔　六卷三篇　蛇傷手腫　六卷十六
中蜈蚣毒　五卷六十八　悞吞蜈蚣

蜈蚣入腹　六卷二篇
蜈蚣咬毒　二卷七十七　三卷七篇
五卷三篇仝　七卷二篇
七卷二十四　三卷五篇
五卷三十五　七卷六十五
蛇蠍蛛傷　三卷五篇
蠍蠆螫傷　五卷七十二
四卷六十八
蚯蚓咬瘡　七卷六十五
四卷七十四
蜂叮蠍螫　七卷二十五
水莨菪毒　一卷一篇
山蜘蛛毒　四卷七十九
三卷六十二
七卷二十一
蛇咬蜂叮　二卷八十六
三卷二十一大
蠍螫疼痛　六卷五十五
蛇咬蠍螫　七卷七十三
蛇螫腫痛　二卷五十一
二卷五十一
蜂蟻虫咬　七卷二篇
諸虫咬瘡　七卷三十三仝
中水毒病　三卷四十
二卷十八

二卷四十一
中沙蝨毒 三卷二十二上 三卷二十二下
試井水毒 五卷七十一
人咬指爛 五卷四十八 七卷六篇 六卷六十五 六卷三十大
養辟蛇虫 五卷六十二大 六卷五十四 六卷五十五
熏衣去虫 四卷十三大
頭上生虱 七卷四十八
射工溪毒 三卷二十
海水傷裂 二卷七十九
人咬毒瘡 五卷四十五
馬咬踏瘡 三卷二十一 四卷四十三 六卷二十九
馬汗入瘡 三卷四十三全 六卷五十三
鼠咬入瘡 六卷五十四
猪咬毒瘡 五卷四十八 七卷二十五大
熏衣去虱 二卷二十七
辟壁虱法 一卷六十五 五卷七篇按

四卷十三大　二卷五十六大　燒烟辟蚊　二卷四十六
五卷五十二

諸骨哽門

諸骨哽咽
一卷五十九　二卷三十上　二卷三十下
六卷四十一大　五卷三十八　六卷十篇
六卷五十一　三卷四十四　六卷四十二六
三卷三十九大　七卷十六

咽喉骨鯁
一卷七十三　四卷二十五　五卷八篇
六卷一篇　六卷十八　七卷七十
三卷六十四　一卷五十四

鷄骨哽咽
五卷七十

鷄魚骨哽
一卷九篇
五卷三十三　一卷三十五

魚骨哽咽
六卷六十六
二卷四十九　四卷二十五　三卷二十七　二卷十三
四卷十篇　二卷七十七　四卷三十九　一卷二十三大
五卷六十五按　七卷十三　五卷三十三大
四卷五十九　四卷七十二

本草綱目易知録　卷八　完

竹木哽咽　二卷三篇　五卷三十八

咽喉物哽　二卷十三

湯火傷門

湯火灼傷　一卷十四　一卷二十七　一卷七十一
一卷五十一　二卷五十三　二卷五十三
一卷十二大　二卷五十九　二卷四十八　三卷七篇
三卷三十　三卷三十二　四卷一篇　二卷七十八
四卷三篇　四卷三十　四卷三十八　四卷四十二
四卷五十　四卷七十二　二卷七十七大　五卷九篇
五卷七十三下　五卷七十三上　六卷六篇　五卷四十三大
六卷十一　六卷三十五　六卷六十三　六卷六十四
七卷十九　二卷十八大　七卷三十
七卷四十　七卷五十六　二卷五十

湯盪火燒　六卷二十五

熱油火灼　一卷十三　四卷二篇

火燒成瘡　六卷六十

火毒生瘡　四卷十五

火燒悶絶　七卷六篇
癰疽瘡瘍門
癰疽瘡腫　三卷四十
　四卷八篇
癰疽熱毒　三卷八篇
癰疽風腫　一卷四十七
桑柴灸法　四卷三十八
　四卷十九　四卷二十二
　六卷五十九　七卷三十三
　七卷七十四

塗火傷瘡　二卷四十六
癰疽惡瘡　一卷六十九
　一卷八十二
癰疽不發　七卷三篇
癰疽焮痛　二卷三十四
癰疽代針　一卷二十四
癰疽發背　一卷一篇
　一卷八十二
　四卷三十一　四卷五十一
　七卷六十三　二卷三十五按
　五卷十六
發背腫毒　五卷三十

發背初起　三卷二十五　五卷二十一　四卷四十九　六卷四十八　七卷十八大
惡毒癰腫　三卷十五
發背不消　四卷二十七
發背潰壞　四卷十八　三卷三十一　七卷四篇
發背欲死　一卷六十二　三卷十九
癰腫背瘡　二卷四十六
背瘡熱腫　三卷二十三
五毒發背　二卷四十四
背瘡散血　四卷二十二
背瘡灸法　三卷六篇
發背疔瘡　一卷五十九　六卷四十五
對口初起　五卷三十五
對口毒瘡　六卷五十四全
對口惡瘡　三卷二十二
腸癰內蝕　六卷八篇大
玉枕生瘡　四卷八十

天柱毒瘡 六卷三十二　腸癰腹痛 六卷二十八
腸癰內痛 五卷五十　腸癰未成 六卷二十七
腸癰已成 三卷六十六　腸癰疽痔 四卷五十六
腸內生癰 五卷七十篇 五卷三十一大　便癰膿血 四卷九篇
腹內生瘡 四卷二十七　腸胃生癰 三卷十八
便毒初起 一卷七十篇　腹癰有膿 一卷七十一
毒攻手足 一卷五十八　一切腫毒 二卷三十三 二卷三十五
二卷六十六 四卷二篇　四卷二篇 三卷十篇
四卷二篇 四卷十八　一卷六十二大
小腸生癰 五卷四十六　內成未成 五卷七十一

癰疽未成　五卷四十六
癰腫無頭　三卷十八
七卷三十六
濕熱時毒　一卷二十三按
附骨疽瘡　六卷十二
附骨疽漏　五卷十一
石癰不膿　七卷二十九
手足瘭疽　三卷七篇　五卷三十六
六卷四十三　七卷二十九

無名腫毒　二卷五十四　三卷二十三大
骨疽出骨　四卷七十　四卷三十一大
瘡中朽骨　五卷七十一
積年骨疽　五卷三十二
附骨壞疮　五卷十六
石癰如石　一卷八十三　二卷二篇
瘭疽惡瘡　七卷二十三
瘭疽出汁　六卷六篇　六卷四十一
瘭瘡惡疽　七卷一篇

腫毒初起
三卷九篇　五卷四十八
三卷二十六　四卷二十
護心防毒
二卷六十六
七卷七十四
四卷五十大　一卷八十二
二卷四十一　五卷七十四
癰腫不合
六卷二十五
生肌長肉
一卷七十九
六卷十五大　五卷七十三仝
五卷八十五　六卷二十五大
二卷四十九　七卷二十三大
浸淫爛瘡
二卷六十
三卷二十七　三卷七十　三卷七十篇
天泡濕瘡
一卷四十七　二卷二十四
肺風惡瘡
四卷二十七
一切癰疽
一卷四十九
二卷五十八
收斂瘡疽
四卷十一
六卷五十四
瘡口不合
五卷七十
一卷六十二
消滅瘢痕
二卷四十九
五卷七十二
瘢痕凸起
七卷二十七
瘡中生疽
七卷七十五仝

灸瘡出血　一卷十六
一切疽瘡　二卷五十九
　　　　　四卷七十九
漏瘡惡瘡　七卷三篇
臂生濕瘡　七卷二十七
膿泡疥瘡　四卷三十四
豌豆斑瘡　一卷十九
　　　　　三卷三十一
貓頭睛瘡　五卷六十六
一切惡瘡　四卷九篇
　　　　　五卷三十九
龍纏串瘡　五卷二十

疽瘡成漏　六卷十八
九漏有虫　七卷五篇
傳坐板瘡　三卷三十三
　　　　　二卷四十九
天火熱瘡　三卷六篇
熱毒攻肢　六卷三十一
蠼螋尿瘡　一卷八十一
狐尿刺瘡　六卷三十二
　　　　　六卷三十
蛇纏惡瘡　二卷四十五
　　　　　七卷四十九
天行斑瘡　一卷六十九

岐毒初起　一卷六十二
四卷六十八
風熱腫毒　三卷七篇
惡刺瘡痛　三卷三十三
瘑瘡如眼　五卷十八
毒氣攻腹　四卷二十八
卒得惡瘡　四卷二十九
二卷四篇　三卷十九
五卷三篇　五卷七十六
蝕惡膂肉　三卷三十九

諸瘡不斂　二卷二十九
一卷二十二大
諸瘡腫毒　一卷八十一
筋骨毒痛　一卷二十二
風瘡不愈　三卷七篇
火赫毒瘡　四卷四十七
十年惡瘡　一卷五十八
六卷九篇
反花惡瘡　一卷五十九
一卷七十六
三卷二十一　四卷三十
六卷十九　七卷三十五
七卷十四
疔毒疳瘡　三卷二十二

疔瘡惡腫　一卷五十三　一卷七十六　二卷六十五
三卷六篇　三卷二十一　三卷二十五
三卷三十六　三卷五十七　三卷四十九　四卷二十六
四卷五十　四卷七十三　五卷十一　一卷四十七大
五卷十二　五卷十六　五卷六十　六卷十九
六卷二十　六卷六十五　七卷二篇　七卷二十五
七卷二十三　七卷六十二
七卷七十三　五卷十篇
癰疽疔瘡　一卷二十三
疔瘡初起　二卷七十八　三卷二十三大
七卷五篇　七卷四十
疔瘡發汗　四卷六十五
疔瘡作痛　三卷二十三
一切疔腫　一卷四十八　一卷五十九　一卷八十二
一卷二十三大　四卷二十六　四卷三十全
五卷九篇
急慢疔瘡　一卷四十九
疔瘡發背　五卷四十六
一卷五十九
魚臍疔瘡　一卷七十三
三卷三十三

六卷一篇
疔腫傷風　六卷三十
疔瘡腫毒　四卷二十二
疔腫復發　二卷十九
數腫疔瘡　二卷四十一
暗疔昏狂　四卷三十四
七卷三十九
拔取疔毒　五卷十六
便毒腫痛　一卷九篇
五卷一篇

赤根疔瘡　六卷二十七
六卷三十六
雌雄疔瘡　七卷三十八
疔腫便瘡　二卷三十五
疔腫未破　六卷二十七
疔腫垂死　一卷四十六
五卷十二大
疔腫拔根　五卷二篇
五卷三篇
拔取疔毒　五卷十六
便毒初起　四卷二十七
七卷四十篇
一卷二十三

高

血疝便毒　五卷二篇　胯眼骨瘍　三卷二十六
髀下便毒　五卷三十六　臁脛生瘡　七卷七篇　六卷二十四大
臁瘡頑瘡　七卷三十二　濕毒臁瘡　五卷九篇
血風臁瘡　四卷二十　七卷五十六　七卷四十八　裹外臁瘡　六卷十九
臁瘡蛀爛　五卷四十　臁瘡潰爛　二卷十七　四卷四篇
臁瘡朽臭　五卷四十八　四卷六十一　四卷六十四　六卷二十八　七卷三十三大　七卷三十六　七卷四十七　七卷四十七　七卷四十八　楊梅毒瘡　四卷二十二　七卷二十
楊梅惡瘡　四卷三十六全　七卷五十九　七卷四十九　二卷三十五大

楊梅爛瘡 一卷七十五 五卷六十 二卷二十八
楊梅瘡癬 二卷四十一 七卷四十七

瘰癧門

瘰癧初起 二卷八篇 五卷五十一 五卷二十六 五卷二篇
內消瘰癧 四卷十四大 一卷六十七 二卷十五 五卷一篇 五卷三篇
瘰癧結核 一卷二十篇 一卷四十四 二卷二十七 四卷三十七 六卷三十五 六卷四十
男婦瘰癧 一卷八十六 五卷五十
卒患瘰癧 三卷四十二
頸項瘰癧 五卷十三 七卷四十
項邊瘰子 五卷七十六 七卷六十篇
項後結核 三卷二十六

項下瘰癧 一卷五十七 三卷二十一 五卷四十四大
項邊馬力 六卷十六 一卷七十六 二卷四十二
頷下結核 五卷三篇
風毒瘰癧 一卷五十九
瘰癧馬刀 一卷五十一
熱毒瘰癧 三卷八篇
盤蛇瘰癧 二卷四十二 二卷五十六
鼠瘻瘰癧 六卷二十五 六卷五十四大
瘰癧喉痺 一卷八十四
瘰癧瘻瘡 四卷十八
瘰癧發背 一卷八十二
瘰癧惡瘡 二卷三篇 一卷七十九仝
瘰癧軟癤 四卷九篇
梅核膈氣 三卷四十
惡核腫結 三卷五篇
痰核紅腫 七卷五十五
瘰癧腫痛 六卷五十六

瘰癧未潰　一卷四十七　五卷二十一　一卷七十八　七卷三十三　二卷二十二
瘰癧已潰　一卷七十四　四卷六十三　二卷二十八　五卷六十篇　三卷三十四　六卷十九
瘰癧潰爛　五卷十五　五卷六十　五卷二十　六卷五十五　五卷二十五
瘰癧經年　一卷十二　五卷七十九　二卷十八　六卷五十四　四卷二十六　七卷二十二
瘰癧汁多　五卷六十四
瘰癧成癭　四卷七十四大
瘰癧不斂　三卷十三

癭瘤門

癭氣初起　二卷四十二　六卷七篇
疣瘤初起　五卷三篇上　五卷三篇下
項下氣癭　六卷十七　七卷三十八　七卷三十二

癭氣結核　二卷四十二　四卷三十一
五卷五十六大
四卷二十九

痰瘤結核　二卷九篇
三卷十四

身項粉瘤　四卷六十三

疣痣瘤贅　七卷五十五

喉痺氣癭　六卷二十三大

黑子疣贅　二卷一篇

項下癭疾　二卷二十九
二卷五十三

身面粉瘤　七卷八篇

痣黶贅疣　七卷三十

血瘤出血　六卷八篇

蝕食疣目　四卷七十七大

消癭易瘥　六卷五十二

贅瘤焦法　二卷十四

疹痱斑癬漆凍瘡門

風熱瘾疹　一卷五十七
二卷四十篇

風疹瘙痒　四卷七十四
一卷四十大

七卷二十七 四卷三十三
遍風癮疹 三卷二十七 一卷六十二仝
痱子瘙痒 七卷二十三
身上虛痒 二卷四十
熱毒發斑 一卷五十五
發斑喉疼 一卷十二
汗斑白點 一卷五十篇
癜風疥癬 二卷三十五大
紫白癜風 五卷三十 四卷三十八
風瘡癮疹 四卷八十 七卷二十三大
斑疹不快 二卷三十三
暑月痱瘡 二卷六十五
遍身風痒 一卷四十九
温毒發斑 一卷六十六
赤斑瘰子 六卷十七
赤白汗斑 一卷五十八 二卷八篇
汗斑如疹 七卷三十六
汗斑癜風 一卷八十一 二卷五十三

三卷二十五　一卷八十一大
四卷三十八　六卷三十二
身面白駁　五卷四十一
五卷四十七　七卷十二
二卷三十七
七卷四十二
一切癬癩　五卷三十九
六卷十九　六卷二十四
六卷三十一　七卷七十三
濕癘癬瘡　四卷四十九
三卷二十六大

四卷十八
三卷二十九大
白駁風瘡　四卷七十二　五卷四十
癧瘍風駁　二卷七十七　七卷二十二
身面瘢痕　三卷二十一　七卷五十九
乾濕癬瘡　七卷三十四
牛皮風癬　四卷五十　四卷六十三
牛皮血癬　七卷二十七
風虫癬瘡　五卷五十九　三卷五十四大
癬瘡延蔓　一卷七十二　四卷十四

赤白癜風 六卷四篇

癬瘡有虫 一卷六十四 二卷二篇 七卷四十七大 七卷四十八 三卷三十三 四卷五十

頭面錢癬 四卷五十

頭瘡面瘡 二卷十八 三卷六十四 一卷八十大上 七卷七十五 一卷四十九大

頑癬不愈 七卷七十二

積年癬瘡 一卷八十四 五卷二篇 三卷二篇 四卷七十六

一切癬瘡 六卷三十二大

惡瘡疥癬 七卷四十大 四卷二十 四卷三十二大

身面癬瘡 三卷四十二

頭上瘡癬 四卷七十四

癬瘡作痒 一卷五十三 二卷四十六 一卷八十大下 四卷三十九 二卷二十八大

下體癬瘡 七卷五十六

癬久不瘥 二卷三十七 四卷二十七

年深疥癬　七卷二十　漆瘡作痒
三卷八篇　三卷十九　三卷二十
七卷四十　六卷六十一　五卷五十大
漆毒生瘡　三卷七篇　七卷六十七
七卷七十三
塗解漆毒　二卷四十七大　煎洗漆瘡
三卷六十四大　凍指欲墜
四卷二十九大
手足凍瘡　三卷三十一　五卷六篇大
三卷三十二
四卷二十　三卷三十九大
凍瘡皸裂　四卷三篇
凍耳成瘡　二卷三十九　軟癤癩頭
三卷五十八
三卷二十五　軟癤頭發

一卷九篇
三卷一篇
三卷七十二
六卷十四大
三卷四十七大
四卷十五大
六卷三十
四卷七十六
五卷七十四
四卷二篇
五卷十七大

四卷七十四

瘍子初起　二卷二十六

頭上生疽　三卷三十三

一切頭瘡　三卷十九　五卷四十四

葦刺入肉　三卷四十三全

針刺入肉　二卷三篇　二卷七十　三卷三十八　七卷三篇

骨刺入肉　六卷四十二　一卷二十四　六卷十九　七卷九篇

竹木刺肉　五卷十四大　七卷二篇

肢體病目　一卷十二

頭上生瘯　七卷五十六

肚梨頭瘡　四卷二十七　六卷二十三接

頭禿肥瘡　三卷四十二大

竹刺入肉　四卷八十二

本草綱目易知錄　卷八　[illegible]

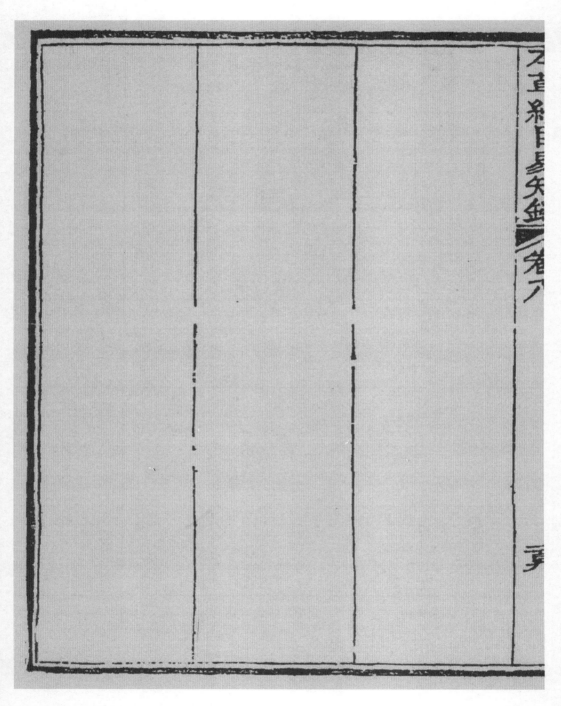